JICHU YANGUANG
GUIFAN YU PEIJING

基础验光

规范与配镜

呼正林　袁淑波　马　林　编著

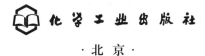

化学工业出版社

·北京·

本书系统介绍了一名合格的验光师在验光及定配眼镜过程中所必须要做的各项检测工作以及相关知识。这些工作是由验光师必须要掌握的技能操作及基本知识所构成的一个基础的"验光、配镜操作规范程序"。本书内容详尽，有很高的可操作性，是编者多年教学积累和实践经验相结合的产物。本书语言通俗易懂，所述操作简便有效，并附有大量直观的图片，可使读者开卷有益、很快上手。

本书可作为验光师、眼科工作者日常工作的案头书籍，也是眼-视光学生专业学习与实习工作中不可或缺的基本参考书。

图书在版编目（CIP）数据

基础验光规范与配镜/呼正林，袁淑波，马林编著．—北京：
化学工业出版社，2015.11（2022.1重印）
ISBN 978-7-122-25234-0

Ⅰ．①基…　Ⅱ．①呼…②袁…③马…　Ⅲ．①眼镜检
法　Ⅳ．①R778.2

中国版本图书馆 CIP 数据核字（2015）第 224187 号

责任编辑：夏叶清　　　　　　　　装帧设计：史利平
责任校对：王素芹

出版发行：化学工业出版社（北京市东城区青年湖南街 13 号　邮政编码 100011）
印　　刷：北京京华铭诚工贸有限公司
装　　订：三河市振勇印装有限公司
710mm×1000mm　1/16　印张 23½　字数 497 千字　2022 年 1 月北京第 1 版第 6 次印刷

购书咨询：010-64518888　　　　　　售后服务：010-64518899
网　　址：http://www.cip.com.cn
凡购买本书，如有缺损质量问题，本社销售中心负责调换。

定　　价：98.00 元　　　　　　　　　　　　　　　版权所有　违者必究

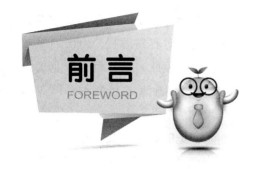

前言
FOREWORD

　　验光工作，是眼镜店和验光配镜中心在面向广大屈光不正者开展服务性工作时，所需要做的最重要的一项工作。而配镜、装镜则是实现眼视光矫正的不可或缺的技术方法。这两项工作的质量都关系到配镜质量，与经营者在消费者心中所形成的形象密切相关，并会对企业的经营状况和未来发展有着重要的作用。

　　一个眼镜店的工作质量的优劣，取决于以下两个方面。

　　第一，验光、配镜的工作质量首先与验光师所掌握的专业理论知识以及所具有的技能操作能力密切相关。当前有些眼镜店中从事验光的工作人员，是在使用电脑验光仪检测后略加调整的方法来确定被测者的配镜数据。这样的操作方法，要想持续保证高品质的验光质量是不可能的。怎样才能够保证高质量的验光在每一次屈光检测中都实现呢？最起码要做到进行规范的验光。只有在规范的验光程序的不断推演中，才可能使验光的偏差减少到最低程度。

　　第二，配镜的工作质量还与配镜师具有的专业素养，以及对眼镜架、眼镜片加工、装配和戴用调整的能力与经验相关。即使验光非常准确，但装配调整做不好的话，也不可能使戴眼镜的人获得良好的矫正效果。

　　什么样的验光程序才是规范的呢？从技能操作方面来看，验光职业活动中需要解决的最重要的问题有两个：

　　第一，验光中，必须要做哪些检查？

　　第二，在具体检查中，需要达到的尺度是怎样的？

　　本书要解决的就是以上两个问题。当然，读者也应当清楚地认识到，解决了这两个问题的验光师不一定就是一名优秀的验光师。但是，可以肯定地说，解决了这两个问题的验光师一定是一名合格的验光师，因为，他已经为成为一名优秀的验光师做好了必要的准备。没有成为优秀验光师想法的人，做不好验光工作；而不能成为一名合格验光师的人，永远也成不了优秀验光师。

　　而什么样的配镜质量才算做到位了呢？这就需要从挑选规格尺寸合适的眼镜架

和选择最适于戴眼镜人使用的镜片做起，并通过高质量的加工、装配、戴用调整等，达到高质量的屈光矫正效果。目前，很多人对配镜质量相对容易忽视，由配镜质量引起的戴用问题也未得到戴用者的重视，而且习以为常。因此，提高眼镜行业从业者以及戴用者对配镜质量的重视，是当前非常值得关注的问题。这也是本书以专门章节论述眼镜定制的初衷。

眼镜行业的工作，不仅仅是验光与配镜的问题，对视觉的健康与关护也是这一行业不可或缺的一部分。鉴于此，本书专门设置了"第十三章 日常视觉矫正卫生"，并编写了"注意儿童用眼行为，及时发现视力问题"一节，希望这些内容能给读者起到抛砖引玉的作用。

由于本人认识的局限性，本书存在一定的不足，希望各位读者给予批评指正，以便将来再版时予以修订。

编著者
2015 年 8 月

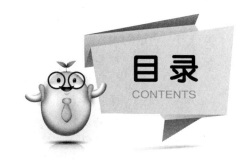

目 录

CONTENTS

● 第三章

屈光矫正信息采集与记录

● 第四章

初步检查

第五章
客观屈光检测

97

第六章
主观屈光检测

157

⊙ 第七章
双眼视功能检测

186

第十一章　屈光矫正

第十二章
眼镜定制

324

第十三章
日常视觉矫正卫生

345

参考文献

363

第一章
验光概述

验光员，是眼镜行业中最重要的职业之一。之所以说这一职业重要，是因为从事这一职业的人所承担的工作是将眼镜与人眼这两种事物搭建起桥梁。而验光师工作的质量的优劣，就会影响眼镜和眼结合后的效能。一名从事验光工作的人，要想做好这项工作，就必须按照规范的程序进行操作。而首先需要了解的就是验光的定义、验光的目的、验光的方法等问题。这是做好验光工作必须熟知的问题。

第一节　验光的定义

验光，在现代社会中是一项几乎无人不晓的具有一定技能含量的工作。但是，真能说清楚的人并不多。即便是验光师，说不清楚验光是怎么回事的人也绝非少数。

一、验光

在《现代汉语词典》中，验光被释义为：检查眼球晶状体的屈光度。这一释义应当说反映了人们对这一行为活动的最基本认识。这一认识显然是有缺陷的，而对验光的认识就应当从认识这些缺陷开始。

1. 常规认识的缺陷

上述释义中，最明显的缺陷有以下两个方面。

(1) 常规验光检查的对象　在进行验光中，被测者不会单纯使用晶状体来看东西，他必须使用眼所有的生物光学元件进行观察。因此，单纯检查晶状体的屈光度是没有意义的。在常规屈光检测中，验光师也不可能只对晶状体进行单纯性屈光度的检测。

(2) 验光使用的工具　验光师在检测中还必须使用一定仪器、工具，而释义中没有对仪器作任何规定，这就使得释义的内容缺乏必要的技术支持。

（3）检查结果　对于检查结果绝大多数人的认识是不正确的，尽管这只是一个类似窗户纸的问题，但是在未被捅破之前，意识到检测结果并不是被检眼屈光度的人是不太多的。应当说，检测出来的屈光度不是眼的屈光度，而是眼的屈光矫正镜度。

2. 科学合理的定义

验光，又可以叫作眼屈光矫正镜度检测，或简称为眼屈光的检测。从眼-视光学这一学科领域上讲，倘若对验光这个词语进行释义时仍仅停留在常规认识上，是不能满足这一专业在技能方面要求的。为此有必要给验光一个更为科学的、操作性更强的定义。

（1）建议使用的定义　具有本职业操作资格的人，通过对眼和眼镜进行一般性检查，使用必要的验光设备及其辅助工具对被测眼进行屈光检测，并确定其屈光矫正镜度以及屈光矫正方案的综合性技能活动。

（2）科学定义所应涵盖的内容　关于验光的定义，在眼-视光学的书籍中一般都会是被淡化处理的一个小问题。这一淡化也就造成一些人虽然验光技术不错，但却不知道验光这个词有什么含义。也就采取了望文生义的认识：验光就是检查并得出了屈光度数据。应当说，验光这项综合性技能操作与以下四个方面有着不可分离的关系。

① 操作的担纲者。操作的担纲者是从事验光工作的人，也就是验光师。具有眼镜验光员职业资格证书的人，是否就一定可以进行验光了呢？显然是不可以的。只有取得了眼镜验光员职业资格证书，并被相关部门聘任到验光岗位上的人才具有验光操作担纲者的现实性。特殊情况下也是有例外的，如一些眼科专家。

② 检测的对象与内容。验光检查的对象，应当是被测眼，应当包括三个方面。

a. 与眼有关的健康信息；

b. 眼的一般状况；

c. 眼的屈光状况。

一名验光师在验光中仅对眼的屈光状态进行检测，如今来说是远远不够的。当然，要求验光师像眼科大夫一样，能对所有的眼病进行相应的检查并做出正确的诊断，这也是极不现实的事情。即便是大夫，也不太可能对所有的病都了解得很清楚。但是，对眼屈光有关的常见病，还是应当有所了解的，也应当能做出初步的诊断并提出相应的合理建议。关于这一部分内容，将在第三章屈光矫正信息系统与记录和第四章初步检查的内容中进行提示性介绍。

③ 检测方法与工具。验光就是要对被测眼进行屈光状态的检测。在这项内容中应包含有三个方面。

a. 有关的检测方法与检测目的；

b. 检测的用具及其正确的使用方法；

c. 这些检测方法的科学组合程序是怎样的。

以上三个方面是验光师在验光过程中必须要融会在自己的思维与行为中。验光师只有在实际工作中，将推演科学验光程序与被测者实际情况紧密结合起来，才能使验光的操作达到理想的检测目标。本书将在第二章中对验光器械的基本原理和用途进行介绍。这些仪器在屈光检测中的使用方法和应用，将在后文分别介绍。

④ 检测结果。对验光所获得的数据，绝大部分人都以为是被测眼的屈光度。如图 1-1 所示的处方中的屈光数据，大家会一致采用右眼近视 250 度、左眼近视 225 度的方式来予以表述。

北京×××眼镜公司

姓名：张志宽　　　性别：男　　　年龄：30　　　No.：1075630

	裸眼视力		球镜	柱镜		三棱镜		矫正视力
				镜度	轴	棱镜度	基底	
远用	右	0.6	−2.50					1.2
	左	0.6	−2.25					1.2
近用	右							
	左							

远用瞳距：65mm。近用瞳距：＿＿＿mm。光学中心移动量：＿＿＿＿＿＿＿＿＿。

验光师：明仁雪（签字）

2006 年 4 月 26 日 10:35

图 1-1　真实的处方

这种表述方式给人的印象就是被测者眼的屈光度就是：右眼为 −2.50D；左眼为 −2.25D。

这种理解是不正确的。验光所获得的数据，只是加在被测眼前的验光镜片屈光度的代数和。屈光度与被测眼有关，在忽略验光镜片与被测眼的距离的情况下，这一数据恰好是被测眼屈光度的相反数。这种理解好像是有悖常理的。但是这恰好反映了我们检测的屈光值在屈光矫正光学中的真实价值。对于这一问题更为形象一些的介绍见图 1-2。

图 1-2 中无限远来的光线进入正视眼的光路，正视眼的屈光表现值当然是 0.00D。

无限远来的光线进入未被矫正的近视眼的光路，因眼的前后径增大 2mm，因此在屈光上应表现为正镜效度（+6.00D），无限远来的光线也就必然成焦在视网膜之前。

无限远来的光线进入被矫正的近视眼的光路，光束经凹透镜在眼前的散射作用，使光线以发散光的形式进入人眼，在经前后径增大的眼的折射才会成焦在视网膜上。从屈光度方面不难看出：眼前的镜片是 −6.00D，而眼的屈光表现值只能 +6.00D。在忽略镜—眼距的情况下，镜片与眼的屈光恰好中和，联合镜度为 0.00D，也就是说屈光矫正以后，我们的眼球与眼镜在屈光上状态应当是：人工正视状态。近视眼如此，远视眼也如此，散光眼也一定是这样：眼球与眼镜在联合镜度上为 0.00D，处于人工正视状态之中。

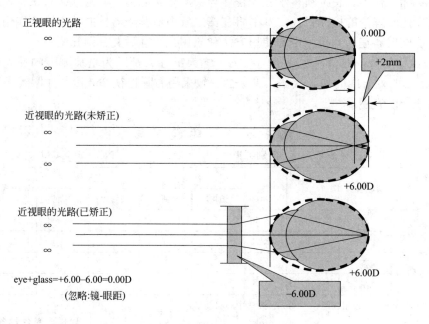

图 1-2　眼的屈光与眼的屈光矫正精度比较

因此，在验光中检测出的屈光数值，只能是眼的屈光矫正镜度，而不是眼的屈光度。更确切地说，这个数值就是眼的屈光度的相反数在被测眼前 12mm 距离的屈光度表现值。在这里之所以要对这一问题进行探讨，就是因为只有具有这样一种观念之时，才会建立起比较牢固的眼镜与眼的在屈光矫正中的整体性观念。

以上四个问题是一名验光师在验光过程中每时每刻都在运用的基本理念，是必须清楚的概念问题。

二、验光工作的对象

验光工作的对象是人的眼，这是没有任何疑问的。但是，验光工作到底面对的是眼的哪些方面，则是需要确认的。人们不可以，也不应该期望验光能够解决与眼有关的所有问题。验光师可以解决的问题有三类，也就是验光工作的具体对象。

1. 屈光不正

屈光不正是验光工作所面对的最主要对象。应当说，没有屈光不正就不可能有验光这一行为。验光所要面对的屈光不正，并非是一个单纯的屈光的问题。人眼的屈光是一种视觉生理获得高度发展的生理屈光，屈光不正也是在生理屈光基础上发生的屈光"异常"现象，它包含着调节与集合功能的相应变化。因此，一名验光师只有在充分考虑屈光不正相应生理变化，并给予相应处置之时，才能使自己的工作达到良好的状态。

2. 与屈光不正有关的眼病的初步诊断

验光师除能对屈光不正进行检测外，对与屈光不正有关的眼病也应当可以做出初步的诊断，并给出合理的建议。例如，对糖尿病患者并发一过性近视眼、一过性远视眼的原因、发生机制等都是比较清楚的。因此，对这类因病而诱发的屈光不正诊断并提出相应的医疗建议，验光师是必须要做的一项工作，验光师完成这项工作并非是要给予被测者医学处置与治疗，这只能是一种基于人文关怀所给予被测者的健康学建议。期望验光师有更多的作为是不现实的，因为医学处置与治疗不属于验光员职业的工作内容。

3. 使用物理学主观方法对眼的视功能进行检测

对眼的视功能检查方面，验光师们基本是采用一些物理学方法，通过被测者的主观观察来进行检测的。这是由两种情况所决定的。

（1）设备条件的限制 例如，视觉电生理检查，眼镜店和验光配镜中心都没有这种设备，因此也就不可能有开展视觉电生理检查的可能性。

（2）眼镜配制的工作需求所决定 眼镜店曾经也有过同视机类的一些设备，这些设备在长期的眼镜屈光矫正中逐渐被淘汰了。角膜地形图这种设备，之所以普及不了的原因，除设备价格较高外，关键问题还是硬性隐形眼镜在我国的使用者还比较少，而这种设备对普通眼镜、软性眼镜的验配的不可替代作用暂时还没有被发现。

因此验光师对视功能的检测都是利用沃茨四点视标、环十字视标、偏振视标等，通过被测者主观视觉判断来进行检测。这些检测基本可以满足屈光矫正的需要。

三、医学验光与普通验光的争论

人们经常会将医学验光和普通验光相比较。这样的一种比较方法，到底是什么时候开始的，没有人能说清。但可以肯定地说，这种争论是在近年来医疗部门经营眼镜配制工作以后出现的。既然存在这样的争论，验光师以及从事验光工作的人员，就有必要了解这方面的情况。

什么是医学？医学就是以保护和增进人类健康、预防和治疗疾病为研究内容的科学。仅仅从眼轴长短的角度考察，近视眼是比正视眼长的眼，而远视眼是比正视眼短的眼。假如没有查出来有病理学变化的话，就很难与疾病挂起钩来。我们试想有人身高 2.24m，而有人可能是 1.6m。前者比常人高很多，后者则比常人矮一些。能说这两个人有什么疾病吗？同样的道理，仅仅凭视眼球长一点或短一点，就断定是疾病，则是不妥当的。为了进一步说明医学验光与普通验光这一问题，我们从评价一个对比表来认识这个问题。

1. 评介表

见表 1-1 为医学验光与普通验光的对比。

表 1-1　医学验光与普通验光

验光	普通验光	医学验光
验光目的	看清物体①	视物清晰,视物舒适、持久。对眼睛起医疗和保健作用④
验光内容	矫正视力达到最佳状态,选择度数有一定的随意性②	针对眼镜的视功能状况确定最佳的屈光矫正度数,选择度数有据可依⑤
验光设备	电脑验光仪,检眼镜③	综合验光仪⑤
验光人员	验光员	眼视光师⑥
验光时间	较短	较长⑦

① 看清物体与视物清晰除在心理感受上会造成不同外,其内涵并无实质区别。仅仅看清物体就可以满足消费者的需求是不现实的。视物清晰与视觉感受舒适这是一对应当达到的目标,是缺一不可的一对共生体。只有屈光不正程度较高,又是第 1 次配镜时,才可能会用适当牺牲清晰度来适应视觉感受舒适。视物舒适概念是不清楚的,看到不顺心的事物就会不舒服,但这与屈光无关。

② 既然矫正视力达到最佳状态了,这时的度数能随意吗? 当一名被测者使用最低的镜度已经达到最佳的视力了,镜度能够随意加减吗?

③ 这里说的检眼镜是一个不够清晰的概念。检眼镜按习惯讲是指眼底镜,从屈光检测角度看,不会有人使用眼底镜进行精确的屈光测定。这里只应当是检影镜,可以说,这是从我国现代眼屈光学的"祖师爷"毕华德先生起,历代眼屈光学专家都重视的一项检测。应当说使用检影镜进行屈光检测是正确的。

④ 应当说,眼镜本身并没有明显的医疗保健作用。要说医疗作用只是针对一些特殊情况,例如,针对远视性弱视,只要做到足度矫正并配合相应的措施,就会起到治疗作用。一个近视戴了一副近视眼镜,但不会有什么医疗作用。众所周知,感冒发烧,吃点退烧药热度就可能会退下来,这是治疗作用。近视眼戴上近视眼镜只能提高矫正视力,近视眼依旧是近视眼。

⑤ 在大、中城市中,几乎所有的眼镜店都有了综合验光仪。因此,根据使用不使用综合验光仪确定划分也是不科学的。而综合验光仪也是一种主观屈光检测方法,并不是神秘无比。倘若被测者不报告真实的情况,最后的结果也不会正确。但是在没有检影镜的验光的条件下,是极不应该的。缺乏客观验光的项目,应当说这样的屈光检测终究是不够完善的做法。

⑥ 我国目前没有眼视光师。这是中华人民共和国劳动与社会保障部颁布的《中华人民共和国职业分类大典》上明文所规定的。在眼科职业方面只有眼科医师,根本就不存在眼视光师这一职业类别。

⑦ 时间的长短,不能作为分类的依据。只能根据具体情况决定检测时间的长短。倘若仅仅是一个单纯性近视眼,检测半个小时就不太好说是正常的验光行为了。这就好比有的外科医生做阑尾炎仅有 10min,但是有的大夫偏要规定 30min。能说 10min 完成阑尾炎手术的操作就不是医学手术吗? 只能说明这位大夫操作熟练。

2. 关于验光的争论意见

验光就是验光,这就好比一个需要注射胰岛素的糖尿病人,不管是自己,还是有其他人来执行,只要用注射器将胰岛素注入他的肌体之内,就都叫做注射,一定要加上:"普通注射"或"医学注射",这种做法显然是不妥当的。争论什么是医学验光、什么是普通验光应当是没有什么意义的,说到底也就是争夺消费者而已。在我国现实情况下,重要的不是什么验光的问题,而是验光人员的验光操作必须规范。一位戴用过渐进眼镜的有名的屈光学专家，在自己曾经工作过的医院进行验光，并配了一副渐进眼镜，但却无法戴用，最后去眼镜店重新验光，配的同样是渐进眼镜，戴用效果舒适。这个事例有值得我们思考的价值。

没有一个人可以独自撑起整个天空。不管是医院的验光师，还是眼镜店的验光师，都应当不再继续争论，携手共进，共同为我国眼—视光学发展做更多实实在在的工作，使屈光不正者都能够获得最良好的屈光矫正，这才是我们最需要做好的工作。

第二节 验光的目的

了解了验光的基本概念，还要了解这项工作到底要达到什么样的目的。是否得到一张验光处方就是验光的全部目的呢？当然不是。对于验光师来说，验光的目的应包括以下三个方面。

一、了解被测眼的生理屈光状态

既然是验光，就是要了解被测眼的生理屈光状况，就是要通过检测获得被测眼的相关的屈光数据，这些数据至少要包括以下几方面。

1. 屈光矫正镜度的状况

眼的屈光矫正镜度是验光过程中首先要了解的信息，这里包括眼的球面矫正镜度、圆柱面矫正镜的轴向与镜度、瞳距、近用光学中心距等。当左右两侧瞳距存在差异时，还需要检测单侧瞳距。

2. 动态屈光的状况

在对外部世界进行观察时，人眼是处在动态之中的。因此，就需要对被测眼的动态状况进行考察。也就是说，要对被测者随距离变化而产生的屈光变化及视觉生理变化进行考察。因人眼在实际生活、工作与学习中所要面对的空间范围远大于验光室和店堂，这是验光师在验光中必须要考虑到的问题。从另一角度讲，就是验光师必须通过在验光室中的技能操作，完成被测者向自然生活环境屈光矫正状态的回归过程。要想实现这一过程，就必须对被测者进行动态屈光的考察，就必须在有限的检测、试戴条件下解决被测者在实际戴用中动态屈光需求的问题。

3. 双眼视功能的状况

双眼视功能的状况是影响屈光矫正效果的重要因素，也是诱发视觉疲劳的常见原因。因此要对双眼的视功能状况进行考察。这方面的考察内容主要是指调节与集合的协调性问题，涉及隐斜视、斜视、立体视觉等问题。对双眼视功能的检测，验光师一般都是应用主观的检测方法来进行检测的，大多使用沃茨四点视标、偏振视标与偏振红绿视标、环十字视标、方框对合视标、立体视标等测试帧页进行相关检测的。

因此，验光师在说到屈光概念时，决不仅仅是指单纯的球面镜度与圆柱面镜度，是要比一些人想象的要丰富得多。当一个人能够有资格在这一岗位上时，就必须清楚自己了解的屈光信息有哪些内容。

二、为被测者制订合理的矫正方案

验光师所获得被测眼的屈光矫正镜度 这个数据是否就是写在处方上的数据呢？对于这个问题，既没有完全肯定的答案，也不会有彻底否定的答案。这是因为，检测出来的屈光矫正镜度，并不一定能够书写在验光处方上，这就需要验光师结合具体被测者的客观情况而定。

例如，当一名-8.00D近视眼的成年人第一次接受屈光矫正，能够实现"视物清晰，视物舒适、持久"的理想目标吗？应当说这种可能性是不大的。被测者只能首先通过使用过渡性镜度，以便达到向这个目标接近的目的。而这个过渡性的镜度必然是分辨力相对较差、舒适度稍差但可以耐受的镜度。待被测者经过一段时间戴用得以适应之后，再进行验光来确定达到（或进一步接近）完全屈光矫正镜度的矫正方案。

通过上文中的例子，基本可以肯定：验光处方上的数据其本身就不一定是眼的屈光度，而是被测者用于定制屈光矫正眼镜的约定屈光矫正镜度。而这个数据的确定，则是验光师根据检测出的被测眼的屈光矫正镜度、屈光度变化的幅度、双眼的视功能状况、被测者对镜度变化的耐受程度和心理接受的状况等因素，进行综合分析评估后产生的，这就是矫正方案制定的过程。这一过渡性镜度对于屈光矫正的目标而言是正确的吗？严格来讲，是不正确的。但是这个过渡性的镜度又是合理的，因为没有这一过渡，被测眼就不会达到理想的矫正目标。

三、对被测者视觉活动给予科学的指导

验光师在验光过程中获取的相关屈光与眼镜使用的信息，还有另一个目的，就是要对被测者进行"爱眼、护眼"的教育。这里需要明确一点，这种教育不应当是刻板的、格式化的教育，而是要以被测者的具体情况为对象，进行具有针对性的用眼及戴用眼镜的指导、规劝和建议。宣传爱眼知识、推广眼镜的正确使用方法和养护常识，这是验光师的职责。在验光师有针对性进行这种教育与指导时，就会提高被测者科学用眼的意识，在一定程度上起到提高被测者工作效率的作用。这种交流

活动也会起到增进验光师与被测者之间相互了解的作用。

第三节 验光检测的方法学

通过前两节的学习，我们已经了解了验光基本概念和验光的目的。那么怎样进行验光呢？这就要了解验光方法，关于验光方法有两种概念。第一种概念就是使用什么方法进行检测，另一种概念则是检测中我们所使用的思维方法。前一种概念说的是检测中所使用的具体方法的技能操作与控制行为，这方面的相关内容，将会在第三章～第十章中进行讨论。后一种概念是指在依序进行的各种检测中，是遵循一种什么样的逻辑思维规律来推进相关检测进程的，后一种概念是带有一定哲学性质的思维模式。本节中所要介绍的关于这方面的内容涉及的面是很广泛的。但是与验光操作关系最为密切的，应当有四个原则。

一、屈光变化是永恒的

任何事物都是不断变化的，这是永恒的规律。眼的屈光发育和屈光状况也是这样，只要生命不止，眼的屈光状态就会处于不断变化之中。图 1-3 就是人的一生眼的屈光状态的示意图。图中的实线显示的是我国当代眼屈光学先行者徐广第先生在《眼科屈光学》中所描绘的屈光变化曲线。图中虚线是根据我国著名眼屈光学专家徐宝萃先生在《眼屈光学》中数据描绘的曲线。尽管两位前辈所描绘的曲线因取材不同而稍有差异。但是，屈光状况变化的总趋势则是一致的，这一总的趋势有以下几个特点。

1. 人眼的屈光终生都在变化

从图 1-3 中，可以非常清晰地了解，我们眼的屈光是在不断变化中的。这种变化可以分成四个时期。

（1）青少年时期（25 岁以前）　人在这一时期的屈光度变化呈现去正镜度化。具体地说，这种变化就是要从出生时的屈光度逐渐减少正性屈光矫正镜度，减少总量约为 2.50D。这一去正镜度化的生理变化因人眼的屈光性质不同而有两种表现形式。

其一，对于远视眼来说，去正镜度化的过程将表现为屈光矫正度绝对值的减小。

其二，对于正视眼、近视眼而言，这种去正镜度化的过程则必然表现为屈光矫正镜度绝对值的增大。

这一时期屈光度变化的特点是变化幅度大。

（2）成年时期（25～50 岁）　眼在这一时期屈光度的变化为微弱的正镜度化过

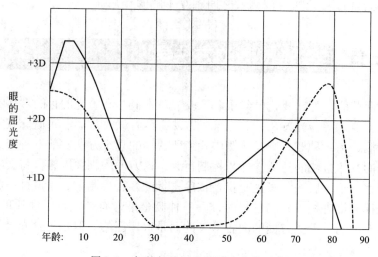

图 1-3　年龄与眼屈光状况变化的示意

—— 徐广第先生在《眼科屈光学》中所描绘的人的一生屈光变化曲线；

……… 根据徐宝萃先生在《眼屈光学》的数据描绘的人一生屈光变化曲线。

程，变化为 0.25～0.50D。因此，眼-视光学界普遍认为这一时期是眼屈光状态的稳定时期。

（3）中老年时期［50～65 岁（徐宝萃：75 岁左右）］　这一时期，人眼的屈光度变化呈现为正镜度化的过程，在屈光检测实践中反映的变化幅度更贴近于徐广第描绘的数值，约为 0.75D。

（4）老年时期［65 岁（徐宝萃：75 岁左右）以后］　这一时期人眼的屈光度变化又转化为趋正镜度化过程，变化幅度约为 1.50D。

从以上分析看，人眼的屈光在人的一生中都是处于不断变化中的。这种不断变化的过程非常明确地提醒大家：对于屈光不正者来说，他只要接受屈光矫正，就应当在屈光不断变化中适时地获取最佳的屈光矫正镜度。只有这样，才能使自己的屈光矫正效能始终处于使用最佳的屈光矫正镜度得到最佳的矫正效果的状态之中。也就是说，屈光不正的矫正，在一生中应当是一个动态的过程。

2. 屈光的常规检查

从视觉健康的意义上讲，眼的屈光状态也是应当列入健康检查的项目之中的。但是，在我国的常规体检项目中，眼屈光的检查至今尚未列入常规体检项目。将这项检测列入常规体检尚需时日。但是，对于屈光不正者来说，应当意识到，这样的屈光检查是十分必要的。验光师在验光中，也有义务提醒被测者对眼进行定期的屈光与视功能的检测。定期的常规验光一定要根据人眼在不同时期的屈光度变化及特点进行。

（1）青少年时期　一般认为，人的视觉功能达到成人水平需要 5～7 年时间。也就是说，我们考察视觉健康水平状况，应当至少从 5～7 岁这个年龄开始。倘若我们对屈光的考察从这时开始，青少年时期平均每年的屈光变化幅度约为 0.125D。也就是说，此期间每两年屈光变化的幅度恰好等于屈光矫正镜度的一个增减级数。以这样的变化情况作基础，这一时期的正视眼至少每两年进行一次屈光检查是合理的。

倘若被测者是屈光不正的话，就会存在相对较大的屈光变化的可能性。那么，两年进行 1 次屈光检查就显得偏少了。因此，屈光不正者在此时期应每年接受 1 次正规的屈光检测。

以上谈到的是常规性的屈光检测。对新戴眼镜进行屈光矫正者，应在初次戴用眼镜后 3～6 个月进行第 1 次屈光复查，根据第 1 次检查的情况，再确定将来屈光检测间隔的时间。

对存在视功能低下者（如弱视、隐斜视等），首次屈光复查的间隔时间不能大于 3 个月。在整个矫治过程中，间隔时间的调整要根据矫治效果来确定，但是在矫治期间复查的间隔时间不宜大于 6 个月。

（2）成年时期 这一时期虽然持续时间比较长，但屈光的变化幅度却比较小。平均每年的变化幅度为 0.01～0.02D。因此，处在这一期间的正视眼是否需要坚持接受例行的常规检查呢？如有条件接受检查，也不是坏事。倘若没有条件，选择不进行检查也并无不妥。但要注意：有视觉异常症状（特别是视力质量突然变化）时，一定要及时进行屈光检查。

对这一时期的屈光不正者，只要能做到每两年接受 1 次屈光常规检查，已经完全可以满足屈光变化的需要了。

（3）中老年时期 这一时期，屈光度的变化幅度并不大，平均每年正镜度化的幅度为 0.05D。但是，这一期间眼在屈光方面的另一个变化对视觉工作所产生的影响则明显加大了。这一变化就是调节力降低到接近、达到或超过了习惯近距工作距离的要求。表 1-2 为 50 岁及以上人的调节力的变化与近点距离变化的基本概况。

表 1-2 50 岁及以上的人的调节力的变化与近点距离范围一览表

年龄	调节力/D			近点距离/cm		年龄	调节力/D			近点距离/cm	
	最小	平均	最大	最大～最小	变化幅度		最小	平均	最大	最大～最小	变化幅度
50	1.0	1.9	3.2	1.00～0.31	9～6	57	0.8	1.3	1.8	1.25～0.56	13～3
51	0.9	1.7	2.6	1.11～0.38	11～7	58	0.7	1.3	1.8	1.43～0.56	18～3
52	0.9	1.6	2.2	1.11～0.45	11～7	59	0.7	1.2	1.7	1.43～0.59	
53	0.9	1.5	2.1	1.11～0.48	11～3	60	0.7	1.2	1.7	1.43～0.59	
54	0.8	1.4	2.0	1.25～0.50	13～2	61	0.6	1.2	1.7	1.67～0.59	24～4
55	0.8	1.3	1.9	1.25～0.53	13～3	62	0.6	1.2	1.6	1.67～0.63	
56	0.8	1.3	1.8	1.25～0.56	13～3	63↑	0.6	1.1	1.6	1.67～0.63	

通过表 1-2，可以发现这一年龄段，在调节力的变化方面需要关注的是一个范围和两个点。这个值得关注的年龄范围为 50～55 岁。在这一年龄阶段近点距离的变化的幅度是较大的，而且变化的区域恰好与人们习惯的近用工作距离有关。两个值得关

注的点是 58～59 岁、60～61 岁。这两个点所发生的调节力变化应当也是主观上最容易觉察的。根据表 1-2 中的数据可以看出，这个时期的人接受屈光检测的时间间隔应为 1 年。

（4）老年时期　对于 65 岁以上的老年人来说，屈光变化已经不大。因此，这一年龄段的人在眼的检查方面可以不将屈光检测作为重点考察项目。

二、定性与定量

在屈光检测方面，验光师的任何一项检测都要先定性，再定量。这是屈光检测必须要遵循的规律。例如，在对被测者进行检测时，总要按照下列程序来检测。

① 要确认检测对象是否存在屈光不正，倘若被测人的眼确实是屈光不正，就得考虑这个人屈光不正的程度。前者为定性，而后者则为初步定量。

② 要考察这个人是近视眼呢，还是远视眼呢？这是定性。一旦确定了屈光性质，就需要对被测眼进行球面镜度的检测，这是定量。

③ 要检查这个人是否有散光，这是定性。当确认被测者有散光时，就要对散光轴的方向和散光度这两个变量进行检测，即是一次定量的检测。

接下来的关于双眼视功能的检测同样是要坚持先定性，再定量原则进行检测。应当说整个屈光检测过程，就是一个先定性，再定量；在前一项检测基础上再进行先定性，再定量；再在新的基础上继续进行先定性，再定量的这样一种不断的检测行为的推进过程。

三、量变与质变

除电脑验光仪检测以外，验光检测操作总是要在视觉分辨程度的变化中进行的。现仅以单纯性远视眼的检测过程来看视觉量变与质变的过程。当被测者经过雾视后，验光师就会逐渐降低镜度，在逐渐降低镜度的过程中，被测者的视觉就会逐渐降低模糊程度，这一过程就是量变的过程，当降低到一定程度时被测者的视力就达到最佳程度。达到最佳程度所减去的镜度总和，就是被测者在雾视条件下达到完全屈光矫正镜度的变量。这个变量就是被测者从雾视条件下达到最佳视力这一质变的屈光矫正镜度。当达到最佳视力时，继续加入一定的镜度，被测者的视力仍能维持在最佳视力，这是被测眼的调节所决定的。当加入的镜度超过被测眼调节的能力时，被测者视觉的分辨能力就会下降，这就是在矫正视觉已经发生质变的基础上所发生的新的量变。这种新的量变在眼-视光学中就叫作过度矫正。

验光师在屈光检测的定量测定是一个过程，这一过程分成两个阶段第一个阶段就是通过测试镜片的调整，使被测者的视觉质量从量变逐渐达到质变的过程；第二个阶段就是令视觉达到质变后发生新的量变的点并终止新的量变发生的过程。用眼-视光学的语言来表述即：屈光检测的过程是一个在镜度的变化中达到完全矫正，切忌过度矫正的动态过程。

四、验光是一个行为过程

验光师在验光时，必须要根据被测者的具体情况而定。首先要设计一个检测方案，其次要逐渐展开检测，再次要在检测方案的调整中完成验光过程。只有这样，验光师的检测才会表现为一个有序的不断演进的行为过程。

在这个过程中，验光师的头脑中始终要有一个"纲"，这个"纲"就是：人眼的屈光是随着年龄的增长，在有规律地不断变化着。当把握住这个"纲"进行屈光检测时，定性与定量、量变与质变就是验光检测的"目"。"纲"举才能"目"张。验光检测的"目"融入验光师的行为就成为验光过程中有准确方向性的推进动力。

第二章 ▸▸▸▸
基础验光的器械

前一章中介绍了验光的概念、目的、方法学等方面的问题。对验光这项工作也有了一个比较清楚的认识。在进行验光时需要使用哪些设备呢？这就是我们应当了解的有关验光的第二个方面的问题。在这一问题中，我们需要了解的包括：

① 验光设备与工具包括哪些，哪些是必备的，哪些是可以选用的？
② 这些设备与工具的作用、使用条件和使用方法。
③ 这些设备与工具存在的局限性有哪些？
④ 这些设备与工具在选用与购置上应注意哪些问题？

以上这四个方面的问题，就是在这一章中要讨论的问题。我们将从视力检测、矫正镜度检测、与隐形眼镜有关的屈光检测以及眼镜检测四个方面对验光的设备与工具进行介绍。因考虑到电脑验光仪已经成为验光工作中的重要设备，因此单列一节进行介绍。关于瞳距测量设备，我们将在第九章瞳距的测量中进行专门的介绍。

第一节　视力检测设备

在验光中，首先要使用的就是与视力检测有关的设备。这类设备分类的方法因需求而不同，在此我们是以检测设备的结构形式特征来进行分类的。视力检测的设备中最主要的就是视力表，而在实际验光中，在一张印上规则排列的视标的纸质视力表一般是不会被采用的。

一、灯箱式视力表

灯箱式视力表是在眼科视力检查和眼视光学检测中使用最为普遍的一种设备。

1. 灯箱式视力表的结构

灯箱式视力表是由箱体、视力表及两根 20W 日光灯管所构成，其结构数据如图 2-1 所示。两根灯管之间的间距为 180mm，灯管与视力表的间距为 55mm，箱体的厚度为 100mm。视力表则采用三横一样长的对数视标。视标有 14 行，其视力分辨值自上而下依次为：0.1、0.12、0.15、0.2、0.25、0.3、0.4、0.5、0.6、0.8、1.0、1.2、1.5、2.0，其视标大小的递进率为 $10\sqrt{10}$。

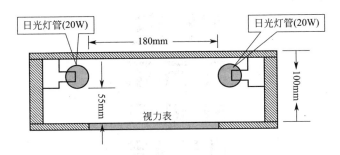

图 2-1 灯箱式视力表的结构

2. 视标与测试图的组成

我国视力表所使用的视标称为对数视标，即以常用对数 $10\sqrt{10}=1.258925412\cdots\cdots$ 作为行间递进率的视标体系。常用的视标图形有两种（图 2-2）：一种是 "E" 形视标；一种是 "C" 形视标。两种视标均以 1.0 的视标作为基准视标。基准视标的垂直径与水平径均为 5′ 视角（7.27mm）；其划宽及间隔均为 1′ 视角（1.454mm）。尽管两种视标设计原理是一致的，但是，"C" 形视标比 "E" 形视标的分辨难度要大一些。从国内外眼-视光学界使用的状况看，进行屈光检测与矫正，更多的是使用 "E" 形视标。验光中所使用的视力表，除使用如图 2-3 所示的对数视力表外，也有使用视标行数略少的视力表。

在视力表的视标构成方面，为了进行一些其他的相关检测，灯箱式视力表与其他测试用图相结合的综合型设计方式（图 2-4）。其中最常用的有两种：一种是与散光表相结合，其目的是增强验光中对散光成分进行检测即时性；另一种就是与红绿视标相结合，增强了视力表在红绿试验中的作用。这种综合性的

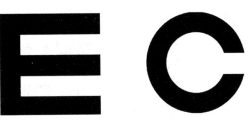

图 2-2 常用的两种视标

视力表，既增加了一些新的检测功能，又在一定程度上提高了验光的检查速率，有对调节干扰进行有效控制的作用。

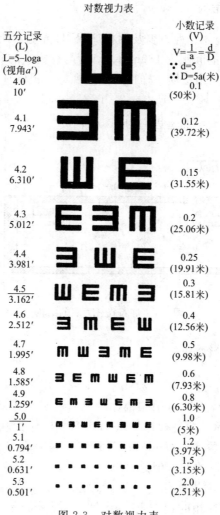

图 2-3　对数视力表

3. 检测条件

对视力检测来说，测定视力的客观条件是很重要的，而这些条件是什么？这些条件又是怎样的？这些条件可以分为三大类。

（1）客观物质条件　视力检测的客观条件就是指视力检测环境与工具的硬件条件，这些条件包括：视距、亮度、指示棒等。

① 视距恒定。我国现行视力表的远用视力表的设计距离为 5m，这就要求在进行视力检测时，被测眼与视力表 1.0 视标的距离应为 5m，这个距离必须保持准确和稳定。在现实中以净长 5m 的房间作为视力检测室的情况不是绝对没有，但是不多。从理论上讲，视力检测采用直线距离 5m 的检测条件，应该是最理想的。但在实际工作

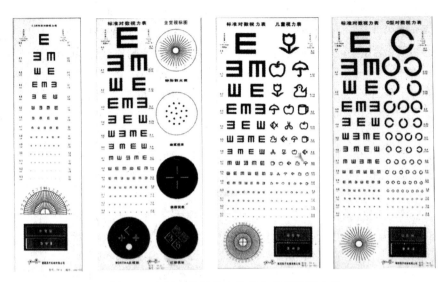

图 2-4　市场上常见的 4 种综合型灯箱视力表

中，因条件限制以及操作方便的角度考虑，一般来说都不采用理想条件，实际的验光室，大部分是采用设置反光镜的方法，利用光的反射原理使检测在 1/2 设计距离条件下得以实现（图 2-5）。假设被测者的头的前后径为 0.15m，头距墙为 0.05m，假定反光镜厚度为 0.10m。这种视线折返式视力检测方法中，要想保持眼与 1.0 视标之间的正确检测视距（5m），房间的净长应为 2.65m。

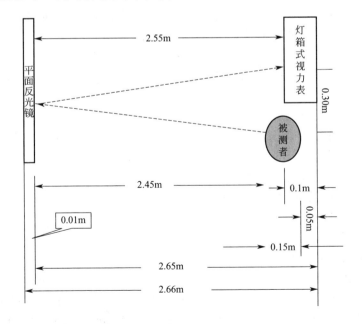

图 2-5　折返式检测房间距离示意

视距恒定对于平面单页视力表来说，让每一行视标都实现与被测者眼 5m 的检测视距不是绝对做不到，但是，使用现有设备则不易做到，可能暂时也无人去做。在现实中，必须要做到的就是保持眼与基准视标（1.0）的检测视线距为 5m。

② 亮度恒定。多年以来，人们一直以照度来衡量视力表光的物理值，这可以说是进入了一个误区。照度，表示的只是视力表接受的光的物理量值，而人眼接受的光的物理量值不是照度，而是物体表面的亮度。一般而言，视力表的亮度有两种表述方法。

第一种方法是用表面照度来表示。视力表到底使用多少照度合理，说法不一，总的来说人们认为在 100～1000lx，国家标准《标准视力表》（GB 11533—2011）规定采用人工照明，直接照明应达到 200～700lx。

根据生理学家的测定，照度达到 1000lx 时视力达到最高的分辨率。照度再增加，视力不再随之增加。照度不足 1000lx，视力下降。据资料介绍，我国生产的灯箱式视力表（图 2-5）的照度为 1000lx±250lx（日本为 600lx±200lx）。

用表面照度来表示视力表的光度学是比较传统的办法。心理物理学和视觉生理的研究都建议使用亮度单位来表述视力表的光学特性，使用白背景的亮度来表述亮度值是被采用的最常见的方法。

第二种方法是用白背景的亮度来表示。用白背景的亮度来表述光度学，使用什么样的亮度值最为合理，目前还不统一。国家标准《标准视力表》（GB 11533—2011）中规定：用后照法（视力表灯箱或屏幕显示），则视力表白背景的亮度应达到 80～320cd/m² （日本的视力表为 500cd/m²±150cd/m²，此值应为照度值的 80％）。

视力表的亮度是在 3％的视标反射率和 80％的背景反射率的条件下实现的，也就是说视力表的识别是在背景反射率∶视标反射率＝27∶1 的条件下实现的。

需说明的是：毫朗伯是光束发散度的单位。当 100lx 在 80％反射率的纸上，其光束发散度为 8mL（毫朗伯），当照度为 1000lx±250lx 时，其光束发散度应为 80mL±20mL（毫朗伯），相应的亮度约为 500cd/m²。这样看来，亮度值仍有待统一。在视力表的使用上，验光师只能使用现成的，只能认为现成商品符合视觉生理的要求。

③ 指示棒恒定。对于指示棒，现在尚无明确的要求，人们基本采用随意取用的方式进行，如：钢笔、圆珠笔、尺子、手指、伸缩教鞭等。也有的人使用激光笔，用光点进行指示。但这些用品的使用并非合理，如：激光笔的光点亮度过高，钢笔（伸缩教鞭）存在着反光，这些都可能影响视力的辨识质量。屈光学界的人士们一般认为指示棒应具备以下条件：

a. 其材料以不反光为宜。

b. 长度不限，以适用、顺手为宜。

c. 指示棒两端的直径：一端以 7.5mm，另一端以 15～30mm 为宜。也就是说，指示棒一端较细，用于指示较小的视标；另一端稍粗，用于指示较大的视标时使用。

d. 指示棒两端应使用亚光漆涂成黑色（长度以 20mm 为宜）。指示棒亦可以全部涂成黑色，要求不能出现反光。

④ 反光镜的质量一定要优良。反光镜是现实验光室中一个必备的工具，被测者正是通过这一工具完成对视标的观察的。反光镜宜选用表面平整度较好的玻璃砖制成。一般普通的薄板玻璃不宜作验光室的反光镜，这种材料表面的光学平整度较差，使用中常有像的扭曲和变形现象。

（2）主观被测条件　为了保证视力检测的准确，检查者还应注意被测者自身的以下几个方面的状况。

① 结膜囊应清洁。结膜囊中有分泌物或泪液过多都会影响视力检测的结果。因此，进行视力检测时，应对被测者的结膜囊的状况进行检视和必要的处置。

② 被测眼的开合状态应为常态。屈光不正的人常有眯眼视物的习惯。屈光不正者，通过眯眼，缩小了光线的入射光瞳，使视敏度得到一定的提高。检查者在对被测者进行视力检测时，对这种现象一定要予以制止，特别是在插片测定时更应给予注意。

保持眼的睑裂的正常开合状态，是正确进行视力检测的一个重要条件。

③ 非检测眼的遮挡压力应恒为零。对非检测眼的遮挡即是对视线的遮挡，是阻断光的入眼路径。

遮挡用品，最好是用眼科医疗用的遮眼板（也有人叫遮眼子）；也有人用厚纸板、书籍等；亦有人用手进行遮挡，这种现象特别是在学龄儿童集体视力普查之中极易出现。在诸多方法中，用手进行遮挡是最不可取的方法，这种方法常会对被遮挡眼造成一定的正压效应，使被遮挡眼产生一过性轻微变形，从而影响视力检测的结果。

（3）操作控制条件　当视力检测的客观条件和被测主观条件已经具备的情况下，就可以对视力进行检测了。在视力进行检测时，检查者必须对检测进行一定的控制，只有在有效地控制的条件下，检测的结果才会更加准确，更加科学。

① 辨识时间恒定。单个视标的辨识时间应控制为2～3s，以3s最为常用。

根据人对视标的辨识反应时间为1.46～4.14s，取中间值应为2.8s，因此以3s作为辨识一个视标的时间是适宜的。这个时间，应该在检测者的检测控制中得以实现。检测者在检测中必须要求被测者在≤3s的时间内完成对视标的认识和判断。

视标辨识时间延长、判断错误，都说明对某一视标的辨识能力下降。

② 遮挡非被检眼的用品应卫生。遮挡非被检眼的用品，最好是一人一用。使用遮眼板时，必须一人一用，用毕，消毒后方可再用。

③ 双眼测定顺序恒定。双眼测定顺序对检测结果并无影响。但眼科学医疗工作多年来形成的习惯为先右后左，即先查右眼、再查左眼已经成为大家约定成俗的顺序，这个检测顺序与眼科医疗文书的记录书写顺序完全一致。

二、投影式视力表

投影式视力表，包括外投影式和内投影式两种。后者经销商通常称为魔术箱，中国台湾眼-视光学界又将这种设备称之为视力幻灯机。行业内使用者一般称之为投影式视力表或魔术箱。这种设备是近年来随着综合验光仪的应用而得到迅速普及的一种视力表。这种视力表最大的优势是亮度恒定、色彩适合检测。这类设备中有相当一部分还具有亮度调节装置，这为对比视力的定性检测带来了极大的方便。这里在对设备的基本工作原理进行简单的介绍的基础上，将重点放在对视标帧页的介绍方面。应当说后者才是视力检测应用的重点。

1. 工作原理

投影视力表一般由两部分构成：一部分为主机；另一部分为遥控器。这种设备的工作原理如图 2-6 所示。

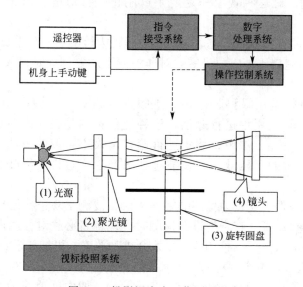

图 2-6 投影视力表工作原理示意

投影式视力表是通过遥控器按键对视标测试帧页进行控制的。设备的工作运行是由两个保障系统所构成。

其一是指令控制系统。是由遥控器及主机上负责数据接收处理的芯片及部件所构成。操作中，只要揿压遥控器上的按键，就会发出相应的指令。投影仪上的接收系统就会将接收到的指令输入到数字信息处理系统，这一系统就将这些指令信息传入操作控制系统。后者就会启动视标帧页的旋转圆盘，将预选的视标帧页旋入主机的投照光路中。这就是相应的视标被投射到显示板（屏）上。倘若使用魔术箱，相应的视标就会显示在显示屏中。

其二是光投照系统。这一系统是由发光源、聚光镜、视标帧页和投照镜头所构成。其中视标帧页的作用是提供视标的图形，发光源是保证投照的光强，而聚光镜和投照镜头的作用则是保证视标图形的分辨质量。

2. 视图帧页的构成与检测功能

投影式视力表中视标帧页的种类是很多的。大致上说可以分为两大类：一类为主要用于视力检测与矫正镜度检测的视标帧页，这类帧也可以分为两种：视标视图、辅助视图。另一类为双眼视功能检测用视标帧页，这类帧页也可以分成两种：双眼平衡检测帧页和双眼协同功能检测帧页。

（1）主要用于视力检测视标 这类视标主要有四种："E""C"、数字、图形（图2-7）。

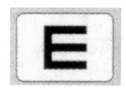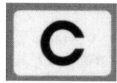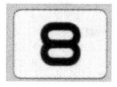

图 2-7 投影视力表视力检测用视标所使用的字符

这类视标在验光中，被使用最多的是"E"视标，其他视标的使用相对较少。图形视标一般针对幼儿及智力低下在表述"E"视标缺口不明确时使用。显示视标的帧页上的视标的排列则根据视标的大小来定：视标较小的，字符较多；视标较大者则字符较少。每幅帧页上视标的排列状况有四种可能性：即1×1；2×2；2×3；3×5。图2-8就是按照2×3的规律来设计的。

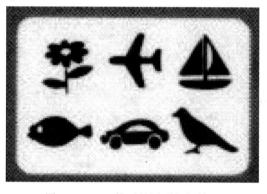

图 2-8 2×3 排列的图形视标帧页

这类视标在验光中，主要用于视力（裸眼视力、矫正视力）的检测。在配合双眼视线遮盖分离或双眼棱镜分离的情况下，这种视标还可以检测双眼平衡的状况。

（2）用于屈光检测的辅助测试图 这类测试图，并非是屈光矫正镜度检测中的主要检测帧页，而是屈光检测中不可缺少的测试用图。这类测试用图的应用大多与矫正数据的精确调整有关。用于屈光检测的辅助用图有四种，这四种辅助检测视图在检测上的共同点就是测定方式均为单眼测试。

① 红绿视图（图2-9）。这是一种用于单眼球镜度精确检测的检测视图。应用这种测试图进行检测的方法叫作红绿试验，又叫作双色试验。这种红绿试验用于初次球镜度检测之后就被称为第1次红绿试验；用于圆柱面镜度检测之后则称为第2次红绿试验。镜度的调整规律是：红色背景的字符较清晰加−0.25D；绿色背景的字符较清楚加+0.25D。调整的目标是：红、绿色背景的字符的清晰度一致，或绿色背景的字符略显清晰。

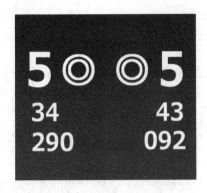

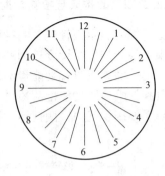

图 2-9 红绿检测视图   图 2-10 散光盘

　　② 散光盘（图 2-10）。又叫作钟面盘。我国台湾地区的同仁将这种视图称之为时钟视标。是进行散光检测的一种最常见的检测辅助用图。这种检测是在应用一定的球镜度的基础上进行的。其检测前首先确认被测者球镜矫正至少达到雾视条件下的矫正视力应为 0.6。进行这项检测，可以对散光进行定性检测和定量检测。

　　定性：确认被测有无散光。放射线在清晰度上没有差别，说明被测者不存在散光；清晰度不同，就说明被测眼存在散光。

　　定量一：确认散光轴位的方向。哪条放射线清楚，这条线所在的方位就代表散光轴方向。

　　定量二：确认散光矫正镜度。在最模糊的放射线所指示的方位加入圆柱面镜度，直至所有放射线清晰度一致，此时所加入的圆柱面镜度之和就是被测者的散光成分的圆柱面屈光矫正镜度。

　　③ 十字栅栏视图。这种视标，又常常被称为交叉视标。我国台湾地区的同仁将这种视图称之为栅栏视标。应用于远用矫正视力检测时所使用的图就叫作远交叉视标（图 2-11）。

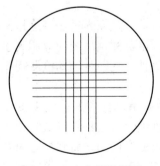

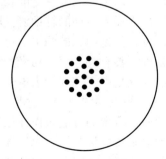

图 2-11 十字栅栏视图   图 2-12 柱点状视图

　　这种视标的作用是对球面镜度进行定量检测与调整。使用这种视标进行检测，需使用±0.50D 的交叉圆柱面镜作为辅助镜片。这种视标是一些屈光学专家比较推崇和应用的一种视标。

④ 柱点状视图。这种视标，又叫作斑点状视标、蜂窝状视标。我国台湾地区的同仁将这种视图称之为点群视标（图 2-12）。这种视图是对圆柱面矫正镜的轴向与镜度进行定量检测与调整的测试用视图。使用这种视图进行检测需要使用交叉柱镜。

（3）双眼平衡检测视图 进行双眼平衡检测所用的测试图，所要求检测条件有两个：双眼同视和双眼视像分离。双眼视觉的平衡功能有两种：一种是屈光的平衡；另一种则是视像大小的平衡。

① 偏振平衡视图。进行屈光平衡的考察，一般是采用棱镜法使双眼视像分离（这种分离应当说是视像位置的分离），在低度雾视（+0.75~1.00D）的条件下进行的。还可以使用双色偏振视图（图 2-13）和单底色偏振视图（图 2-14）进行双眼屈光平衡的检测。后两种分离确切地说是一种原位性的视像构成分离，这种分离更符合于生理状态下的分离。如图 2-13 和图 2-14 所示的四种视图类型，应当说是当前在国内经销的投影视力表中被选择使用最多的偏振视图。

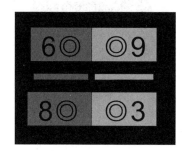 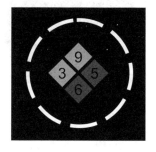

图 2-13　双色偏振视图

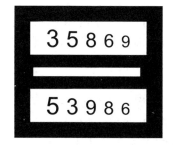 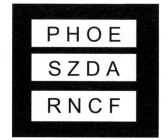

图 2-14　单底色偏振视图

在使用这种视图进行检测时，双眼都需加用偏振镜片，偏振轴位一般设置为：左眼 45°，右眼 135°。两眼看到将是视图的不同部分，如表 2-1 所示。

表 2-1　被测者对四种偏振平衡视图观察时的所见

编号	视图名称	右眼看到	双眼看到	左眼看到
1	平行双色视图	9、6	中间两短横	3、8
2	环-菱形双色视图	9、6	虚线环	3、8
3	两行字符偏振视图	上排	中间短横	下排
4	三行字符偏振视图	上排	中排	下排

　　进行这项检测时，须在屈光不正矫正镜度的基础上，在双眼同视的条件下进行。哪只眼看得清楚，就在哪只眼上增加＋0.25DS，直至双眼所看到的字迹清晰度一样，两眼所看到的各自部分的明亮程度也一致，就说明双眼的屈光已经达到屈光平衡。

　　② 对合视图。这种视图，又叫作方框对合视图、对齐视标。我国台湾地区的同仁亦称之为方框对合视标。它是用于检测双眼不等视状况的专用视图。这种视图有两种：一种是检测水平不等视的水平对合视图，如图 2-15(a) 所示；另一种是检测垂直不等视的垂直对合视图，如图 2-15(b) 所示。

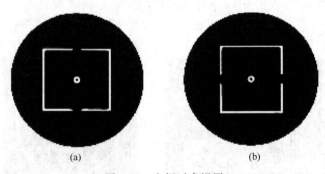

(a)　　　　　　　　　　(b)

图 2-15　方框对合视图

　　使用这种视图进行检测，双眼必须加用偏振镜片，偏振轴位一般设置亦为：左眼45°，右眼 135°。双眼视像等大的被测者，方框对合准确。倘若方框对合异常，就可以确定双眼视像不等。相差 1 个框宽，相当于视像差 7％。

　　(4) 双眼协同功能检测视图　用于双眼协同功能检测的视图帧页有两类：一类是用于双眼同视功能检测的帧页；另一类是检测双眼立体视觉的帧页。这两种帧页在检测中都需要在应用完全屈光矫正镜度的基础上，在使用辅助镜片上进行。

　　① 双眼同视功能。

　　a. 点状视标。这种视标又叫作马氏杆视标。我国台湾地区的同仁有的将这种视标称之为光点视标。点状视标帧页 (图 2-16)，是检测隐斜视的视标。检测时需使用马氏杆镜片，一般采取单眼（习惯上放置在右眼）使用马氏杆镜片。检测水平方向的隐斜视时，马氏杆应垂直放置；检测垂直方向的隐斜视时，马氏杆应水平放置。放置马氏杆的右眼所见到的将是一条线，未放置马氏杆的左眼看到的则是一个点。检测中，被测者报告点在线上，说明被测者没有隐斜视；被测者报告点与线分离，则说明被测者存在隐斜视。根据点与线的分离状况，就可以判断隐斜视的类型：点在线的左侧，就是内斜视；反之就是外斜视。

　　b. 沃茨四点视图。使用沃茨四点视图（图 2-17）进行的检测叫作沃茨试验，在我国曾叫作四（点）灯试验。这种检测是在双眼同视条件下，双眼使用有色镜片（常规设置为右眼应用红色镜片，左眼应用绿色镜片）所进行的一项检测。这项检测是屈光学专家和验光师在屈光检测中均比较乐于使用的检测方法。

图 2-16　点状视标

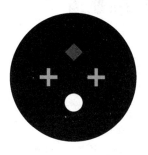

图 2-17　沃茨四点视图

　　检测中，被测者的右眼看到的是视图中红色的菱形块和白色的点，左眼看到的是视图中的两个绿色十字和白色的圆点。

　　检测中，被测者报告看到四个点，说明双眼同视融合功能正常。检测中看到图形少于四个，表明被测者单眼抑制；倘若看到的图形为五个，表明其双眼同视障碍。两组图形明度上有明显差异，则说明被测者存在单眼不全抑制或屈光系统的透明度下降。

　　c. 红绿十字环视图。这种视图又叫作十字环视图（图 2-18）。它有两种设计方案：其一为单环设计；其二为双环设计，当前较多采用的方案是双环设计。这种视图适用于同时视功能的检测。应用中需在左、右眼分别使用绿色和红色的绿色镜片。检测中，被测者左眼观察到的是绿色的环，右眼观察到的则是红色的十字形。假如，被测者观察到十字形恰好在圆的中心，就说明被测者不存在隐斜视。倘若被测者观察到的图形十字形不在圆的中心，就说明被测者存在隐斜视。

　　d. 十字偏振视图。我国台湾地区的同仁将这种十字偏振视图（图 2-19）称之为眼肌平衡视标。应用这种视图进行检测时，需在被测者双眼前加用偏振镜（偏振镜的设置为：左眼 45°，右眼 135°）。检测中，被测者左眼观察到的是横线，右眼观察到的则是竖线。

　　被测者观察到的图形为正十字形而且深浅程度抑制者说明眼肌平衡正常。观察到的是不正的十字形时，说明被测者存在隐斜视。倘若，看到的十字形的亮度存在差异，说明存在黄斑抑制，亮度较低的眼为被抑制的眼。假如只看到单一方向的线，说明单眼视力严重障碍（或缺失）。

　　e. 十字固视视图。这种视图与十字偏振视图的不同就是视图的中央有一个小的固视环。十字固视视图（图 2-20）是对被测者进行固视状态检测用的视图。被测者接受检测时需使用偏振镜（偏振镜的设置为：左眼 45°，右眼 135°）。

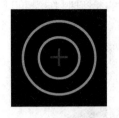

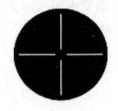

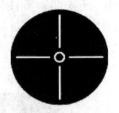

图 2-18　十字环视图　　　　图 2-19　十字偏振视图　　　　图 2-20　十字固视视图

　　倘若被测者观察到的图形中四条线段均匀分布于固视点的上、下、左、右，就说明被测者固视状态正常。倘若被测者观察到的图形，固视环不在中心，或线段分布不均匀，就说明被测者存在固视分离。倘若被测者看到两个固视环，就说明被测者存在着共同性斜视现象。

　　f. 回旋偏振视图。这种视图有人将其称为钟形盘视标。回旋偏振视标是我国台湾地区的同仁对这种视图的称谓，这一称谓更趋合理。

　　应用这种视图需要使用偏振镜（偏振镜的设置为：左眼 45°，右眼 135°）。被测者左眼看到的部分如图 2-21(a) 所示，被测者右眼看到的则是如图 2-21(b) 所示。无旋转隐斜视者双眼同视时所看到的图形则如图 2-21(c) 所示。

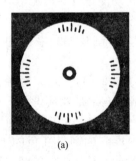

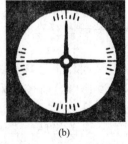

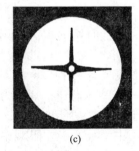

(a)　　　　　　　　　　　(b)　　　　　　　　　　　(c)

图 2-21　回旋偏振视图

　　倘若被测者发现左眼或右眼看到的图形发生整体旋转，呈现四指针的同向偏转效应，就叫作特发性旋转隐斜视。假如，被测者发现左眼或右眼看到的图形仅仅是斜向对称象限的角度的扩大或缩小，就称为光学性旋转性隐斜视。

　　② 立体视觉功能检测视图。这类视图有两种：一种为两组线条所构成；另一种为四组线条构成。

　　a. 两组线条设计 [图 2-22(a)]。中心圆点为注视点，上面的竖线距观察者的距离显得较近，下面的竖线则显得距观察者较远。中心点的距离则居于上下两条竖线距离的中点。上下两条竖线的深度分辨锐度约为 2′视角。

　　b. 四组线条设计 [图 2-22(b)]。四组线条设计的视图，图形较多。中心的圆点为注视点，图中的四个图形符号"✚、☆、□、△"与注视点所处的视觉距离最远，这五个点所处的平面就是整个视图的基准平面。上方的竖线距基准平面的深度分辨锐度约为1′。其右侧、下方、左侧竖线距基准平面的深度分辨锐度为2′、5′和10′。

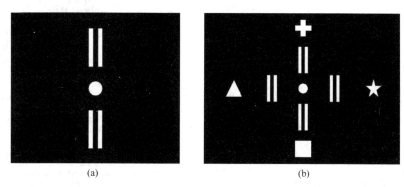

(a)　　　　　　　　　　(b)

图 2-22　立体视觉功能检测视图

不管使用哪一种视图进行立体视觉的检测，都需要使用偏振镜（偏振镜的设置为：左眼45°，右眼135°）。这里需要指出的是，视图上尽管每组线条均为两条线，但被测者看到的却为单线。

根据被测者对线条的识别状况，就可以做出被测者深度分辨锐度状况的判断。

3. 投影式视力表的优势与需要注意的问题

（1）优势　使用投影式视力表进行检测的优势，有以下几个方面：
① 为双眼视功能的检查和测定提供了极大的便利；
② 所显示的视标与眼的距离趋于一致；
③ 视标帧页的亮度均匀一致；
④ 为对比视力的检测提供了方便（指具有亮度可调的投影式视力表）；
⑤ 可以根据检测的需求，进行不同视标帧页的选择。
（2）需要注意的问题　在使用魔术箱型的投影式视力表时，会存在所设置的距离较近的问题。因此，被测者在注视设置距离较近的魔术箱型的投影视力表时，就会使用较大的调节。这就需要验光师在验光中加强行走试戴中镜度的调整，以免发生正镜度的过矫现象。

三、近用视力检测设备

近用视力检测设备，在当前验光检测中，主要有两类。比较常用的是近用视力表，还有一种是近用视功能检测仪。

1. 近用视力表

近用视力表有以下几种形式。

（1）标准型近用视力表　这是一种采用标准字符形式设计的近用视力表。如图 2-23 所示为我国当代眼屈光学的先行者徐广第先生设计的"标准近视力表"。

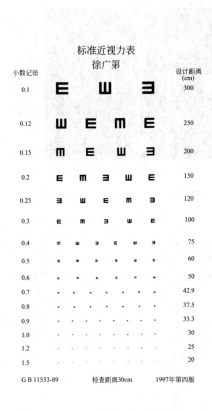

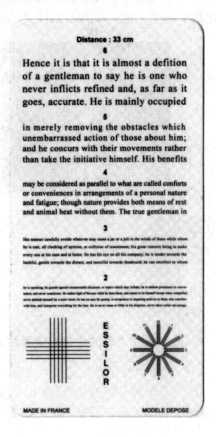

图 2-23　标准近视力表　　　　　　　　图 2-24　语句近视力表

（2）语句型近用视力表　这是一种以有意义文字为注视对象的近用视力表。如图 2-24 所示为法国 ESSILOR 公司印制的语句近视力表，这张视力表上还印了散光表与近用十字栅栏测试图。

（3）图形型近用视力表　专为儿童设计的图形型近用视力表一般使用者较少。

（4）近用视力卡表　这是一种综合验光仪附带的卡片式视力表，这种视力卡表是悬挂在综合验光仪近用杆上的视力表，这种视力表共有 12 个帧页（图2-25）。

近用视力表上的这些视标帧页与远用视力检测中的用途相同，只是针对近用视力与功能的检测。

2. 近用视功能检测仪

图 2-26 是法国 ESSILOR 公司生产的一种近用视功能检测仪。这款检测设备，可以用于近用视力的检测、近用球镜度的红绿试验、近用双眼的屈光平衡的调整，并可

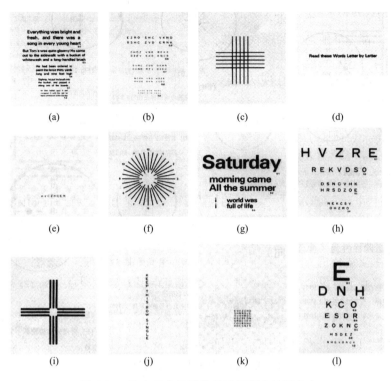

图 2-25 综合验光仪附带的近用视力检测卡表

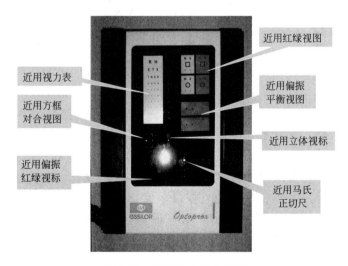

图 2-26 近用视功能检测仪

对近用立体视觉、近用不等视进行检测。并可对双眼的隐斜视状况进行定量检测。其视标的用法、检测的方法与远用检测用视标相同。

这种检测对远用视觉功能与近用视觉功能存在差异时是非常有用的检测。当两者存在差异过大时，尽管不存在老视现象，但是同样需要配用远用、近用两副眼镜以适应远、近视功能差异所造成的视觉问题。

四、对比视力检测用视力表

对比视力进行检测的视力表有两种：一种是视标密集排列的等距视力表；另一种是不同对比度的对比视力表。

1. 等距视力表

这是一种用于弱视眼视力检测用的视力表。这种视力表的特点是视标间的间距基本等距。图 2-27 中，除第一行视标的间距略大外，其他各行视标间的间距的差别是很小的。弱视眼在视觉分辨力上有一个特点，就是拥挤现象。所谓"拥挤现象"就是指，弱视眼在视觉分辨力上，对密集排列的视标的识别力要低于稀疏排列的视标的识别力，尤其会低于对单个视标的识别力。通过等距视力与常规视力检测结果的对比，这是检测、鉴别弱视眼的一个有效途径。

等距视力表检测的目的是要获取一种以资对比的视力分辨信息。单独使用这种视力表进行检测的意义是十分有限的。因此，这种视力表的使用，一定要与常规视力表的检测的结果进行对比。当被测者在识别同样大小的视标时，表现为等距视力明显低于常规视力时，就可以判定被测者为弱视。

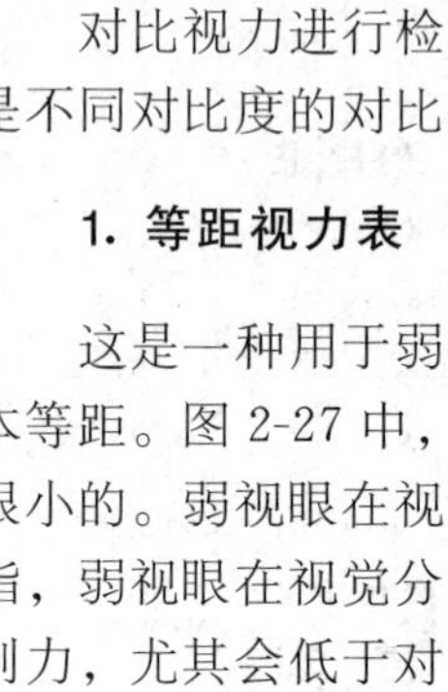

等距视力表既有远用的，也有近用的。图 2-27 就是常用的进行常规远视力检测所使用的等距视力表的一种，而图 2-25(a) 则是综合验光仪的近用测试卡上的等距视力表。

图 2-27　等距视力表

2. 对比视力表

对比视力表，是对明度不同的情况下进行视力状况检测用的特殊视力表。图 2-28 就是一幅由四种明度设计的对比视力表。这种视力表是对明度差异视力进行检测的特殊视力表。什么样的被测者在视力方面才会有明度差异性视力呢？应当说，当眼的晶状体、玻璃体出现散射或慢射时，就会出现在较明亮的背景下分辨力下降的现象。被测者对这种改变最早觉察的症状一般为：①对暗背景下的目标清晰度会更好；②在明亮背景下则呈现雾状视。雾状视主观视觉状态如图 2-29所示，注视的主体目标呈雾状，雾状视范围还将弥漫至明亮区外暗框区域的一定范围。

这种雾状视比较多见于晶状体混浊，如白内障。在白内障的早期，这种雾状视仅见于注视近距目标之时。当白内障加重时，这种雾状视也会扩展到注视远距目标。

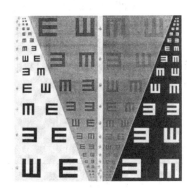

图 2-28　对比视力表

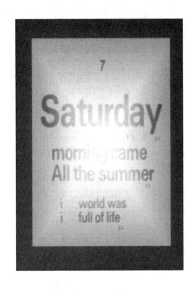

图 2-29　雾状视状态示意

第二节　眼屈光矫正镜度的测量设备

　　验光最主要的检测项目是被测眼的屈光矫正镜度的检测。在屈光矫正镜度检测中，视力表、验光镜片、检影镜是必不可少的设备。随着近年来眼镜经营单位设备的更新换代，电脑验光仪、综合验光仪已经日益普及，几乎达到缺乏这两种设备经营风险就会明显加大的程度。这一节中，将介绍验光箱、检影镜和综合验光仪。考虑到电脑验光仪的特殊性，特将其单独列为第三节的内容。

一、验光箱

　　验光箱是指放置了检测用镜片的工具箱，这种设备是验光中必不可少的设备。这里要介绍的是验光箱中镜片的种类、用途及检测中所要注意的问题。下面以我国上海眼镜二厂生产的 SL-232 型验光镜片箱为代表，介绍验光箱中镜片配置的状况。SL-232 型中 232 的意义为镜片箱中一共有 232 片检测用镜片。根据镜片在检测中所发挥的作用，将镜片箱中的镜片分为以下两类。

1. 主测试镜片

　　这类镜片包括两种：一种是球面镜片；另一种是圆柱面镜片。两种镜片又分别分为正、负两种性质的镜片。

　　（1）镜片种类与数量

① 正、负球面镜片。SL-232 型验光镜片箱中球面镜片配置状况如表 2-2 所列。其中用于矫正远视的球面镜片为 35 对（70 片），用于矫正近视的球面镜片为 35 对（70 片），共计 140 片。镜片屈光度的递进率分为 4 档：0.25D、0.50D、1.00D、2.00D。单片镜片屈光度的设置范围为 0.12～20.00D。

② 正、负圆柱面镜片。SL-232 型验光镜片箱中圆柱面镜片配置状况如表 2-3 所列。其中用于矫正远视散光的圆柱面镜片为 17 对（34 片），用于矫正近视散光的圆柱面镜片为 17 对（34 片），共计 68 片。镜片屈光度的递进率分为 3 档：0.25D、0.50D、1.00D。单片镜片屈光度的设置范围为：0.12～6.00D。

（2）主测试镜片的作用　主测试镜片的作用有两种：

① 检测、测定被测眼的屈光矫正镜度；

② 通过中和法检定镜片的屈光度。

表 2-2　正、负球面镜片配置种类及片数一览表

递进率	屈光度	片数	递进率	屈光度	片数	递进率	屈光度	片数
—	0.12	2		3.00	2	0.50	8.00	2
	0.25	2	0.25	3.25	2		9.00	2
	0.50	2		3.50	2		10.00	2
	0.75	2		3.75	2		11.00	2
	1.00	2		4.00	2	1.00	12.00	2
	1.25	2		4.50	2		13.00	2
0.25	1.50	2		5.00	2		14.00	2
	1.75	2		5.50	2		15.00	2
	2.00	2	0.50	6.00	2		16.00	2
	2.25	2		6.50	2	2.00	18.00	2
	2.50	2		7.00	2		20.00	2
	2.75	2		7.50	2	共计		140 片

表 2-3　正、负圆柱面镜片配置种类及片数一览表

递进率	屈光度	片数	递进率	屈光度	片数	递进率	屈光度	片数
—	0.12	2		1.50	2		3.50	2
	0.25	2	0.25	1.75	2	0.50	4.00	2
	0.50	2		2.00	2		4.50	2
0.25	0.75	2		2.25	2	1.00	5.00	2
	1.00	2		2.50	2		6.00	2
	1.25	2	0.50	3.00	2	共计		68 片

2. 辅助镜片

辅助镜片是指在验光中发挥辅助作用的测试片和测试镜片。应用这类镜片的作用有两个：①为具体的检测提供特定的必要条件；②改变被测者的注视状态。这类测试片和测试镜片的最大特征是在检测中不影响主测镜片的屈光矫正镜度。这类镜片有以下几种。

（1）三棱镜片　SL-232 型验光镜片箱中三棱镜片配置状况如表 2-4 所列。其三

棱镜度的递进率分别为：0.5△、1△、2△。这种镜片的作用有以下三个：

① 用于检测与测定被测者的隐斜视和斜视的状况；

② 检测眼外肌的力量；

③ 可以用于眼外肌力量的训练。

表 2-4 三棱镜片配置状况一览表

三棱镜度/△	0.5	1.0	2.0	3.0	4.0	5.0	6.0	8.0	10.0
片数	各 1 对			各 1 片					

（2）遮盖片 俗称"黑盖片"。这种镜片只有 1 片。其作用是在进行单眼检测时，对非检测眼进行遮挡。

（3）磨砂镜片 这种镜片为 1 片。这种镜片的作用与遮盖片相同。但是，这种镜片使用的情景与遮盖片不同。这种镜片只有在以下两种情况下使用：

① 在室外环境光线过强时使用，这可能与预防双眼的相互干扰有关。

② 当幼儿拒绝应用遮盖片时，则需使用磨砂镜片进行遮挡。

（4）平光镜片 这种镜片为 1 片。平光镜片是一种功能性镜片，这种镜片的应用有以下两种功能：

① 检测伪视力。

② 用于平衡双眼视线在光路上的均衡，这是在验光中被测者处于双眼同视阶段有可能使用的一种功能性镜片。在行走试戴中尤其要注意这种镜片的使用，具体使用方法如下。

a. 单眼屈光不正者，正常眼前需加用平光镜片；

b. 单眼散光者，在不含散光成分的眼前也需加用平光镜片。

（5）针孔片 俗称"小孔片"。这是一种用黑色胶木类材质薄板制成的，中间有一小孔的检测用片，这种镜片只有一片。其功能有以下两个：

① 对视力下降的性质进行鉴别。当针孔视力优于裸眼视力时，说明引起视力下降与屈光不正有密切的关系。反之，可能与屈光不正关系不大。

② 对矫正效果进行预估。针孔视力优于裸眼视力者，矫正效果较好；倘若针孔视力低于裸眼视力，则矫正效果将会较差。

（6）双色镜片 这是由一片红色镜片和一片绿色镜片组成的一种有颜色的镜片。这种镜片的作用就是精确调整被测眼的球面屈光矫正镜度。具体应用如下。

① 单眼屈光矫正镜度的检测中球面镜度的精确调整。验光的单眼检测过程中，有两次对球面镜度的精确调整：第 1 次红绿试验是在初步球面镜度检测的结束阶段；第 2 次红绿试验是在精确调整圆柱面镜正镜度之后。有关调整的具体方法，将在第六章主观屈光检测中进行介绍。

② 双眼红绿试验。在双眼屈光矫正镜度检测完毕后，在双眼同视的情况下，应用红、绿双色镜片可以对双眼的屈光矫正镜度进行平衡调整。

（7）十字镜片 这种镜片有 2 片。它在不同品牌与型号的验光箱中的标记是不相同的。标记方法有三种（图 2-30），SL-232 型镜片箱中对十字镜片使用的标记方法如图 2-30(c) 所示，应当说这是三种形式中最好的一种标记形式。

这种镜片的唯一作用就是在瞳距测量中校准瞳孔中心的测量位置。

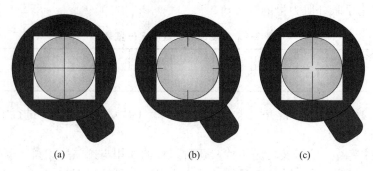

(a)   (b)   (c)

图 2-30 十字镜片的标记形式

（8）马氏杆镜片 这种镜片又被称为柳条片。它的主体是由平行排列的小圆柱所构成的。验光箱中一般配置为 1 片，有红色或无色两种形式。通常情况下，一般配置为无色。

这种镜片是对隐斜视进行定性与定量检测的测试镜片。这种镜片需使用点状视标，在进行定量检测时还需要三棱镜片予以配合。使用马氏杆进行检测最常用的检测方位为水平方向与垂直方向。

（9）裂隙片 这是一种中间有窄隙的，用黑色胶木类材质薄板制作的检测用片。它用于散光轴位和镜度的定性与定位的检测。进行这项检测，一般都需使用散光表。使用这种检测用片进行检测时，需使镜片在试戴镜架上进行旋转，看到最清楚线条时的裂隙所在方向就是被测者散光轴所在方向。

（10）交叉圆柱面镜片 这种镜片又叫作 Jacson 交叉圆柱面镜，简称交叉柱镜，也有人称之为 JCC。这是一种用于精确调整圆柱面镜轴位与圆柱面镜度的辅助镜片。这种镜片的使用方法将在第六章主观屈光检测中进行具体介绍。

3. 检测注意事项

在使用验光镜片时需要注意的问题有以下四个方面。

（1）测试镜片数量 验光中，验光师必须注意的第一个问题是：试戴眼镜架上的测试镜片的数量一定是最少的。例如，被测者的屈光矫正镜度为－3.75D，在检测确认屈光矫正镜度时，使用单片－3.75D 的方案为最佳选择，其他的镜度组合方式都是不应当提倡的方案。

（2）检测镜片排序 检测过程中，试戴眼镜架上镜片从近到远的排列顺序必然是：球镜片、圆柱镜片、三棱镜片 [图 2-31(a)]。但是要注意，这只是检测中为了检测在操作上的方便的排列顺序。

当被测者进行屈光矫正镜度的行走试戴时，镜片的放置顺序则如图 2-31(b)、(c)

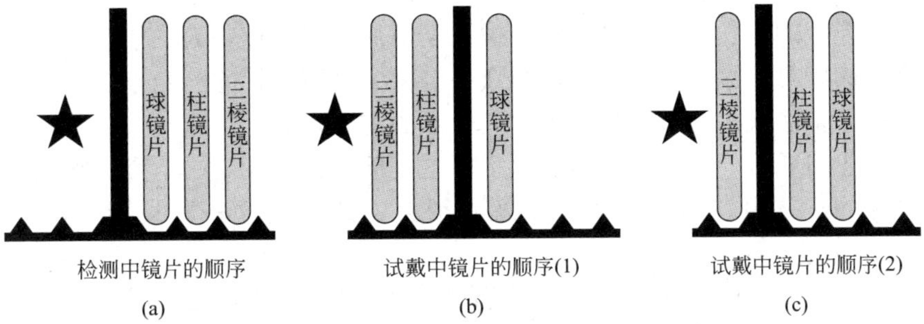

图2-31　测试镜片在试戴眼镜架上的放置顺序

注：★代表人眼，所在位置是眼镜架的近眼侧

所示，其中图2-31(b)为试戴镜架镜身后方有2个卡槽时的镜片放置顺序，图2-31(c)为试戴镜架镜身后方只有1个卡槽的镜片放置顺序。行走试戴中之所以要重新调整不同镜片的顺序，就是要使镜片的排列顺序与配置眼镜的设计方式、磨边装配惯例相符，从而在最大程度上减少定制镜片与验光测试片的感觉差异。

（3）镜片正反面　验光师在检测中应当注意的第三个方面是验光镜片的正反面问题。验光镜片常见的片形有双凸（凹）、平凸（凹）两种。金属框的验光镜片的片形绝大部分为双凸（凹）片形，这种片形没有正、反面。宽边塑料框的验光镜片的片形多为平凸（凹）片形，这种镜片是有正、反面的，判断方法有以下两种。

① 单面有字的验光镜片，有字的一面是远眼侧的面；

② 假如是双面有字，可能有两种情况：a. 镜片为双凸（凹）片形，因此没有正、反面；b. 需要根据镜片的曲面状况来确定正、反面。

正、反面的区分方法是：球面验光镜片弯曲度较大的一面为远眼侧面，平面为近眼侧面。柱镜片在行走试戴时，应将曲面置于近眼侧。

（4）检测镜距控制　验光时，应调整好镜片与被检眼之间的距离，使最后一片镜片与眼的距离和屈光矫正眼镜的常规镜距一致，距离一般为12mm。有特殊需要者，也可以使用较小或较大的镜距。例如，眼窝较深的人，使用的镜距多为13～14mm。对于需要使用特殊镜距的被测者，验光师应在书写验光处方时予以注明。

二、检影镜

检影镜又叫作视网膜镜，这是验光工作中一种必备的设备。应用这种设备进行屈光检测的方法就被称为检影法。什么是检影法呢？检影验光法就是：以检影镜作为工具，通过观察眼底反射光斑的运动、亮度、颜色变化和验光镜片调整的方式，来确定被测眼屈光矫正镜度的屈光检测方法。

1. 检影法在屈光检测中的价值

客观验光、主观验光是进行屈光检测中两种不同的方法。这两种方法也是每一次验光中，都需要实施的必要操作。检影验光法的重要性是由三个方面决定的。

（1）验光师的成长　检影验光法是被我国眼屈光学的奠基人毕华德，当代眼屈光学的先行者徐广第、徐宝萃、计尚年等众多专家学者所重视的验光方法。倘若一名验光师不会检影，他就永远也不会成为一名优秀的验光师。

（2）职业的要求　一名验光师必须掌握这一项操作技能。这是我国验光人员职业标准所规定的。从事这项工作的人，就必须会熟练应用这一种检测方法进行屈光检测。

（3）排除主观干扰　这是在常规屈光检测中，能排除被测者分辨锐度差异、主观适应性和调节干扰的一种验光方法。这种方法的另一优势，就是验光师对操作的控制是与主观意识趋于同步的。通过这种方法所检测到的数据，也就是没有被测者主观感觉影响的客观数据，而这个客观数据又是由验光师主观感觉所确认的数据。因此，这一数据被确认为是被测眼得到完全矫正效果的屈光矫正镜度。

2. 检影镜的种类与基本使用原理

（1）检影时所看到的"影"　检影镜的种类是多样的，但是以"影"的形态来区分的话，检影镜只有两种。"影"为点状的就叫作点状检影镜，"影"为带状的就叫作带状检影镜。这里的"影"指的是光斑，而不是通常所理解的影。图 2-32 就是使用检影镜验光师通过窥孔所看到的"影"，应当说，验光师看到的只可能是"影"与真影边缘的交接区。验光师在检测中看到的全是真影的话，只能说明投射光就没有进入瞳孔，这是投射方向出现偏差后产生的必然结果。

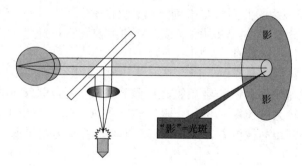

图 2-32　检测眼和影、"影"的示意

（2）"影"的信息　验光师使用检影镜可以看到的"影"的信息有四种。

①"影"动的方向。这是检影检测时，需要注意的第一个信息，这一信息是确定加用什么性质镜片的依据。"影"动的方向与投照光的运动方向一致，就叫作顺动，此时需要加用凸透镜。"影"动的方向与投照光的运动方向相背，就叫作逆动，此时则需加用凹透镜。

②"影"动的速度。这是确认加用镜片镜度大、小的一项"影"动信息。"影"动速度较快，说明加用的检测镜片与屈光矫正镜度之间的偏差较小，需加用较小镜度

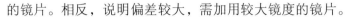

的镜片。相反，说明偏差较大，需加用较大镜度的镜片。

③ "影"的亮度。检测中"影"的亮度是加用镜片镜度大、小的又一项"影"动信息。"影"的亮度较低，所要加用的镜片的镜度就较大；"影"的亮度较高，所要加用的镜片的镜度就相对较小。

④ "影"的颜色。"影"的颜色是确认加用镜片镜度大、小的第三个"影"动信息。颜色较鲜艳，需要加用镜片的镜度就较小；颜色较深、暗者，需加用镜片的镜度就较大。

表2-5为"影"的信息与加用测试镜片的关系。

表2-5 "影"的信息性质与加用测试镜片的关系

观察项目	方向		速度		亮度		颜色	
"影"的性质	顺动	逆动	快	慢	亮	暗	鲜艳	深暗
加的镜片	正镜度	负镜度	较小镜度	较大镜度	较小镜度	较大镜度	较小镜度	较大镜度

（3）检影的目标 检影要达到什么样的目标呢？就是"影"要不动、最亮和最鲜艳。眼底的颜色是橘红（亦有人称为橘黄色），故最鲜艳、明亮的不动的"影"就是验光师看到后，就要停止检测的"影"的信息。

检影镜有两类：一类是点状检影镜；另一类是带状检影镜。两类检影镜在观察的信息上是有差异的。如表2-6所列。

① 在检测过程中，使用点状检影镜，可以观察到"影"的信息相对较多（方向、速度、亮度、颜色）。而使用带状检影镜，看到的信息则相对较少（方向、速度）。

表2-6 两种检影镜在观察与操作技巧方面的区别

检影镜类型	信息种类	验光师主观感觉适宜于检测	散光的检测	中和过程	
				过程	中和的优势方向
点状检影镜	方向、速度、亮度、颜色	近视眼	相对较弱	渐变式	逆动→中和
带状检影镜	方向、速度	远视眼	方便	突变式	顺动→中和

② 对散光的检测，带状检影镜有明显的优势。可以通过调整光带的方向的办法达到考察、调整及确认被测眼的正交矫正轴位的目的。在正确的轴位上进行检测，就能在一定程度上减少偏差。

③ 两种检影镜达到中和的过程在验光师的主观感觉上，有着鲜明的不同。使用点状检影观察到达到中和的过程是一种渐进变化。而带状检影镜主观观察到的中和过程是突变。因此，在达到中和的过程中只能通过"影"动的方向来进行镜度的调整，只有达到中和时，整个瞳孔内才会被光斑所充满。

④ 广大验光师对达到中和过程的体验是：使用点状检影镜时，从"影"的逆动达到中和的操作比较容易观察；而使用带状检影镜时，则从"影"的顺动达到中和的操作比较容易观察。当然，这是指初学者，操作一旦熟练这种差异并不明显。

3. 检影验光法的学习与训练的要点

检影验光技术是一项行业内认为最能反映验光师实力的操作。对于检影验光法，往往被认为是一项学习起来难度较大，又难于掌握的一项技能性操作。这项技术掌握起来比较难的原因，就在于学习者与传授者的感觉不在同一水平上。传授者，对"影"动了如指掌，而学习者感觉却是空白一片。这种情况下，信息的传递时效性是很低的。学习者在练习中，越看不明白越着急，就想通过不间断地看来取得进展，往往是看得时间越长，就越看不明白。应当说，对"影"动的判断凭眼的视觉，这是一种感觉。既然是感觉，就应当是即时性的。当你 10min 都没看明白，继续看的话也就不容易看明白了。此时，练习者就应当暂时离开练习环境，进行 10～15min，或再多一些时间的调整后，再回来进行练习。这时，对"影"动的即时认知能力就会恢复。因此，练习这种感觉性的技能，越不会越不能着急，只要能保证保持、恢复即时认知能力，这项操作一定能掌握。

检影 8 步练习法介绍如下。

第 1 步：确认"影"动的形式。

从验光箱中取出 +10.00D 的测试镜片，先进行以下三个位置的观察，如图 2-33 所示。

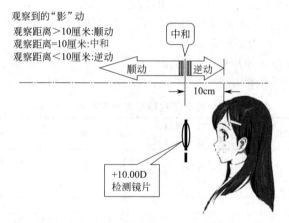

图 2-33　确认"影"动形式练习的示意

① 将镜片置于眼前＜10cm 的位置，左右晃动镜片，此时看到的镜片中物的移动形式，就是逆动。

② 再将镜片置于眼前＞10cm 的位置，晃动镜片，这时看到的镜片中物的移动形式，就是顺动。

③ 最后再将镜片置于眼前 10cm 的位置，就会看到镜片视野的亮度比上两个位置所见亮度都要高，而且物体的轮廓模糊。此时晃动镜片，镜片中的"影"像就不再有运动的现象。这样的"影"像状况就叫作中和。

这一步练习的目的是要达到从感觉上确认逆动、顺动与中和三种"影"动的特征和认知的问题。

第 2 步：熟悉趋近中和的感觉。

上一步是在固定位置的练习。这一步就是要在镜片的移动中认识逆动—中和—顺

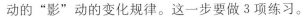

动的"影"动的变化规律。这一步要做 3 项练习。

① 使验光镜片从＜10cm 的位置向 10cm 距离逐渐移动，移动时要始终保持镜片的晃动，就会观察到"影"动由逆动到中和的变化过程。

② 再将验光镜片从＞10cm 的位置向 10cm 距离逐渐移动，移动时也要始终保持镜片的晃动，就会观察到"影"动由顺动到中和的变化过程。

③ 将镜片放置在眼前 10cm 的距离，以这一点为基准，令镜片在±3～5cm 范围移动，体会在逆动与顺动的转换中确定中和的视觉感受。

这一步练习的目的是要体验和熟悉动态"影"动中达到中和过程和"影"动的转换感觉。

第 3 步：加深中和的印象。

这一步的移动方法与第 2 步完全相同，只是在移动中镜片不再晃动。这一步就是要体验中和时，"影"的突然变亮的感觉及越过中和"影"的变化。这一步就是要进一步巩固"影"动中达到中和的识别与判定感觉的稳定性。

以上三步，是使用单只镜片进行的准备性练习，是为进入模拟眼练习所做的必要准备，这三步可以视为练习的第一阶段。这一阶段在成班建制的教学中，一般需用时10～15min，最快者可在 5min 之内完成。

第 4 步：模拟眼——找到等身距离。

自第 4 步至第 7 步，是使用模拟眼进行练习的阶段，这一阶段就是练习的第二阶段。这一阶段的目的是将第一阶段所获得的操作性感觉与最接近实际检测的模拟练习中予以重演和强化。找到等身距离的操作的具体步骤如下。

① 设定中和"影"镜度。根据预定的检测距离设定模拟眼的屈光度。通常预设的检测距离为 1m。因此，将模拟眼设定在－1.00D。

② 观察中调整距离。练习者在距模拟眼 1m 的距离，用检影镜对模拟眼中的"影"动进行观察。练习者要在观察中通过检测距离的调整，找到最佳的中和影像。

③ 确认等身检测距离。在保持与模拟眼距离不变和手持器械位置不变的情况下，伸出手臂，确认自己的检测距离。

所确认的检测距离，就是自己的检影检测的等身米（或称同身米）。这就是自己进行检影验光时所要使用的检测距离。检测者屈光存在差异时这一距离就会有所改变。因此，这一距离不能以固定距离值来表述。否则，极易产生误解。这就是笔者使用同身米来表述检影检测距离的原因。

第 5 步：模拟眼——找到"影"动的感觉。

这一步练习，是要将"影"动的感觉复现到对模拟眼的检测观察练习中。在一定意义上说，这可以叫作"影"动的复制——将验光镜片中的"影"动复制到模拟眼的光瞳中。这一步有以下两项练习：

① 用点状检影镜进行练习，应将模拟眼的屈光度设定为－2.00～3.00D，对模拟眼进行逆行"影"动的确认。

② 再将模拟眼的屈光度设定为＋1.00～2.00D，对模拟眼进行顺行"影"动的

确认。

第6步：模拟眼——体验"影"的模拟中和。

这一步的练习，需要有人予以必要的辅助，具体练习方法如下。

① 练习者在使用检影镜对模拟眼进行"影"动的观察中，请助手将模拟眼的镜度由较大负镜度向−1.00D缓慢移动。在镜度变化中，练习者应在持续晃（转）动检影镜的状态下，观察"影"的逆动到不动的动态变化。

② 请助手将模拟眼的镜度由正镜度向−1.00D缓慢移动。在镜度变化中，观察"影"的顺动到不动的动态变化。

这一步练习的目的，是要在对模拟眼的检测中，体验到逆动—中和—顺动的"影"动的动态变化识别感觉。

倘若使用带状检影镜，第6和第7步中的两项练习的顺序，则需要颠倒。

第7步：模拟眼——体验"影"的镜片中和。

这一步练习亦需助手参与，具体练习可以分成以下三个层次进行。

① 体验"影"动的镜度脉动影像变化。由助手先后分别在−2.00～3.00D、+1.00～2.00D，用0.25～0.50D的变化速度推拉模拟眼的镜筒，从中体验真实的镜度变化所发生的"影"动变化。

② 体验"影"动由负镜度向中和点（即−1.00D）的脉动影像变化。将模拟眼设定在−2.00～3.00D，由助手加减验光镜片，体验对负镜度进行中和"影"动变化的感觉与识认。

③ 体验"影"动由正镜度向中和点（即−1.00D）的脉动影像变化。将模拟眼设定在+1.00～2.00D，体验对负镜度进行中和"影"动变化的感觉与识认。

倘若使用带状检影镜，应先体验正镜度向中和点的脉动影像变化，后体验负镜度向中和点的脉动影像变化。

以上四步是了解"影"动概念，对"影"动有了一定识别力后所要进行的练习。这是进入全仿真性检影模拟练习必须要走的练习步骤。尽管显得比较麻烦，但这是能用最短时间学会检影验光方法的一个非常有效途径。这一步练习一般需要20～30min，感觉敏感操作规范者可在10min左右完成。

第8步：模拟眼——实际检测。

在完成上述练习时，就可以进入全仿真性检影模拟练习。这一部分就是由自己（或他人）设置模拟眼的屈光度，通过自己选择、加入验光镜片进行中和"影"动的练习。通过反复练习，最终达到能准确检测出模拟眼所设置的镜度的目的。这应当是整个练习的第三阶段。也是将这一技能付诸真人检测应用的最关键的一步，这一步的练习达到较为熟练所需的时间为2～4h，最快者会在40min左右完成。当然，这一步需要进行反复练习。

通过教学观察，这项技能操作并不像人们想象的难。但是，检影的练习必须按部就班、循序渐进地进行。一般来说，绝大部分人可以在0.5～1d内掌握操作的基本要领。亦有个别人需时会较长，可能会需要2～3d。

4. 检测注意事项

（1）检影五字诀　检影操作的顺序应当是怎样的呢？总结为五个字，将其称为"检影五字诀"，这五个字就是：点、横、竖、撇、捺。具体操作姿态如图2-34所示，图中显示的是最准确的姿态。

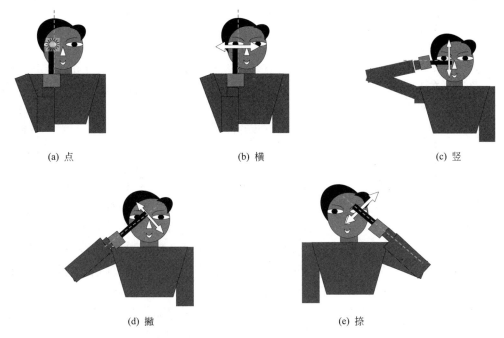

(a) 点　　　　　　　　　　(b) 横　　　　　　　　　　(c) 竖

(d) 撇　　　　　　　　　　(e) 捺

图 2-34 "检影五字诀"操作姿态示意

"检影五字诀"中的五个字的含义如下。

① 点：这个字最有讲究。检测时，必须先将检影镜的光投射到被测眼的瞳孔，再将自己的眼对准窥视孔。这是刚开始应用这种方法进行检测的验光师一定要注意的问题。否则，就会发生找不见被检测眼的现象。当熟练掌握这一技能操作时，"点"就会成为一种无意的自动操作。

② 横：这一动作是针对水平方向的屈光力进行的检测。

③ 竖：这一动作是针对垂直方向的屈光力进行的检测。"竖"与"横"共同构成对眼正交轴位的检测模式。

④ 撇：这一动作是针对 45°方向的屈光力进行的检测。

⑤ 捺：这一动作是针对 135°方向的屈光力进行的检测。"捺"与"撇"共同构成对眼斜向正交轴位的检测模式。"撇"与"捺"是对斜轴散光状况进行考察与测定的操作。

（2）确认被测眼的屈光校正镜度　在确认被测眼的屈光校正镜度时，要做以下两项计算，尤其要注意绝不可以省去第二项计算。

① 所使用的验光镜片镜度的代数和。

② 检测距离的补偿镜度。这一镜度就是检测距离的相反数的倒数。检测距离为1m，其补偿镜度即为−1.00D。倘若检测距离为0.5m，补偿镜度即为−2.00D；检测距离为0.67m，补偿镜度则为−1.50D。

以上两个数值的代数和，就是被测眼的完全性屈光矫正镜度。

三、综合验光仪

综合验光仪是当前验光设备中，价格最昂贵的设备，也是最能吸引戴镜者关注的一种设备。在大、中城市中，验光师假如不会操作这种设备，要想找到比较满意的岗位，则是比较难的。这种设备在验光中到底能发挥什么样的作用，这种设备在实际工作中是否也有局限性呢？在应用这种设备进行检测时又应当注意哪些问题呢？这就得从这种设备的结构谈起。

1. 综合验光仪的结构

综合验光仪可以分成三个结构：连接部、肩部和"肺"部。图2-35为综合验光仪正视图。

(1) 连接部 这部分结构由1个曲柄和2个固定螺栓构成。这部分结构有两个作用。一个作用是为了将仪器悬挂在吊臂上；另一个作用就是调节仪器的倾斜角度。后一个作用是为被测者提供仪器在检测中的舒适位置。

(2) 肩部 肩部是保持左、右测试片均衡稳定状态的部分。这一部分还包括：水平调节部件（水平调节螺旋、气泡水平仪）、瞳距调节部件（瞳距调节螺旋、瞳距标尺视窗）、近用视力表悬挂用的座架和镜—眼距调节装置（镜距调节螺旋、额托）。

(3) "肺"部 这一部分是综合验光仪的主要功能部分，分为左、右对称的两部分。这一部分是综合验光仪的主测试部。因外部轮廓类似肺的形态故称为"肺"部。这部分可以分为四个组成部分。

① 球面镜度调节部分。这部分结构包括两个调节装置和一个视窗。两个调节结构为球镜度快速调节螺旋（图2-35中19）和球镜度精细调节转盘（图2-35中14）。前者的调节幅度为±3.00D，后者的调节幅度为±0.25D。经调整以后的球面镜度将会在球面镜度读取视窗（图2-35中15）同时显示。

② 柱面镜轴向与镜度调节部分。这部分结构由以下调节螺旋和视窗所构成：圆柱镜轴向调节螺旋（图2-35中9）；圆柱镜度（负柱镜形式）调节螺旋（图2-35中10）；圆柱面镜矫正轴向刻度盘1（图2-35中11）；圆柱面镜矫正轴向刻度盘2（图2-35中22）；圆柱面镜度读取视窗（图2-35中20）。

③ 辅助镜片调节系统。这部分结构包括三个调节观察装置。辅助镜片选择指示标志点（图2-35中16）；辅助镜片选择螺旋（图2-35中17）；辅助镜片标记环（图2-35中18）。

综合验光仪上的辅助镜片在不同品牌的综合验光仪上是不完全相同的，在

TAKACI VT-5 型综合验光仪上的设置，见表 2-7。

表 2-7　左、右眼所使用的辅助镜片

项目	右眼（R）		左眼（L）	
☆	O, 或 O̲		O, 或 O̲	
☆	R	检影预置镜片（＋2.00D）	R	检影预置镜片（＋2.00D）
△	P	偏振滤光片×135°	P	偏振滤光片×45°
◇	RMV	红色垂直 Maddox 杆	WMV	白色垂直 Maddox 杆
◇	RMH	红色水平 Maddox 杆	WMH	白色水平 Maddox 杆
◇	RL	红色滤光片	GL	绿色滤光片
☆	⊕	十字片（定心片）	⊕	十字片（定心片）
☆	＋12	球镜辅助片（＋0.12）	＋12	球镜辅助片（＋0.12）
☆	PH	针孔片	PH	针孔片
△	6U	6△ 向上	10I	10△ 向内
☆	±50	近或远用交叉圆柱镜	±50	近或远用交叉圆柱镜
☆	OC	遮盖片（黑盖片）	OC	遮盖片（黑盖片）

　　注：R（检影预置镜片）在手动综合验光仪上有两种设置：第一种设置为＋2.00DS，检影检测距离为0.50m；第二种设置为＋1.50DS，检影检测距离为0.67m。

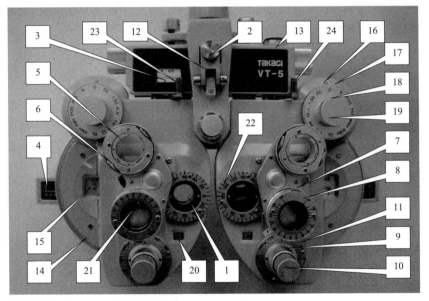

图 2-35　TAKACI VT-5 型手动综合验光仪

1—被测者窥孔；2—近用杆紧固螺栓；3—瞳距标尺视窗；4—镜距窥视窗；5—可变交叉圆柱镜；6—可变交叉圆柱镜翻转轴；7—旋转棱底向调节轮；8—旋转三棱镜；9—圆柱镜轴向调节螺旋；10—圆柱镜度（负柱镜形式）调节螺旋；11—圆柱面镜矫正轴向刻度盘 1；12—近用杆座架；13—水平观察视窗；14—球镜度精细（±0.25DS）调节转盘；15—球面镜度读取视窗；16—辅助镜片选择指示标志点；17—辅助镜片选择螺旋；18—辅助镜片标记环；19—球镜度快速（±3.00DS）调节螺旋；20—圆柱面镜度读取视窗；21—旋转棱镜度底方向的指示标记；22—圆柱面镜矫正轴向刻度盘 2；23—远/近用调节拨杆（近用位）；24—远/近用调节拨杆（远用位）

④ 外置镜片调节系统。这是由两种安置在"肺"前方悬臂上的可在检测原位进行调节的透镜和透镜组构成。被设置于悬臂上的镜片的最多见形式就是交叉圆柱面镜（图 2-35 中 5）和旋转三棱镜（图 2-35 中 8）。

交叉圆柱面镜的镜度常规设置为 $\pm 0.25DC$（$+0.50DS-1.00DC \times A$）。旋转棱镜度的可调节度为 $0 \sim 20^{\triangle}$。

任何一种设备都有其技术指标，手动综合验光仪也有其相应的技术指标。这些指标可以分为五个方面：镜度测量范围、矫正镜度地增值、交叉柱镜数据、调整数据和辅助镜片设置。

2. 镜度、调节与辅助镜片设置

（1）主镜片镜度设置与调整　镜度测量范围在不同品牌的手动综合验光仪中，这个范围尽管稍有差异，但是大致相同。镜度范围可包括三种量值：球面镜度、柱面镜度和棱镜度。

① 球面镜度（DS）。

主镜片：$+16.75 \sim -19.00DS$。

若选用辅助镜片（$+10.00 \& -10.00$）：$+16.75 \sim -29.00DS$。

② 柱面镜度（DC）。

主镜片：$0.00 \sim -6.00DC$。

选用辅助镜：

a. $+1.50$：$0.00 \sim -7.50DC$，b. $+2.00$：$0.00 \sim -8.00DC$。

轴位：$0 \sim 180°$。

③ 棱镜度：$0 \sim 20^{\triangle}$。

④ 矫正镜度递增值。矫正镜度可分为三类：第一类为球镜、第二类为柱镜（包括柱镜轴向和度）、第三类为三棱镜度。这三类四个项目递增值如下。

球镜度递增值：

常规设置：$\pm 0.25DS$。选用辅助镜（$+0.12DS$）：$\pm 0.12DS$。

柱镜度递增值：

常规设置：$\pm 0.25DS$。选用辅助镜（$+0.12DS$）：$\pm 0.12DS$。

轴位递增值：$5°$。

棱镜度：$1^{\triangle}$。

（2）交叉柱镜数据

① 操作形式：手动翻转。

② 镜度设置：

常规设置：$\pm 0.25DC（+0.25DS-0.50DC \times A）$。

可换用的交叉柱镜：$\pm 0.37DC（+0.37DS-0.75DC \times A）$；

或 $\pm 0.50DC（+0.50DS-1.00DC \times A）$。

（3）调整数据

① 瞳距调节范围：50～75mm。

② 集合调节范围：最大集合角＋2.63MA（∞～0.38m）。

③ 前倾调节。

④ 镜—眼距调节档位：9.75mm、11.75mm、13.75mm、15.75mm、17.75mm。

（4）辅助镜片种类　从功能考察综合验光仪所使用的辅助镜片，两眼使用的镜片的功能是相同的。从形式上分析，有三类镜片。

第一类辅助镜片为下表中标有☆号的辅助镜片，为无方向的镜片，左、右眼的镜片完全相同。因此，这类镜片在左、右眼的使用中是没有方向要求的。

第二类辅助镜片为下表中标有◇号的辅助镜片，为有色镜片。

第三类辅助镜片，下表中标有△号的辅助镜片，性质相同，但却有明确的方向，这种方向在双眼表现为正交形式。

表2-7所显示的是绝大多数品牌手动综合验光仪内置辅助镜片设置的一览表。

手动综合验光仪的技术指标，在不同品牌稍有不同。但从实际屈光检测方面的应用看，这些差异所发生的影响，远没有像代理商所说得那么大。因此，在使用上，不同品牌的手动综合验光仪功能的应用价值不存在明显优劣。

3. 综合验光仪在验光中的优势

综合验光仪在验光中的优势，主要来源于两个方面，一个方面是综合验光仪的结构；另一个方面是特殊辅助镜片的设置。

（1）结构方面的优势　综合验光仪在结构方面有两个优势是主观插片法不能实现的。

① 镜度调整迅速。使用综合验光仪进行检测，对镜度的调整是快捷的。每次调整所需的时间仅为主观插片法的1/10～1/5，这就减少了镜片调整时间，被测者对不同镜度视觉锐度比较，就会因瞬间的变化更加清晰易辨。这为验光师对被测者视觉的动态变化提供了极大的便利。

② 双眼镜度同步调整。这种设备通过镜片的内置设计，为双侧镜度的同步调整创造了极为便利的条件。这为双眼屈光平衡后同步达到最佳的双眼单视状态提供了最完美的条件。

（2）特殊检测镜片的应用　综合验光仪在辅助镜片的设置上有其自身的优势，这是主观插片法难于办到的。这种优势表现在以下两个方面。

① 验光镜片箱中没有的镜片。偏振镜片是验光箱中没有的镜片。这种镜片的应用，可以使被测者在视像不分离的情况下进行双眼视觉质量的比较。这就为获得被测者视觉生理状态条件下的双眼视锐度的比较信息建立了最合理的条件。

② 镜片的精确定位。综合验光仪对于镜片的采用是卡位装置，这种装置有两个

优势：

　　a. 使处于检测位置的多只镜片可以处在最佳的共轴状态；

　　b. 在镜片反转时其反转轴将会始终处于稳定的状态，这又为轴位的精确调整提供了保证。

4. 综合验光仪在验光中需要注意的事项

使用综合验光仪进行验光有哪些注意事项呢？应当说这和综合验光仪自身的结构有关。综合验光仪在结构上，有 5 个值得注意的问题。

其一，综合验光仪，尤其是手动综合验光仪，因其外壳是金属材料制成的，再加上起较大的构造的心理影响作用，有可能会引起视近调节，这就是通常所说的诱发器械性近视的问题。

其二，一般而言，综合验光仪的镜片间距要大于试戴眼镜架的镜片间距，这有可能会导致与配制的戴用矫正眼镜在视觉效应上的差异。

其三，综合验光仪对视近距离的设置采用的是 0.4m 的设置方式。这与我国近视力表的国家标准规定的距离是不同的，也与人们习惯的书写距离是不一致的。

其四，相邻递进镜度的镜片不能联合应用于验光。使用综合验光仪对特别高的屈光不正难于进行完全屈光矫正镜度的检测。

其五，仪器相对较大，无法用于行走试戴。

以上五个方面是可以导致验光出现偏差的不可忽视的原因。每一名验光师必须明白，使用综合验光仪进行的验光，其性质仍旧是主观验光。没有被测者良好的配合，验光师同样验不好光。综合验光仪只是为验光师提供了更多的检测项目，并不能保证验光师不犯错误。综合验光仪的应用，只表明检测手段的改善。倘若不主动充分发挥效能，综合验光仪就只能是一个立起来的镜片箱而已。为了充分发挥综合验光仪的效能，就要进行相应的检测，为了减少使用综合验光仪进行验光时所出现偏差，验光师应当注意的最基本问题有以下两个方面。

（1）做好预防产生视近调节的准备工作

① 使仪器在物理指标上对被测者所产生的刺激尽可能小些。这里主要是指仪器的温度不能冰凉。

② 调整好综合验光仪的倾角，使被测者在比较舒适的姿态下接受检测。

③ 积极创造与被测者之间良好的交流氛围。

（2）行走试戴（或阅读试戴）的过程是不可缺少的环节　在使用综合验光仪进行验光后，对检测出来的屈光矫正镜度，在未进行行走试戴（或阅读试戴）之时，是不宜直接用于定配眼镜的。其原因有两个：①这是由于上述值得注意的几个问题所决定的；②矫正眼镜终究是要为被测者服务，其应用的范围远比验光室要宽泛的多。因此，被测者主观行走试戴（或阅读试戴）中对矫正镜度的体验，才是对矫正镜度最终的评估基准。

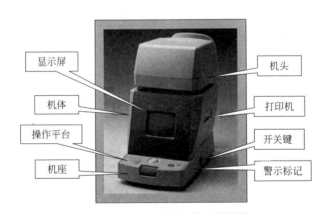

第三节 电脑验光仪

电脑验光仪,这是一种眼镜店应用相当普遍的一种设备。在大中城市,没有这种设备就很难开展验光配镜工作。在消费者眼中,电脑验光仪已成为眼镜店必不可少的设备。本节仅介绍电脑验光仪的外部结构、性能特征、操作要点、故障分析等基本问题。在此,以 Canon R-F10 为例进行介绍。

一、结构

电脑验光仪是一种集光、电技术于一身的验光设备。验光师可能不需要对复杂的光电原理进行剖析。但对设备与操作有关的外部结构进行了解还是十分必要的。

1. 前右侧视图

图 2-36 为 Canon R-F10 电脑验光仪的前右侧视图。仪器主体的右侧有打印机装置和开关键。仪器的主体前方中央为显示屏,供检测时对被测眼进行操作监视和读取检测数值之用。下方基座上的平台为操作平台。

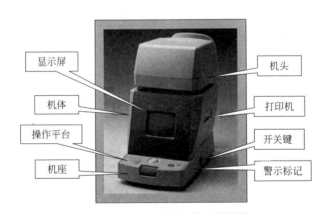

显示屏　机头　机体　打印机　操作平台　开关键　机座　警示标记

图 2-36　电脑验光仪前右侧视图

2. 后右侧视图

图 2-37 为 Canon R-F10 电脑验光仪的后右侧视图。仪器的后方有几个关键的结构。

(1) 窥视窗口　为被测眼注视检测视标的窗口。

(2) 额止　这是被测者在接受检测时前额贴附的部位,其作用是稳定头与仪器距离的稳定。

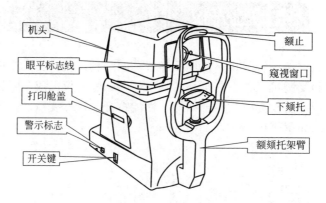

机头

眼平标志线

打印舱盖

警示标志

开关键

额止

窥视窗口

下颏托

额颏托架臂

图 2-37 电脑验光仪后右侧视图

（3）下颏托　这是被检测者接受检测时下巴颏所要放置的位置，其作用是稳定头与仪器在垂直方向上稳定。通常情况下，下颏托上要使用垫纸，每检测 1 人要撕去 1 张，以保证被检者在比较卫生条件下接受检测。

（4）眼平标志线　在托架两侧的偏上部，两侧都有一条划刻的水平线，这就是眼平标志线。在检测中，被测双眼的视平线必须对准两侧的眼平标志线。

二、仪器性能

1. 仪器的检测范围

① 球面屈光矫正镜度：−30.00～+22.00DS。

② 圆柱面屈光矫正镜度：− 10.00～+10.00DC。

③ 圆柱面屈光矫正镜轴：0～180°。

2. 可供选择项目的参数

（1）测量参数设置　这部分参数包括：镜距、柱镜形式、镜度递增值、计数选择、数值计算、日期及顺序、自动测量次数、左-右眼连续检测、是否自动打印。

这部分参数的设置需要在参数设置主页 1/3（set mode page：1/3）中进行设置，这部分参数设置的各项目选择项如表 2-8 所列，表中灰底色的选项是常规选项，也是生产厂家推荐使用的参数系。

（2）打印设置　使用电脑验光仪进行检测，都会将检测结果采用打印出一张处方单的形式，结束仪器的检测过程。对于这张打印的处方单，操作者可以根据如表 2-9 所列的项目在参数设置主页 2/3（set mode page：2/3）中进行设置。

表 2-8　测量参数设置项目

设置项目	选择			备注
	a	b	c	
镜距	0.0	12.0	13.5	
柱镜形式	－	＋	－/＋	
镜度递增值	0.12	0.25		
计数选择	ON	OFF		
数值计算	连续	重新复位		精度递增值为 0.12,
日期	年.月.日.时间	月.日.年.时间	日.月.年.时间	实际增值为 0.125D
日期顺序	年.月.日	月.日.年	日.月.年	
自动测量次数	1	3	5	
左-右眼连续检测	ON	OFF		
是否自动打印	ON	OFF		

表 2-9　打印处方形式设置

设置项目	选择		
	a	b	c
打印选择	ON	OFF	
打印格式	标准:1 次	与测次相同	自动选择性打印①
题头款识打印	ON	OFF	
眼屈光图打印	ON	OFF	
省纸模式(小字符)	ON	OFF	
数据信息传输	ON	OFF	
数据信息传输格式	1		
载波信号频率	(见表下说明②)		
字符选择	JIS③	LATIN-1④	

① 选择性打印。即自动测量的结果相近，只打印标准数据；当测量结果相差较大时，将打印出所有的测量数据。

② 载波信号包括以下四组数据。速度：300、600、1200、2400、4800、9600、19200。数据位：7、8。奇偶校验：E、O、N。停止位：1、2。

③ JIS：显示日文字符。

④ LATIN：显示日耳曼语系的通用字符。

一般情况下，打印处方一经设定就不会再进行重新设置。

三、操作要点

使用电脑验光仪进行验光必须熟悉两个方面情况：其一，是要熟悉操作平台的操作功能；其二，是要熟悉显示屏上的信息。

1. 操作平台

Canon R-F10 的操作平台如图 2-38 所示。为了叙述方便，将这个平台分成左、中、右 3 个区域。

（1）左区

① 小长方形区域中有六个键。上方自左至右的 3 个键依次为：显示键（DISP，①）、人工晶体键（IOL，②）、镜距键（VD，③）；下方自左至右的 3 个键依次为：检测参数设置键（SET，⑧）、手动测量键（M，⑨）、自动测量键（A，⑪）。

② 垂直排列的 3 个键自上而下依次为：左/右转换键（R/L，④）、下颏托升键（↑）和下颏托降键（↓）。

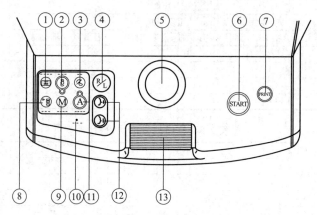

图 2-38　Canon R-F10 的操作平台

（2）中区　中区只有两个操作控制结构，这是两个比较独特的装置。其一，是一个触摸球，被称为机头移动球（图 2-38⑤），通过触摸这一装置可以使机头在视觉垂面上做上、下、左、右方向的移动；其二，是一个滚轮（图 2-38⑬），是使机头前后移动的一个操控装置。向前、后推转这个滚轮，机头将会以同样的方向前移或后退。

（3）右区　有两个操作键。靠左下方的键为测量键（图 2-38⑥），按动这个键，电脑验光仪就进入测量程序操作。靠右上方的键为打印键，监测完毕按动此键将会打印出检测的处方。

2. 屏幕信息识别

当被测者安坐于检测状态时，验光师就应当对被测者进行检测前的对准调整。

图 2-39 为显示屏上显示的对准状况的示意。在进行对准操作时，屏幕上会看到被测者处于检测光路上的眼，同时也会看到两个对准光圈和两个较大的处于水平方向的白点以及两个较小的处于垂直方向的白点。

倘若水平方向的白点恰好位于外对准光圈时，说明水平方位已经对准。否则，就是未对准，需要重新对准。

假如两个小白点不在垂直状态就是垂直对位不准。两个小白点只有在垂直状态时才是垂直对准的信号。

3. 测量操作

使用电脑验光仪对被测者进行检测，是一件比较容易学会的操作。一般人在

5min 内可以学会这绝不是妄言。因此，在这里仅就检测的基本要点简介如下。

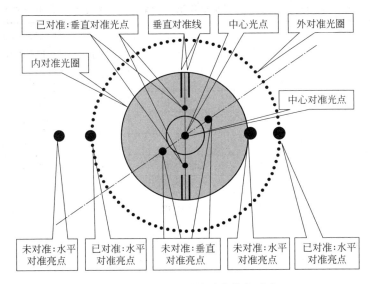

图 2-39 显示屏测量对准信息示意

(1) 检测前准备

①去除仪器防尘罩；②检视外观，去除窥视孔的防尘盖；③连接电源；④打开主机开关；⑤校对核准仪器精度（每个月校准 1 次即可）。

(2) 检测

①被测者安坐，令额贴额止，下颏承于颏托，核准眼平；②将中心光点对准右眼瞳孔中心；③按动测量键；④将中心光点对准左眼瞳孔中心；⑤按动测量键；⑥按动打印键。

Canon R-F10 是一款自动搜索对焦的电脑验光仪。因此，当仪器处于自动测量模式时，只要对准眼的中心区域，仪器将会自动搜索，并在最佳对准状态进行自动测量。当测完右眼时，仪器会将窥视孔自动移动到左眼进行搜索、对准和测量。测量完毕会自动打印出处方。

(3) 检测结束

①关闭主机开关；②进行必要的擦拭，盖上窥视孔的防尘罩；③罩上防尘罩；④离断电源。

四、故障分析要点

电脑验光仪是精密的光电设备，非专门修理人员不应自行拆卸。当前眼镜仪器生产厂家和供应商，在售后服务上还是相当不错的，因此，设备有问题可以随时与生产厂家和供应商联系。表 2-10 为仪器最常见的外观与操作部件检视要点，以及可能会发生问题和使用者应采取的处理办法。

表 2-10 电脑验光仪主机外观及操作部件检查内容、检查结果及处理办法

序号	外观	检查内容	检查结果	处 理 办 法
1	外壳	有、无破损	有	联系公司与代理商进行维修或更换
		相关部件有无松动	有	假如自己能紧固的话,亦可自行解决
2	镜头	清洁与否	有污渍、尘土	可用镜头清洁用品进行去污处理
3	额托下额托	有、无消毒	无	可用一般中型洗涤用品予以擦拭
4		垫纸数量	不足	请按仪器说明进行更换
5		升降自如程度	升降困难	联系公司与代理商进行维修或更换
6	轨迹球	机头移动效果	机头运动困难	联系公司与代理商进行维修或更换
7	手柄			
8	滚轴			
9	指示灯	是、否亮	不亮	联系公司与代理商进行维修或更换

五、应用价值

电脑验光仪在眼镜验光方面的广泛应用,既为眼镜行业的蓬勃发展提供了必要的设备保证,也为一些新进入这一行业的从业者过分依赖电脑验光仪进行验光创造了条件。因此,正确认识电脑验光仪的应用价值,既是从业者需要解决的问题,也是消费者必须认识清楚的一个问题。

1. 验光师的体验

根据广大验光师在实际验光中的体验,对使用电脑验光仪进行验光比较一致的认识有以下几点。

① 电脑验光仪是一种进行快速屈光检测的设备,有提高检测速度、减轻验光师劳动强度的作用。

② 这一设备对调节的控制是不充分的。这是因为其测试中的雾视时间过短。在检测中被测者觉察到的雾视,可能仅仅是仪器的对焦操作,不一定能对眼的调节发挥太大的作用。

③ 一般认为,电脑验光仪检测的数据中,散光轴位精确度较高,而镜度比较容易出现偏差。

④ 电脑验光仪检测的数据只是一种被测眼在检测中瞬时的数据。这一数据存在着一定的局限性。之所以说这是一种带有局限性的数据,是因为这一数据检测的特定条件所决定的:a. 忽略了被测者生活、学习和工作的现实条件;b. 忽略了双眼视功能的协同作用;c. 忽略了被测者生理与心理反应的个性特征。

2. 数据参考的基准

在当前验光操作中，电脑验光仪由于检测快速，并且是眼镜店的一种标志性设备，因此就成了一种难于割舍的必备设备。由于检测的数据的局限性，使用电脑验光仪检测所获的屈光数据只能作为检测的参考。电脑验光仪检测的数据具有参考作用，这是业界的共识。数据参考的基准有以下 4 点：

① 确认屈光不正的性质；

② 确认屈光不正的程度；

③ 确定散光的基本轴位；

④ 提供被测眼远用屈光矫正的基本瞳距。

3. 电脑验光仪检测后的核对检测

综上所述，电脑验光仪检测完，略经加减就变成处方数据的做法，显然是不合理的检测方法，也是不可取的方法。进行完电脑验光仪的验光后，至少要进行以下三项主观检测后，才能确定书写在处方上的屈光矫正镜度的数据。

① 核对、修正屈光矫正镜度数据的精度。

② 双眼屈光平衡检测。

③ 行走试戴检验与调整。

当然，以上三项检测是最基本的检测，是必须要进行的检测。假如能对被测者进行眼位的检测和双眼视功能的检测当然是更趋完美的检测。

第四节　隐形眼镜屈光检测常用设备

开展隐形眼镜验配工作的眼镜店，还需要至少具备两种设备：角膜曲率仪和裂隙灯。倘若开展硬性隐形眼镜的验配工作，最好还应当具备角膜地形检测仪。

一、角膜曲率仪

开办经营项目中包括隐形眼镜业务的眼镜店，角膜曲率仪则是必备的仪器设备。没有这种设备，就不能开展隐形眼镜的验配业务，否则就是违规。

1. 角膜曲率仪的种类

常用的角膜曲率仪有两种形式。一种是常规型（图 2-40），另一种是 K-电脑验光仪。后一种设备就是在常见的电脑验光仪的基础上又增加了角膜曲率检测功能的一种设备。如 Canon RK-F10、Potec PRK-5000、TOPCON KR-8100、NIDEK ARK-710A/730A 等。这些带有 K 字母型号的电脑验光仪都属于具有角膜曲率检测功能的电脑验光仪。

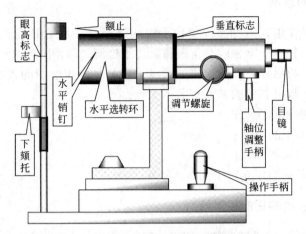

图 2-40　常规型角膜曲率仪外部结构模式

从使用的方便程度看，当然是 K-电脑验光仪比较方便，但是其价格也比较昂贵。因此，眼镜经营单位绝大部分购置的是常规型角膜曲率仪，主要用于解决软性隐形眼镜的验配与护理用品的销售问题。

2. 角膜曲率仪的应用

角膜曲率仪的检测，是对角膜中心区域表面弯曲程度的一种检测方法。这种设备的应用在两个领域。

（1）眼科　这种设备在眼科的应用有两个方面。其一，是了解角膜表面的曲率状况，并作为角膜曲率变化的诊断依据；其二，是作为角膜屈光手术的术前检测、术后评估的重要内容。当前，开展屈光手术的眼科医院，都使用了角膜地形检测仪，角膜曲率仪的检测应用空间也就日趋缩小了。

（2）隐形眼镜　这是角膜曲率仪被应用的另一领域。仪器的应用有以下两个方面。

① 镜片选择。角膜曲率仪的检测可以在三个方面对隐形眼镜的选择发挥作用。

a. 为要定配的隐形眼镜提供基弧。在软性隐形眼镜的定配中角膜曲率只起基本的参照作用。

b. 通过常规屈光检测和角膜曲率检测数据的比较，可以对被测者屈光不正中散光成分的形式进行诊断，这是选择隐形眼镜曲面类型的基本依据。

c. 对戴用隐形眼镜者，提供对软性、硬性隐形眼镜进行选择的参考。软、硬选择大多取决于戴用者的主观意向。但对于高度散光者而言，要想获得比较理想的矫正视力，只宜选择硬性眼镜。

散光检测、诊断与隐形眼镜类型选择的关系见表 2-11。

表 2-11 散光检测、诊断与隐形眼镜类型选择的关系

常规屈光检测	角膜曲率检测	比较	散光形式判定	隐形眼镜选择
有散光	无散光		晶状体散光	外散型隐形眼镜
有散光	有散光	一致	单纯角膜散光	内散型隐形眼镜
有散光	有散光	不一致	综合性散光	综合型隐形眼镜
无散光	有散光	一致	散光被中和	球面隐形眼镜

② 配戴评估。应用角膜曲率仪对隐形眼镜配适状况进行评估，就是指对戴用隐形眼镜状态下，眨眼前、眨眼后即时及瞬间的变化，同过对比这些信息来评价隐形眼镜配适状况的方法。配适状况可分为：适度、过松、过紧三种，具体评估见表2-12。

表 2-12 角膜曲率仪视标像质对比信息与配适关系

视标像清晰状况对比			配适状况判定
眨眼前	眨眼后即时	瞬间变化	
清晰	清晰	清晰	配适适度
清晰	模糊	恢复清晰	配适过松
模糊	清晰	恢复模糊	配适过紧

3. 操作要点

角膜曲率仪的检测应在较暗的室内进行，也有说需在半暗室中进行。一般将角膜曲率仪的操作分成两部分。

（1）测量准备

① 环境准备：暗室。

② 仪器准备：接通电源；调整目镜。

调整目镜的观察视标有两种（图2-41）：一种是环形；另一种为十字形。图中(a)为未调准的状态，(b)为已处于调准状态。

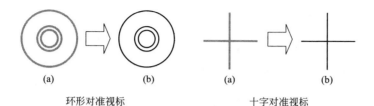

(a)　(b)　(a)　(b)

环形对准视标　　　十字对准视标

图 2-41 目镜对准调整视标模拟

③ 被测状态准备：舒适安坐，调整被测眼检测的舒适安坐，调整被测眼检测的高度。遮盖非检眼。

（2）曲率测量　使用角膜曲率仪进行测量，可分为三步：对轴、调焦、测量。

① 对轴。对轴，就是将被测眼的光轴与仪器的光轴达到一致。图 2-42 为垂直向

或水平向散光眼光轴已经对准，并指示调焦正确，仪器内视野看到的各圆与各小十字交叉线的对准状况。

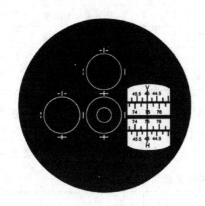 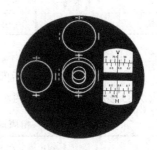

图 2-42　光轴水平对调焦正确　　　　　　图 2-43　焦距未调整准确

　　当被测者为斜向散光时，对准图像就会看到和图 2-42 相同的图像，只不过是图中的各圆与各小十字线会以相等的角度值旋转到相应角度方向。

　　② 调焦。就是通过前后移动仪器进行焦距的调整。图 2-43 为焦距未调整准确仍需进行调整图像。图 2-44 为斜向散光未对准时所见的图像，而图 2-45 则是斜向散光已对准调焦正确时所见的图形。

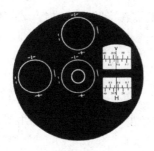 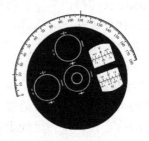

图 2-44　斜向散光未对准　　　　　　　　图 2-45　斜向散光已对准

　　③ 测量值。对准就是将十字对正的过程，调焦就是将两个十字和二为一的过程。不管是对准和调焦，都是进行检测的过程。当已经对准与调焦正确之时，就可以从内读窗中读取垂直方向与水平方向的角膜表面的屈光度及曲率半径数据。当为斜轴散光时，还应记录相应的轴向。

二、裂隙灯

　　裂隙灯，又叫作裂隙灯显微镜。这是一种对眼的结构状况进行观察的仪器设备。这种设备的优势是：在一定的放大作用条件下进行观察，比直接肉眼观察更清晰；可以观察到肉眼观察不到的眼球深部结构。可以说，裂隙灯在观察上的作用就是使我们的视觉得到放大和延伸。这种设备是开展隐形眼镜验光配镜工作必不可少的设备。

1. 裂隙灯的结构

裂隙灯的构造可以分成两个部分：一部分是显微照明系统；另一部分则是辅助支持系统。

（1）显微照明系统　这是裂隙灯主要的功能结构系统。这个系统包括以下两个部分。

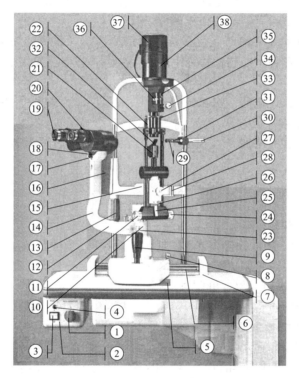

图 2-46　裂隙灯的具体构造

注：①—电源亮度调节钮；②—电源控制箱；③—电源开关；④—电源指示灯；⑤—主机滑动板；⑥—主机滑轨；⑦—滑轨端罩；⑧—主机定位螺旋；⑨—操纵杆；⑩—裂隙灯定位螺旋；⑪—水平转动刻度尺；⑫—水平转动定位器；⑬—下颌调节旋握；⑭—显微镜支撑曲臂；⑮—下颌托；⑯—塑料隔离障；⑰—倍率调节柄；⑱—显微镜固定螺栓；⑲—接目镜（×10）；⑳—屈光调节轮；㉑—反射镜座；㉒—额靠；㉓—曲臂固定螺栓；㉔—裂隙宽度调节轮；㉕—斜度调节定位板；㉖—斜度调节固定螺栓；㉗—中心调节螺旋；㉘—斜度定位装置；㉙—定位灯；㉚—定位灯调节杆；㉛—眼高标记线；㉜—反射镜；㉝—光束转动角刻度尺；㉞—光束宽度调节杆；㉟—光束宽度调节标尺；㊱—滤光镜变换杆；㊲—灯罩；㊳—灯罩固定螺栓

① 显微观察系统。这是使用裂隙灯检测中的观察系统，这部分系统安装在专门安装显微观察系统的曲臂上。由目镜、放大装置及物镜所构成。这部分的结构与外形

都与双眼望远镜相类似。其接目镜的标准配置为 10 倍，其放大倍率应为 6～16 倍。倘若换用 20 倍接目镜，其放大倍率可以达到 12～32 倍。当前裂隙灯使用最普遍的放大倍率为 6～40 倍。

② 照明系统。这一部分俗称"灯塔"，是安装在照明臂上的一组结构。其作用就是提供检测中所需要的光的透照问题。这一系统中光源结构位于顶端，自光源发出的光线，经光学处理后会以裂隙光的形式投照到被检测的部位。照明系统可以随着照明臂围绕基座中心轴在 180° 进行旋转。

照明系统中还有两组装置。一组装置为滤光镜，由钴蓝色滤光镜、绿色滤光镜和漫射滤光镜（相当于照相器材中的柔光镜）所组成。另一组装置为裂隙光控制结构，由裂隙宽度调整和方向调整部件组成。

（2）辅助支持系统　辅助支持系统是由定位框架（保持被测者稳定检测头位）、仪器的基底座（维持各个结构在检测中的稳定关系）和支持操作平台三个主要结构所构成。

辅助支持系统，还包括一些必要的配件：备用灯泡、备换用的接目镜、备用保险丝，以及其他消耗品。

关于裂隙灯具体的构造及其相应名称，见图 2-46，通过图表对照就可以了解并掌握这方面的内容。

2. 裂隙灯的应用

（1）裂隙灯的观察范围

① 眼周边组织。应用裂隙灯可以对眼的周围组织进行显微观察。可以观察的组织包括：眼睑、睫毛、巩膜、结膜、泪乳头等。

② 眼的前段。使用裂隙灯可以对角膜、眼的前房、虹膜和晶状体进行显微观察。

在使用哈比氏前置镜（前置平凹透镜，镜度为 −55～−58D）的情况下，还可以对后部玻璃体和眼底进行细微观察。

倘若使用三面镜，还可以对睫状体平坦部和锯齿缘部位进行观察。

（2）裂隙灯的观察内容和目的　使用裂隙灯进行检测，主要是对检测部位的表面的完整程度、光滑情况、透明度以及颜色等情况进行考察。根据考察结果进行诊断。隐形眼镜的验配中使用裂隙灯进行检查目的有以下两个。

① 对有意愿戴用隐形眼镜者进行必要的筛选。这是为了将有禁忌证的被测者挑选出来。

② 对隐形眼镜戴用状况进行评估。

3. 裂隙灯的投照方法

使用裂隙灯检测的关键点有三个方面：第一个是投照方法；第二个是调焦控制操作；第三个是图像识认技能。首先要了解投照方法的内容，其内容是比较容易理解与掌握的。投照方法有以下两大类方法。

(1) 常规投照法 这类方法是指用普通白色光的投照方法。

① 弥散光投照法。这种方法可以分成两种形式：一种形式是宽光带弥散投照法[图2-47(a)]，这种方法主要用于眼球表面组织的整体评估以及结膜充血、结膜炎及对隐形眼镜戴用的评估；另一种是窄光带弥散投照法[图2-47(b)]，这种方法是在整体评估后，对有疑问的个别区域进行进一步评估时首先采取的投照方法。当后一种方法被调节为集合光束时，就应叫作直接投照法。

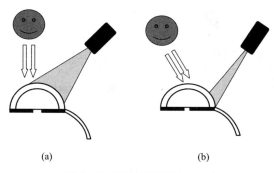

图2-47 裂隙灯照明法（一）

② 直接投照法。直接投照法是比较常用的一种方法，这种投照法有4种形式。

a. 光学切面投照法。这种方法的特点是投照光束极窄（宽度为0.02～0.1mm），透射光将会清晰地显示透明组织的切面状况。

这种方法，一般用于眼前段组织结构的观察，图2-48中（a）、（b）、（c）所示的就是对角膜、晶状体和前房进行观察时所应使用的投照方法。这种投照方法对异物嵌入角膜深度的评估，其作用显得格外突出。在硬性隐形眼镜的验配中，这种方法常被用于评估角膜与隐形眼镜片之间的泪液充盈状况。

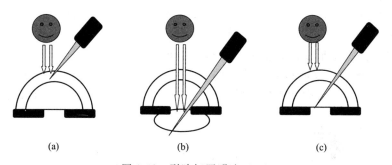

图2-48 裂隙灯照明法（二）

b. 平行宽光束投照法。这种投照法所使用的投照光束较宽（宽度为0.1～0.7mm）。这种投照法最明显的特征就是可以显示被观察组织的立体结构。

这种方法一般用于角膜染色、角膜浸润、角膜瘢痕的检查，也常用于对角膜内皮状况和角膜表面的细微变化进行观察。

c. 超宽光束投照法。这种方法的投照方式与平行宽光束投照方式相同，不同的

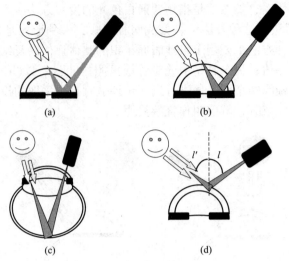

图 2-49　裂隙灯照明法（三）

是使用的光束更宽。这种方法更适合观察隐形眼镜片因戴用过久或护理不当所导致的表面的类脂质性质的沉淀。

　　d. 圆锥切面投照法。这种投照方法是将投照距离缩短至 1～2mm，并将亮度调节到最高的一种投照方法。这种方法大多是在应用光学切面投照法检测后被使用的投照方法。这种方法的使用应在暗室中进行，观察时应使用中低程度的放大倍率。

　　这种方法一般用于观察葡萄膜炎症的前房细胞和蛋白质。

　　③ 反射投照法。这种方法又叫作镜面反射法、平面镜反射法。使用的光束为平行宽光束。它与平行宽光束投照法不同的是，要用反射光对观察组织的进行后方照明。图 2-49 中，（a）、（b）、（c）就是应用这一方法对角膜、前房、晶状体进行观察时所分别需要使用的投照与观察方法。图 2-49（d）所示的是投照光的方向与观察视线应互为反射线。

　　反射投照法在隐形眼镜验配中，最常用于角膜内皮细胞组织结构的观察。

　　④ 间接投照法。又叫作间接外侧投照法。这种方法与直接投照法的区别在于它们的投照方向与观察方向是否处于同一光路。处于同一光路中的就是直接投照法，否则就是间接投照法（图 2-50）。这种方法中所使用的光束一般为中等宽度的光束。

　　这种方法最适用于对屈光系统出现混浊性改变的观察，尤其是对角膜混浊和虹膜结节病变的观察是极其有效的。

　　⑤ 角膜全反射投照法。又叫作巩膜散射法 ［图2-51(a)、(b)］。这是由投照光从角巩膜缘处进行投照，并在角膜内形成全反射的一种特殊投照法。这种方法要求在暗室中进行。它对角膜上皮的擦痕、水肿、混浊和斑点的观察是非常有效的。

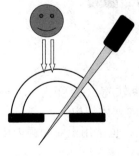

图 2-50　间接投照法

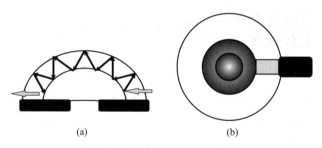

(a)　　　　　　　　　　　　　(b)

图 2-51　角膜内往复反射投照法

（2）滤光投照法　这是一种将有色滤光片置于投照光路中进行有色光投照的方法。最常用的滤色片有三种：钴蓝色滤光片、黄色滤光片、绿色滤光片。

① 钴蓝色滤光片。使用钴蓝色滤光片须配合荧光素染色。这种滤光片一般应用于硬性隐形眼镜戴用的评估。观察到绿色越明亮则说明泪液积聚的量也就越多，这就为评估镜片与角膜间的泪液状况和角膜的损伤程度提供了保证。

② 黄色滤光片。黄色滤光片是一种能够加强观察对比度的滤光片，可以用于对角膜混浊的观察。也可以联合钴蓝色滤光片进行观察，这时染色的对比将会更为强烈一些。

③ 绿色滤光片。这种滤光片可以使红颜色的观察对象变为黑色，使之具有更强的对比效果。这种滤光片常用来观察睑部、球结膜血管的状况。

4. 裂隙灯检测操作

（1）检测前准备　在应用裂隙灯进行检测前，首先应向被测者讲解检测的意义与注意事项，以取得被测者检测中良好配合。并做好以下两项工作。

① 使被测者安坐于座椅上，并进入良好、舒适的被检测状态。

② 打开仪器电源开关，将投照光束调到较窄且不刺眼为宜。也可以使用钴蓝色滤光片、绿色滤光片或漫射镜。

（2）对焦　将光束投射到检测目标组织。轻轻摇摆照明臂，观察投照光斑运动。倘若光斑运动方向与照明臂被动方向一致，即为顺动，说明对焦的焦点尚未达到目标组织。反之，则说明对焦过度。对焦准确，影像将不随照明臂的摆动运动（不动）。图 2-52 为对焦状况的影像。

（3）观察　对焦准确后开始对目标组织进行相应的观察了。读者可以通过看一些图谱和进行实践学习来掌握对图像的识认技能。

三、角膜地形检测仪

角膜地形检测技术，就是通过对角膜表面进行高度差测量来评价角膜表面形态状况的一种无创性检测技术。这项技术在当前主要应用于圆锥角膜、角膜屈光手术以及

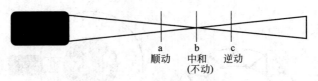

a　　　b　　　c
顺动　中和　逆动
　　　(不动)

图 2-52　对焦状况的影像

角膜表面疾病与损伤的诊断、矫治方案的制定及手术矫治效果的评估等。这项技术在眼镜行业的应用基本限于硬性角膜接触镜（RGP）、塑性隐形眼镜（Ortho-K）的验配工作。这种设备在眼镜行业应用还有待开发。

第三章 ▶▶▶ 屈光矫正信息采集与记录

屈光矫正信息的采集

验光师在验光接待与检测过程中，应当主动获取被测者过去屈光矫正情况的相关信息。这些信息对屈光检测及矫正方案的制订有着不可忽视的参考意义。因此，验光师必须清楚需要了解哪些信息，怎样了解这些信息。这一节我们就是要对这一问题进行最基本的研讨。

一、需要采集的信息

验光师在与被测者进行交流时，要注意有关信息的采集工作，这就要求验光师既要注意通过语言交流获得相关信息，还要通过自己的眼对相关的视觉信息进行观察。要求验光师不仅要具有比较好的言语沟通能力，而且还要练就可以洞察眼-视光学信息的眼。在验光中，验光师应当获取的信息有以下三种。

1. 一般信息

这类信息是以姓名、性别、年龄、生活环境、工作性质等方面为主，有的人可能还有籍贯、居住地等信息。

其中姓名、性别、年龄等因素，与眼镜架、眼镜片的选择、推荐有关，也与验光配镜的相关文字记录的确认、核对有关。就年龄而言，还同老视眼的矫正有关。

生活环境与工作性质同矫正方案的制订有着密切的关系。例如。一个机关工作人员，他在退休前、后对矫正视觉的要求是不完全相同的。退休前，应当更倾向于文案工作和计算机操作；而退休后，则会倾向于报纸浏览和看电视。

而籍贯、居住地等因素，可能与老视眼的发生时间有关。一般认为，南方人发生老视眼的时间要比北方人早 2～3 年。

以上信息尽管对屈光测定不会产生根本的影响。但是，这类信息对准确把握验光操作的方向，制订合理的矫正方案，使被测者得到最佳的屈光矫正效果，则具有不可忽视的作用。

2. 眼-视光学的相关信息

验光师其次要了解的相关信息就是眼-视光学的信息。主要有以下三个方面的内容。

（1）眼屈光不正及矫正史　这方面的信息，就是指近视眼、远视眼以及老视眼的发生、进展速度以及屈光矫正的历史，是否有对屈光矫正难以适应的经历及原因等。

（2）眼视功能异常及矫治史　眼视功能的异常，是指非屈光因素直接引起的视觉功能低下的视觉异常。如弱视眼、隐斜视及斜视、调节与集合功能的异常，以及黄斑部萎缩等因素引起的视力低下等。显然，这些视功能的异常也是验光师应当了解的内容。了解这些内容的意义如下。

① 有益于对屈光不正进行必要的诊断和制定矫正方案。

② 对屈光矫正效果进行预判及给予相应的戴用指导。

③ 可以向被测者提出合理可行的建议，尽早接受必要治疗。

（3）与屈光不正及眼视功能异常有关的疾病状况　对与上述矫正史、矫治史有关的疾病，验光师也应当做到心中有数。了解与矫正史、矫治史相关的最基本疾病知识是十分必要的。例如，早期白内障者，验光师在不提示、不询问的情况下，他是不会主动告诉验光师的。当他陈述相关症状时，就会涉及相关的症状。只要验光师掌握这方面的基本知识，就可以通过被测者陈述的症状，得出相应结论，并做出适当的处置，给予有益的建议。

3. 使用眼镜的质量信息

验光的最主要目的就是对被测者进行合理的屈光矫正。因此，不了解当前使用眼镜的状况，要想做到百分之百的合理矫正是不现实的。

例如，一名被测者在戴用矫正镜度获得 1.0 的视力时，就会说头晕。当给他降低 0.25D 时，被测者说好多了。而降低 0.50D 时，被测者说完全不晕了，可此时的矫正视力只有 0.8。有人说是因为被测者对镜度的反应具有高度敏感性。

应当说，这个案例中的被测者，与对镜度反应的敏感关系不大。这与原戴眼镜低度矫正适应后所造成的习惯视觉适应有关。经证实，该被测者的屈光矫正史为每次配镜都主动要求降低 0.50D。

根据上述案例，不难得出结论：被测者所戴用眼镜的状况是我们进行验光操作、确定矫正方案重要的参考信息。在戴用眼镜的信息方面，验光师应了解以下三个方面的内容。

（1）原戴用眼镜的屈光信息　这些信息包括眼镜片的镜度、光学中心位置与被测者的瞳距方面的数据。还可以包括眼镜片表面膜层情况的信息。

（2）原戴用眼镜的结构信息　这方面的信息包括眼镜的装配工艺和矫正空间结构状况方面的数据。

（3）原戴用眼镜的使用信息　眼镜的使用状况也是验光师在验光中需要了解的问题。如是否经常使用、使用时间长短、使用中眼镜的清洁保养状况等。

二、采集信息的方法

验光师在验光中对相关信息的采集的目的，就是要更全面掌握被测者屈光与屈光矫正方面的情况，为准确分析屈光矫正中存在的问题积累必要的资料，从而为制订、实施适宜的验光方案提供保证。采集信息常用的方法有四种：观察、聆听、询问、检测。

1. 观察

采集信息的第一种方法就是观察。验光师在看到被测者时就应当对其进行观察。尤其是在被测者被引导进入验光室的瞬间，验光师就应当获得被测者的营养状况、行走步态、眼的外在形态、视觉状况等方面的信息。

例如，倘若被测者营养过于良好，行走中左右摆动的幅度就会较大，老年人体力下降也同样会加大行走中的摆幅。对这种摆幅过大而又没有使用过屈光矫正眼镜者，就不适宜作为建议使用渐进眼镜的对象。

再如，一名少年眯着眼走进来了，验光师就应当想到，他最大的可能性就是近视。戴着眼镜还眯眼只能说明矫正镜度不足。

验光师在接待中发现被测者有斜着头观察目标的习惯，就应当想到可能有斜轴散光的可能性。倘若有头偏转视物的现象，就应当考虑被测者存在弱视和隐斜视的可能性。

应当说，观察是验光师进入屈光检查的第一步。

2. 聆听

了解信息的第二条途径就是聆听。当被测者与验光师相对而坐时，他就会主动陈述有关视觉和眼镜应用中的问题。在被测者陈述中，验光师应尽可能不要打断被测的陈述。因为被测者在连续陈述内容，才是他最真实的视觉感受。在听的过程中，验光师也不能一言不发，应当适时地用一些短语将"我在听"这个信息传递给陈述者。被测者的陈述，会提供给大家的信息有：他当前存在的最主要问题，也是最想得到帮助的问题。这会为人们对被测眼的进一步考察提供具体的方向。

例如，一个人主诉近期视力急剧下降。显然这就是他当前存在的主要问题，也是他最想得到解决的问题。验光师就应当考虑：是否发生了糖尿病？是否眼部近期受伤？是否存在眼底的急性病变等问题。当然，对某一种体征与症状仅仅通过聆听，不一定就能够做出正确的诊断。往往还需要验光师对被测者进行必要的询问。

3. 询问

询问，就是对应当了解清楚但又不够明确的问题，希望进一步得到对方相关陈述所采取的口头告知方式。这种方法，一般在以下两种情况下予以应用。

（1）被测者未说明白的问题　当被测者主诉远用矫正视力满意，近用视力有雾状感觉时，极可能就是患了白内障。但是，被测者通常情况下不会主动告诉验光师自己患有白内障。其实，达到这种程度症状的被测者，一般都已经得到医学诊疗，之所以不说也就是一个讳疾的问题。

（2）被测者可能有但未说及的问题　如因糖尿病导致视力急剧下降时，但被测者又不知道患了糖尿病。这时，被测者就不会说到糖尿病的"三多一少"症状，这就需要询问。

以上两种情况，验光师不对被测者进行询问，就难于做出正确的判断。对情况的不了解，就会以"正确"的检测方案，得出"正确"结果，制定"正确"矫正方案，最终使被测者无法得到科学合理的矫正效果。既延误了病情，又浪费了被测者的钱财，屈光矫正还是错误的。验光师本人也会被视为是"菜鸟型验光师"。这就说明，验光师在验光过程中，对不清楚的相关问题一定要进行必要询问。

4. 检测

获得信息的第四条途径就是：对原戴用眼镜的光学数据、现实质量状况以及戴用状况进行检视与测量。这些都是进行验光，尤其是眼镜定制、调整不可忽视的参考依据。原戴眼镜是一幅完好的眼镜，接受常规验光、定制、调整的新眼镜，必然会很快获得良好的适应。倘若，原戴眼镜已经严重变形，在定制、调整新眼镜时，就需要通过暂时性调整来获得过渡，甚至需要适当调整屈光矫正镜度，使被测者经过过渡镜度的适应以后，再达到（或逐渐达到）正常的屈光矫正状态。关于这方面的检测，我们将在第四章初步检查中进行专门介绍，在此不再赘述。

三、采集方法的禁忌

在相关信息的采集中，并非什么都可以问。验光师不是医师，医师的问诊，只要与疾病有关他就要问，这在医学问诊是常见的事情。但是验光师就不太适宜问。那么，验光师在问诊中需要注意哪些呢？一名验光师在问诊时，应当做到以下三个方面。

1. 不说的，不追问

被测者不说的问题，经试探性询问仍旧不愿说的问题，不可以再次追问。被测者之所以不说，自有其道理或苦衷，再进行追问的话，验光师就会有对隐私进行侵入的嫌疑。

2. 已知的，不用说

对于已经知道的事，也就没有必要再说。此时就不如说一句"您好、请坐"之类的话。

例如，有的验光配镜中心、眼镜店规定去验光时必须带上前一次的验光单，这样的规定就显得有些多余了。一个戴眼镜的被测者，戴着眼镜来的，只要一查眼镜不就都清楚了吗？而没戴过眼镜的也就不会有验光单。这就属于制订的服务规范不严谨。

因此，已经知道的不宜再问。倘若被测者有兴趣则另当别论。

3. 知其一，未必要知道二

验光师在问诊上应当把握的第三个方面，就是知其一，未必要知道二。这是验光职业的性质所决定的。验光师这一职业的职责就是要为被测者检查眼的屈光矫正数据、确定最佳的矫正方案。因此，当验光师了解到被测者存在一些疾患时，就没有必要了解过于深入的问题。对被测者出于信任予以咨询时，验光师才可以提供相应的建议，但这些建议必须符合科学道理，有益于被测者长久的身体健康。

第二节 屈光矫正信息的记录

对于已经了解的信息，除作为验光的参考以外。还有必要对相关的信息进行必要的记录。在医院这类记录更习惯于被称为病历。但从验光记录的内容看，还是与病历存在着明显差异的。对于屈光不正而言，也很难与疾病混为一谈。因此，验光中所要书写的文件，称为验光记录比较妥当。

一、应当记录的内容

验光师对验光与屈光矫正有关的资料信息，需要记录到验光记录中的应当包括哪些内容呢？主要有以下五个方面的内容验光师是需要记录的。

1. 一般项目

一般项目，就是指个人的识别信息和特征性资料。这方面所要记录的问题包括：姓名、性别、年龄、工作性质等，必要时，还应当记录籍贯（国籍）、家庭地址等。

2. 验光目的

验光配镜的目的，这相当于医学病历的主诉。主要记录的就是将要解决的问题。所记录的内容，应当根据被测者的陈述，或检测过程中所解决的问题进行记录。这方面的记录应当简洁、明了。

3. 屈光矫正经历

(1) 屈光不正及矫正的经历　对于首次接受验光者，应记录：发现视力开始下降的时间，裸眼视力变化的基本状况。

(2) 当前戴用眼镜的状况　对于已经接受屈光矫正者，尚没有屈光不正及矫正的经历记录者，应将相关信息进行补充记录。并增加对当前使用的眼镜的相关数据，及矫正视力状况进行记录。

(3) 与屈光有关的眼病　对与屈光不正有关的疾病及其治疗状况予以适当记录，作为验光配镜的参考。这种记录在以后的例行验光中，将会起到重要的动态资料的价值。

4. 屈光检查过程的简要记录

关于屈光检查应当记录哪些内容，人们的认识并不完全相同。这和验光人员从事职业活动的工作条件有很大的关系，也同其所接受到系统教育的形式有关。以下为几种常见的记录模式。

(1) 经典的屈光检测记录模式　这是一种以从事专门光学屈光矫正的眼镜店、验光配镜中心的日常工作为基础，将其常规的检测项目进行归类所形成的一种模式。具体记录模式如下。

① 眼的检查（屈光系统的物理检查）。

② 原戴镜检查。

③ 眼屈光检查；

裸眼远、近视力检测；

检影（或电脑验光仪）检测；

主观检测（综合验光仪）；

单眼检测；

双眼平衡；

视功能检查：

调节、集合、眼位；

立体视觉检测；

斜视、隐斜视、弱视检测：

瞳距、瞳高测量。

④ 行走试戴。

⑤ 老视眼检测。

(2) 根据针对性检查可以添加的项目

① 散瞳：使用的药物、应用时间。

② 眼压。

③ 其他检测：裂隙灯检查、角膜梯形图、视觉电生理等。

（3）简约型记录 这种记录模式是一种根据小型店铺日常验光工作实际情况，编制的记录模式。这种模式适用于店铺中没有综合验光仪这一设备，对眼的检测仅限于外眼。

① 原戴镜镜度；

② 现在验光矫正数据；

③ 行走试戴；

④ 老视眼检测。

5. 结论与建议

最后要记录的内容包括以下四项内容。

（1）诊断结论 对被测者的屈光状态及性质，要给出明确的结论。验光师给出的结论应当包括以下两项最基本的内容。

① 屈光及性质的结论。这方面的结论包括屈光不正的程度、性质和屈光类型。例如，轻度单纯性近视眼、一过性近视、混合性散光眼等。

② 存在的并发症。对被测者屈光不正存在的并发症（如隐斜视、弱视等）应予以记录，记录一般应采取另起一行的方式进行记录。

（2）配镜处方 此处记录的数据，是验光时建议用于配制矫正眼镜的数据。因此这里的数据与屈光检测记录的数据可以是相同的，也可能是不同的。倘若是后者，则一定会在屈光检测记录的行走试戴项目中有所反映。

（3）建议 这里记录的应当是根据检测结果和被测者基本状况，验光师对被测者关于就医、定期检查的建议和叮嘱内容。

（4）签名、日期 最后一项记录则是验光师的签名和检测日期。签名的意义在于以示负责，标明日期则是为了备查。

二、关于书写验光记录的要求

在一定意义上说，这种记录是一种有司法效力的文书。因此，验光师在书写验光记录时，一定要认真负责。书写出一份合格的验光记录应当做到以下两个方面。

1. 书写注意事项

① 内容充实；

② 文词简洁、确切、通俗易懂；

③ 应使用蓝黑（或黑）墨水笔进行书写；

④ 字迹清晰能辨，禁用草书及杜撰字；

⑤ 不得涂改。

2. 避免验光记录的不当与可能错误

① 书写格式不规范；

② 字迹潦草，难于辨认；

③ 无标点符号，或有一点、一逗到底的；

④ 错别字、随意造字；

⑤ 概念陈旧或不清；

⑥ 检测、矫正计划不正规；

⑦ 用词、描述不当。

三、现状与验光师的对策

1. 现状

在现阶段，开展验光记录的单位和部门还是极少的。而验光记录在当前采取的方式也有相当大的差异。据了解，国内相关部门与单位一般采用了如下几种处置方式。

（1）诊察简约日志　这种形式大多是由医院开设的验光配镜中心较为乐于采用的一种形式。采取这种方法者，大多会借助医院病历本的形式。具体记录的内容基本包括外眼初诊状况、临时处置意见（即时性的检查：如视野检查、点用散瞳药等）、屈光检测结果、建议配镜处方。这种记录方式被称之为验光病历。

（2）特殊个案留存　有一些比较大的连锁企业，因客流量较大，建立病历形式记录是有较大的难度的。一旦实行这种制度，就可能会因等待验光时间的延长发生新的验光难的问题。因此这部分单位中有些采取了对特殊和疑难案例进行重点记录并予以存留的方式进行处置。应当说，这也是一种值得提倡的记录方式。这种方式需要统一保存，随时调阅、资源共享。

（3）省略　当前更多的眼镜店因设备的原因和人员相对较少，采用的是不进行记录的方式。这种方式尽管与这一行业的传统模式是一致的，但从行业高标准的规范操作管理模式上，还是有待改善的。

2. 必要的标记

验光师鉴于行业中验光记录不规范，甚至不记录的情况，因此，就想出了在验光单上做一些标记的替代的办法。尽管这种方法非常原始，但对于标记者而言，当他下一次再次见到标记时，相关标记符号所代表的基本含义会非常清楚地显现在头脑中。这就为尽快熟悉、了解相关信息提供了一定保障，这也使验光操作的实施具有更强的针对性。

这种标记的方法有很大的私密性。对采取这种方法的本人一看便知，但其共享性则极差，几乎为零。对于验光记录制度尚不完善的今天，这种标记方法对应用者本人也是一种方法。但这种方法是不应当提倡的。

四、建议使用记录格式

多年来，眼镜行业就没有对被测者相关资料、检查和测定情况进行记录的习惯，也没有建立过相关的制度。推行验光记录应当说是有难度的，阻力肯定也是相当大的。但是，这是应当做的。

要求将验光记录做到像医学病历式的形式，是不现实的，也是没有必要的。

现实的验光只能使用既能较全面反映验光的全面内容，操作起来又比较简单，记录的信息又必须具有一目了然的记录方式。要想符合这几点要求，以表的形式作为验光记录的方式比较适宜。这既可以提供简洁的填写格式，也可以对验光师起到必要的提示、提醒的作用，见表 3-1 所示。

表 3-1　验光记录表

北京×××眼镜有限公司
验 光 记 录

姓名：_____　性别：_____　年龄：_____　No.：_____。

检查项目	检查内容	右	左
问诊	主诉		
	屈光不正史及矫正咨询		
外眼	眼睑		
	结膜		
眼球	角膜、巩膜		
	瞳孔		
裸眼视力	视远视力		
	视近视力		
原戴镜	光学状况		
	装配质量		
矫正视力	视远视力		
	视近视力		
电脑验光仪检测			
检影检测	常瞳检测		
	散瞳检测	使用药物：	
主观验光	使用的方法		
	检测结果		
	屈光平衡		

续表

检查项目	检查内容	右		左	
视功能	调节				
	集合				
	AC/A				
	隐斜视				
老视眼	近用距离		add		D
瞳距(视线距)	远用	mm	近用		mm
建议配镜处方	远用				
	近用				

验光师：_____（签名）

_____ 年_____月_____日

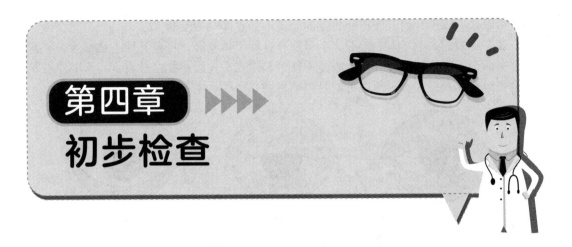

第四章 初步检查

从这一章开始，将依据验光的常规过程，介绍规范验光程序每一阶段中所包含的操作项目及操作方法。第四章将介绍验光的初步检查，初步检查包括三项基本内容，即眼的一般性检查、原戴眼镜检查和视力检测。

第一节　眼的一般性检查

从事验光职业工作一段时间后，不自觉地就会养成一种习惯：对眼部及眼镜的特征有比较敏锐的发现能力。这是因为验光师在接待过程中，对被测者的眼的状况就开始了观察，而观察就是初步检查的开始。一名验光师，对眼的检查应包括哪些内容呢？很多人会认为只是进行视力检查。倘若是非眼-视光学人士有这样的认识是不足为奇的。然而事实上，眼的一般性检查至少应包括：眼附属器、眼球前部和眼的运动功能。

一、眼附属器

首先进入检查视觉范围的，就是眼附属器的可视部分。包括眼睑、结膜、泪小点以及睑裂等。

1. 眼睑

眼睑和睑裂是首先被观察到的眼部结构。主要观察眼睑闭合状况、有无内翻或外翻；眼睑皮肤有无红肿、淤血；有无倒睫、鳞屑等。从屈光矫正的角度，对这一部分的检查应当注意以下几个问题。

（1）眼睑的形态　验光师主要观察的眼睑是否存在水肿、是否存在可能影响视觉功能的创伤。被测者眼睑明显的水肿，可能会存在肾性疾病，应当建议被测者及时就医。倘若被测者的眼睑仅仅是略有些肿，就可能是熬夜、睡眠不足所致，那么需要询问是否眼胀、眼疼，倘若回答是肯定的，就不适宜即时接受验光。

（2）睑裂的大小　人的睑裂大小虽然存在着个体差异，可差异性不是很大。正常睑裂有两个不能逾越的界限：上眼睑不能遮挡瞳孔；角膜不能全被看到。人的左右眼的睑裂一般是对称的，否则就可能是单侧水肿、疖肿、麦粒肿等所致。

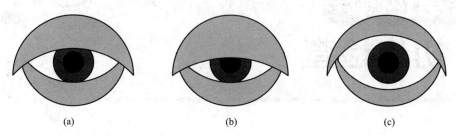

(a)　　　　　　　　(b)　　　　　　　　(c)

图 4-1　正常形态与异常形态睑裂示意

上眼睑遮挡瞳孔［图 4-1(b)］，大多是由于过度水肿、重症肌无力所造成的。屈光检测时应由被测者用手指将上眼睑轻轻上推。上眼睑不能遮盖瞳孔上方白眼珠者［图 4-1(b)］，最常见的则是甲状腺机能亢进，这种情况尽管不会对验光结果产生很大影响。但配置隐形眼镜则是不适宜的。

2. 结膜

对结膜的检查，通常都需要在翻眼皮后，才能进行比较充分的观察。翻眼皮的操作要领是：令被测者闭上眼，保持向下看的状态，检测者用拇指与食指在上眼睑中下部捏起皮肤，轻轻下拉眼睑，在保持食指与皮肤接触面不变的情况下将拇指上推，眼皮就会被翻起（图 4-2）。

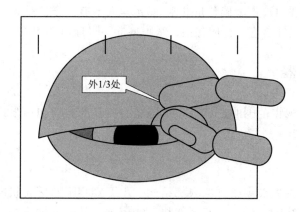

外1/3处

图 4-2　眼睑翻转手法示意

需要注意的是，被测者睁开眼或向上看时，眼皮是翻不过来的。检测者的两个手指的相对位置不变，用整个手进行反转时，眼皮也是翻不过来的。在翻眼皮时，要注意检测者的手指一定要放置在眼皮的外 1/3 处。验光师对结膜的检查应注意其色泽、光滑程度及透明程度，还要注意有无分泌物、异物等。

（1）球结膜　对球结膜进行观察时，还应注意是否存在翼状胬肉和血管迂曲等。

（2）睑结膜　对睑结膜进行观察时，应注意有无滤泡、乳头状变和瘢痕等。

（3）眼球前面充血　可分为结膜充血、睫状充血和混合性充血。见表4-1为结膜充血与睫状充血鉴别对照表。

表4-1　结膜充血与睫状充血鉴别对照表

项目	结膜充血	睫状充血
部位深浅	浅层	深层
颜色	鲜红	紫红
显著发生部位	距角膜缘较远	角膜缘周边
血管分支	清晰	不易分辨
血管形态	粗大、迂曲	细小、直行
血管移动	眼睑推动→随之移动	眼睑推动→随之移动
视力	不受影响	大多减退
睫状压痛	无	有
睑裂分泌物	有	无
常见疾病	结膜疾患	角膜、虹膜、睫状体、巩膜疾患、青光眼等

　　两种充血最简单的区分方法是：围绕角膜的充血［图4-3（a）］就是睫状充血；四周远离角膜的充血［图4-3（b）］就是结膜充血。通常情况下，结膜轻微的异常对眼的屈光不会发生明显的影响。但是，结膜的任何异常改变都不适宜戴用隐形眼镜。

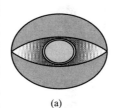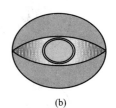

(a)　　　　　　　　　　(b)

图4-3　睫状充血、结膜充血的充血部位示意

3. 泪器

对泪器的初步检查，主要是对泪腺所在部位和泪小点的一般状态进行观察。前者主要观察有无红肿、压痛。后者应注意有无外翻、闭塞等。

二、眼球前部

对眼球前部可视部分的观察，应当是验光师进行眼部视诊的主要内容之一。主要是对角膜、巩膜、虹膜进行观察。

1. 角膜

对角膜的观察，应当注意角膜的大小、形状；有无浑浊、血管等。在眼-视光学的检查中，尤其要对其弧度、有无浑浊进行观察。确认被测者是否是圆锥角膜，是否有影响视觉的角膜混浊存在等。如图 4-4 所示为圆锥角膜。

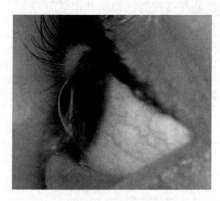

图 4-4　圆锥角膜

角膜的横径一般为 $11.5\sim12.0mm$，其垂直径比横径小 $1.0mm$。角膜大小尽管存在差异，但也不能过大，一般认为 $\geqslant13.0mm$ 就应判定为异常大角膜。

2. 巩膜

检查巩膜需要注意其是否存在黄染、充血、压痛等。

3. 虹膜

虹膜是人眼前段结构中，对眼-视光影响较大的一个部件。其生理作用是由虹膜自身结构及其所围成的瞳孔共同完成的。对虹膜的初步观察，就是要对其进行颜色、纹理、有无粘连及瞳孔大小进行观察，见图 4-5 所示。

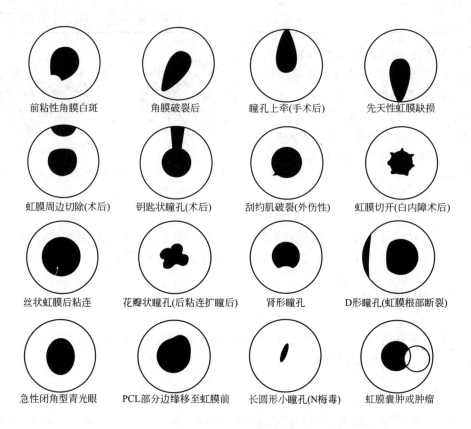

前粘性角膜白斑	角膜破裂后	瞳孔上牵(手术后)	先天性虹膜缺损
虹膜周边切除(术后)	钥匙状瞳孔(术后)	刮约肌破裂(外伤性)	虹膜切开(白内障术后)
丝状虹膜后粘连	花瓣状瞳孔(后粘连扩瞳后)	肾形瞳孔	D形瞳孔(虹膜根部断裂)
急性闭角型青光眼	PCL部分边缘移至虹膜前	长圆形小瞳孔(N梅毒)	虹膜囊肿或肿瘤

图 4-5　瞳孔形态异常示意

（1）颜色 中国人的虹膜的颜色多为深褐色。虹膜颜色的脱失，有可能为白癜风，倘若完全为灰白色，多为白化病。白化病大多会伴有畏光、视力低下等特征。

（2）瞳孔的形态与大小 瞳孔的最适大小为 2.5～4.0mm，其形态是圆形的，居于虹膜正中，边缘整齐。两侧眼的瞳孔应当等大，最大差异不得大于±0.25mm。

一般而言，儿童与老年人的瞳孔会小一些，尤其是高龄老年人。在屈光不正者中，近视眼的瞳孔要比正视眼者要大，而远视眼要比正视眼要小。瞳孔较小者，其视觉的深度觉就会明显；否则，其深度觉就会较小。

当瞳孔过大时，就会失去有效光阑成像的作用。此时，被测者就会失去敏锐的视力。如先天性虹膜缺损，就不具有最佳视力，要想在检测中获得较好视力的屈光矫正镜度就需要使用＞2mm 的针孔片作为辅助检测片。使用这种方法，就可以对被测者潜在的最佳屈光矫正镜度进行预估。

4. 晶状体

通过瞳孔，还可以对晶状体进行一般性观察。主要注意有无浑浊。如有浑浊者，应建议被测者到医院进行更全面的检查。

三、眼的运动功能

验光师在初步检查中，还应当对眼的位置及运动功能进行考察。尤其是对双眼运动的协调性进行必要的观察。

1. 两眼位置

首先要注意的就是两眼位置是否正常，是否有眼球震颤、两眼的大小、突出度是否一致等。

2. 双眼的注视功能

被测者在注视目标时，双眼是否存在内外及上下斜视。如有内斜视现象，常常提示被测者为中、高度远视眼。检查注视情况，要注意对远距离目标和近距离目标分别考察。

3. 双眼的运动功能

对被测者进行眼球运动功能的检测，应从 8 个方位进行考察，并按图 4-6 所示的顺序（右、左；上、下；左上、右下；右上、左下）分别对被测眼进行水平方向、垂直方向和斜轴方向运动功能的检查，了解是否有某一方向的运动障碍和斜视现象。这里介绍的仅仅是人们习惯

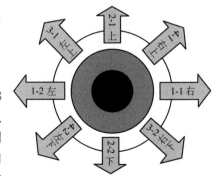

图 4-6 眼运动功能检查顺序示意

上的检测顺序，也可以采用其他模式，需要注意的是检测任何一个方位，都应以被测正前方向的注视中心为中点向两侧运动。在检查被测眼的运动功能时，还需注意对被测者视远与视近时的运动差异进行观察，例如，儿童远视眼的在视近时的斜视现象，往往会比视远时更为明显。

验光师还可以根据自己的情况和店内设备的情况，对被测者进行眼压、眼底的检测。对于准备配用隐形眼镜者还应当进行角膜曲率及裂隙灯的检测。

对于眼的初步检查的结果，可以简要记入"眼科初检记录表"以备查，见表 4-2 所示。

表 4-2 眼科初检记录表

姓名：_____ 性别：_____ 年龄：_____ 门诊号：_____

检测项目	右	左
眼睑		
泪器		
结膜		
巩膜		
角膜	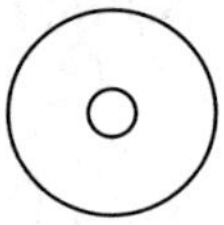	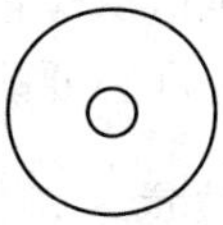
前房		
虹膜		
瞳孔		
晶状体		
眼位		
眼的运动		
眼压		
眼底		
特殊检查		

验光师：_____

_____年_____月_____日　　Am/Pm

原戴眼镜检查

对于已经戴用过眼镜的被测者，验光师还需对其戴用眼镜的状况进行检查。对原戴眼镜的检查，可以从镜片的屈光学功能、眼镜的装配质量以及实际戴用状况三个方面来考察。

对原戴眼镜的检查，首先是对眼镜镜片的光学性能进行检查。主要检查的是透镜的屈光度、镜片的材料与光学性能等方面。

一、屈光度

检测眼镜片的屈光度常用的方法有四种，即电子镜度仪法、镜度表法、手动焦度仪检测法及验光镜片中和法。

1. 电子镜度仪法

又叫作电脑查片仪、自动焦度仪。这是应用相当广泛的一种镜片检测仪器。也是应用起来操作方法最为简单的一种镜片屈光度检测设备。如图 4-7 所示为两种焦度仪。使用这一种设备，无须特殊的技能，只要将镜片凹面向下、凸面向上放置在镜片的测量台上，该仪器就能自动检测出被测镜片的屈光矫正镜度及轴的方向。有的设备还设计有对特殊镜片的检测功能，如 VISIONIX（伟视力）公司生产的 VL-3000 自动焦度仪，其商品名叫作眼镜-视光学分析仪，具有对隐形眼镜、渐进镜片进行检测的功能，而且还具有提供彩色屈光等高线分布图（又称为屈光地形图）的效能。

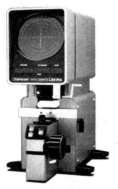
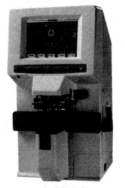

(a) 投影式焦度仪　　　　　　　(b) 自动焦度仪

图 4-7　投影式焦度仪与自动焦度仪外观示意

从行业当前的应用看，使用电子焦度仪是十分普遍的，而使用眼镜-视光学分析仪的还相对较少。但是随着渐进眼镜应用者的扩大，这种设备的应用将会逐渐增多。

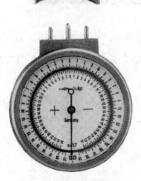

图 4-8 镜度表

2. 镜度表法

镜度表是一种简易的镜度测量工具，如图 4-8 所示。它是对透镜表面弯曲程度进行测量，并换算成镜片两面屈光力，通过计算得出镜片屈光度。例如，被测镜片凸面测量为 +4.00D，而凹面为 -6.00D，说明镜片为 -2.00D 近视镜片。

使用这种方法进行镜度检测是一个简便易行的方法。这种方法的最大缺陷是精度较差，尤其是对轴位的准确把握更是如此。

3. 手动焦度仪检测法

之所以叫作手动，是因为在这种仪器的操作中，需要通过手动调焦来确定镜片的屈光度。这类手动焦度仪有两种。

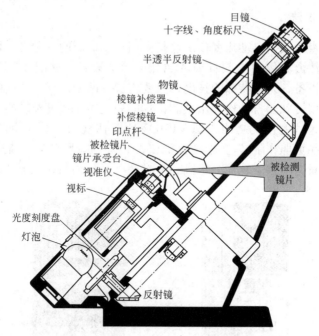

图 4-9 望远式焦度仪结构

一种是投影式焦度仪［图 4-7(a)］，是一种电子液晶显示的屈光数据的设备。它还具有处方正负柱镜形式转换键和近用附加镜度检测。应用这种焦度仪的店铺相对较少。

还有一种是望远型焦度仪，图 4-9 中，人们又将望远型焦度仪，叫作内读式焦度仪，俗称"炮筒子"。近年来在大城市中，因检测镜度与国家质检部门规定的精度存在差距，这种焦度计使用者趋于明显减少。生产它的厂家也对这种设备进行了改造，以适应国家质检部门的要求。主要是增加了外读式高精度液晶显示结构。从实用角度上讲，望远型焦度仪应当说是一种价廉物美的检测设备可以分成为内读式和外读式两种。内读式焦度仪，其检测数据显示在镜筒的下方(图 4-10)；而外读式焦度仪的屈光度是标刻在在调焦轮上。两种方法检测后的数据的读取都需要以指针所指示的数值为准。

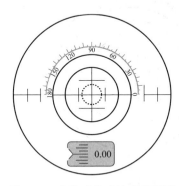

图 4-10 内读式焦度计观察视野

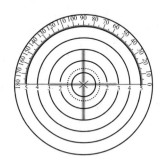

图 4-11 球面透镜对焦正确视野

这两种手动焦度仪的检测方法基本相同，不同的是投影焦度仪不用进行视度调节和正交镜度计算。

手动焦度仪基本操作程序如下。

(1) 打开照明电源

(2) 调整目镜 使用望远式焦度仪，在检测之前都应进行目镜的视度调节。调节方法是：旋转调节螺旋，将 0.00D 镜度值与视窗的指针对正。倘若，焦度仪内视野的点状环和交叉线清晰可辨 (图 4-11)，就说明无需调焦。否则，就需要转动目镜进行视度的适当调整。

(3) 夹持测试镜片 将镜片置入检测光路中，并使光标十字值与观察视野正中。不管使用何种形式焦度仪进行检测，被测镜片在检测光路中，其凹面一定朝向设备投照光源的方向。

(4) 初步观察 镜片置入检测光路中，视野中环、线仍清晰可辨，说明被测镜片是平光镜。倘若，视野中环、线模糊，说明被测镜片具有一定的屈光度，就需要进行调焦。

(5) 第 1 次调焦 当调焦后，视野中环、线恢复了清晰可辨的状态时，如图 4-11 所示，说明被测镜片是单纯性球面镜片，此时读取所对应的数值就是镜片的屈光镜度。经调焦两组线条不能同时达到清晰状态时 (图 4-12)，则该镜片为含有散光成分的镜片。将一组线条调节到最清晰状态，记住其屈光度值及其轴位后再进行第 2 次调焦。

(6) 第 2 次调焦 再将另一组线条调节到最清晰状态，记住此时所显示的屈光度值及其轴位。

（7）计算被测镜片的镜度　根据两次对焦所获得的读数，就可以计算出镜片的屈光矫正镜度。

例如：$-2.00DC\times90°$ & $-3.00DC\times180°=-2.00DS-1.00DC\times180°$

检测时，看到视野中圆环的短线与交叉长线的方向不一致时，应先将其方向调整一致（或垂直）后，再进行精细调节测量。

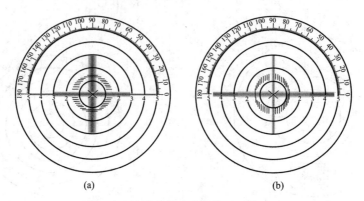

(a)   (b)

图 4-12　检测有散光成分镜片观察视野

4. 验光镜片中和法

（1）镜中像移规律　将镜片置于眼前，通过镜片观察远处的目标会发现当验光师将镜片向某一个移动时，透镜中的像的移动可能出现以下 3 种情况。

① 没有移动：此时的镜片一定是平光镜。

② 也向同一方向运动：这样的像动就成为顺动。此时，手所持的透镜一定是凹透镜。

③ 向相反方向运动：这样的像动就叫作逆动。这时，手中的镜片一定是凸透镜。

图 4-13 为凹透镜、凸透镜镜中像移动示意。以上镜中像的移动规律，就是使用中和法检测透镜屈光度的基础。

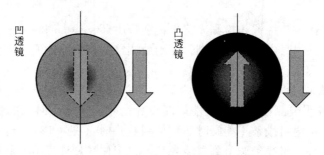

图 4-13　凹透镜、凸透镜镜中像移动示意

（2）中和　一只具有一定屈光度的镜片，镜中的像必然会随镜片的移动而运动。只要将其产生移动的屈光度消解去除，镜中的像动就会停止。也就是说，只要镜中的

像由动到静止，就可以核定出消解去除的屈光度。这种消解去除的方法就是中和法。其基本原理为：屈光度绝对值相等的两只镜片密接叠合，其屈光度将被相互抵消（图4-14）。根据这一原理，使用已知屈光度的验光镜片与被检测镜片密接叠合，进行视像的运动观察。在镜片更换尝试中，一旦看到叠加的镜片中的视像不再移动，就说明两只镜片的屈光力已经中和。查看确认验光镜片的标称屈光值，该值的相反数就是被检测镜片的屈光度值。

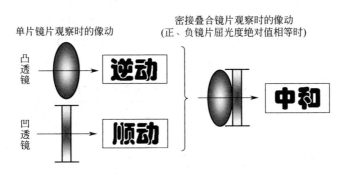

图 4-14　镜片屈光度中和示意

当前，检测镜片的屈光度使用最多的方式是用自动焦度仪进行检测。使用中和法进行检测的人已经很少。但是，这种方法是眼镜行业的一种基本技能，而且往往被认为是一种较高水平的标志性技能。有一些老师傅，可以在不使用验光镜片，仅通过单纯目测就可以基本确定镜片屈光度。

二、镜片材料与光学性能

验光师还应当对镜片的材料进行必要的了解，需要了解的主要有材质、折射率及色散系数。

1. 材质

用于屈光矫正的镜片材质最常见的有两类。一类是光学玻璃镜片，另一类是光学树脂镜片。在我国，经常使用的是树脂镜片，但在有些国家使用光学玻璃则是比较普遍的，如德国。

了解这方面信息的目的是为了解释验光中出现的，以及将来使用新配制眼镜可能出现的视觉现象和视觉感受进行分析与预估。

2. 折射率

镜片的折射率也是有必要了解的信息。一般情况下，镜片所使用的折射率多为1.5左右，光学玻璃镜片多为1.523，普通树脂镜片（CR-39）为1.5。

但是，近年来使用高折射率者有所增多。其中光学玻璃折射率已达到1.92；树脂镜片也已达到 1.74。

　　了解被测者所使用镜片的折射率状况的目的在于：对主动进行的新选择，可能出现的视像差异性进行分析。给予征询者，提供合理建议；对改变使用习惯者，提供相应的指导。

3. 色散系数

　　通常又叫作阿贝值。色散是镜片使用者比较容易体验到的光学现象。一般而言，折射率越大，色散程度越大，色散系数就会越小；反之，色散程度较小，色散系数就会相对较大。光学玻璃的色散系数（Abbe）介于 70.0（氟冕玻璃 FK_6）与 20.9（特种玻璃 SF-SL）之间。屈光矫正中，使用最多的镜片的色散程度，大多较小（表 4-3）。

表 4-3　光学玻璃与树脂镜片光学性能对照表

材料	种类	折射率	色散系数	透光率
光学玻璃	白片	1.531	60.5	≥91%
	UV 白片	1.523	58.7	≥91%
	克罗克斯片	1.523	≥56	≥84%
	克罗克塞片	1.523	≥56	≥86%
树脂镜片	CR-39	1.498	57.8	89%～92%
	PMMA	1.491	57.6	92%
	PC	1.586	29.9	85%～91%

　　比较以上考察镜片有两种常识性的概念，验光师是需要了解的。

　　第一，折射率不同的镜片，色散程度就不同。折射率越大的镜片，色散程度越大；折射率越小，色散程度也就会相对较小。

　　第二，同样的一只镜片，其中央区域的色散程度就会较小，而越接近周边区域其色散程度也就会越大。

　　了解戴用镜片的色散程度，可以在被测者选用新的镜片后，对色散受主观视觉观所产生的影响进行估计。

三、左右镜片差异性的确认

　　在对镜片进行屈光度、镜片材料与光学性能进行考察的基础上，还应当对左、右镜片的综合差异性进行确认。这就需要在如下两个方面进行考察。

1. 镜片的差异

　　考察原戴眼镜左、右镜片在屈光学方面的比较信息。主要是指屈光度的差异性和光学中心位置上的差异性。

　　（1）屈光度的差异　在眼-视光学界比较统一的认识是：两眼的屈光度的正常偏差值应＜2.50D。倘若，偏差值≥2.50D 时，被测眼就属于病理性屈光参差（少年儿童诊断屈光参差的屈光偏差值则为≥2.00D）。病理性屈光参差，简称屈光参差，对偏差值＜2.50D 视为生理性屈光参差。屈光参差者，一般双眼单视功能不佳，可能会存在单眼视、交替视，检测双眼视功能时会发现深径觉、立体视觉能力较差。

了解原戴眼镜这方面的信息对实施验光、检测以及屈光矫正（胶制）方案的设计具有重要的参照意义。

（2）光学中心位置的差异 对于左、右镜片光学中心的位置进行对比考察，也是不可以忽视的。一般来说，左、右镜片光学中心的位置应当是对称的。但是，当前眼镜定制工作中还存在着差强人意的现象。应当说左、右镜片中心垂直互差值达到，甚至超过 5mm 的眼镜还是会偶然出现的。

2. 眼镜与眼的差异

在对原戴眼镜进行检查中，一定要注意眼镜与眼的相互关系。这种相互关系有两个方面值得注意。

（1）光学中心距与瞳距 第一个需要注意的眼镜与眼的关系，就是左、右镜片光学中心距离与使用者瞳距间的关系。一般情况下，远用屈光矫正眼镜的光学中心距应与戴用者的瞳距相符。如图 4-15 所示为眼镜光学中心距与戴用者瞳距处于正常配合状态的情况。

如图 4-15 所示为光学中心距大于戴用者瞳距的情况，以下情况有两种可能：

① 眼镜配制中，专门进行了光学中心外移，说明被测者有隐斜需要矫正；

② 倘若眼镜配制中未做移心处置，就说明眼镜的光学中心距与戴用者瞳距处于不正常的配合状态，这大多是因为选用的眼镜架规格尺寸过大所致。遇到这种情况，在验光中就应对光学中心位置的设定给予较多的关注。

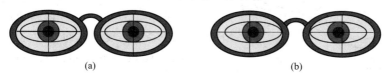

(a)　　　　　　　　　　　　　　(b)

图 4-15 光学中心距与瞳距关系示意

（2）应用镜距 第二个需要注意的眼镜与眼的关系则是屈光矫正眼镜镜片与眼的距离。这一距离一般要求恒定在 12mm。假如实际戴用的距离大于这一数据，其屈光镜度的正镜效度会有所增大；反之，则正镜效度会减小。了解这一信息，对验光过程中进行镜度的调整会有一定的益处。

四、装配质量

对眼镜的检查还应当包括对眼镜装配质量的检查。这里说的装配质量有可能存在的问题包括因选用的眼镜架强度较差、眼镜架的自然老化（非金属镜架）、摘戴和保养不善等原因，在经过一段时间的戴用后所发生的结构状态与装配质量改变。这种改变是属于非破坏性，但会产生特定戴用习惯的一种改变。这种改变会导致被测者对新配眼镜难以适应、适应期延长等现象。

1. 镜-眼结构状态

如图 4-16 所示为前倾角、垂俯角、弯点长示意。

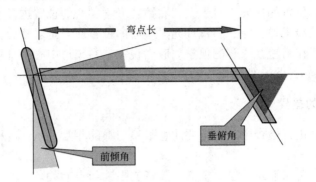

图 4-16　前倾角、垂俯角、弯点长示意

（1）前倾角　在配装与调整眼镜时，前倾角一般控制在 8°～15°。前倾角的缩小，甚至可以变为负角，常见于非金属镜架。这种改变塑造成的影响是可使被测者在验光时，特别是在戴用新眼镜时产生头晕、平面倾侧感。

（2）垂俯角　一般认为这一角度约为 60°。垂俯角过大，往往会压伤耳背。垂俯角过小，眼镜则会向前滑动。

（3）弯点长　弯点长通常认为是从眼镜腿铰链轴垂面到弯点的长度，然而这种说法并不正确。因为当今眼镜腿铰链的位置并不固定。应当说，镜圈后缘到弯点的距离才是弯点长。对于无框眼镜架，可以从端翼（图 4-17）的后缘算起。

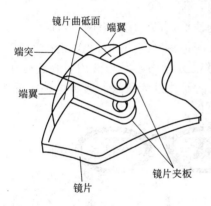

图 4-17　无框眼镜架的端头结构

戴用中能保持稳定镜—眼间空间位置的眼镜的使用者，在验光中对镜度的视觉锐度的反应一般相对比较敏锐。而因垂俯角、弯点长的异常所造成的镜—眼间空间位置不稳定，常常会使被测者在验光中对镜度视觉锐度的反应相对比较迟钝，对 0.25D 调整的视觉锐度维持时间相对较短。

2. 装配质量

这里所说的装配质量是指眼镜在戴用中所发生的左、右侧镜圈、镜片相互间的位置变化后的质量现状。这方面的质量主要包括：镜面角、镜平面、弯点长等。

（1）镜面角　镜面角是指左、右镜片平面所夹的角度（图 4-18）。一般情况下，这一角度值为 170°～180°。当使用规格尺寸较大的眼镜架时，这一角度应适当减小，减小的要求应是：被测者的视线应垂直于镜片的光学中心。当这一角度＞180°时，则为异常。

戴用镜面角异常眼镜的被测者，其视觉功能就会出现一种生理适应。这种生理适应常常表现为调节集合方面的不协调。

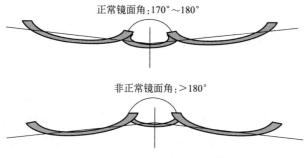

正常镜面角：170°～180°

非正常镜面角：＞180°

图 4-18 正常、异常镜面角

（2）镜平面的一致性 镜平面是指镜片装配在眼镜架上的光学平面。左、右镜片的镜平面应当处于同一平面上。当左、右镜片的镜平面不在同一平面时，戴用者在实际戴用中就可能会存在一定程度的视觉疲劳。图 4-19 就是左、右镜片镜平面不一致时的俯视与侧视所呈现的镜片状况。

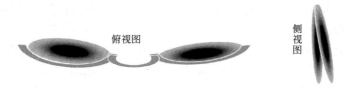

俯视图 侧视图

图 4-19 镜平面不一致时镜片的状况

镜平面的不一致，一般不会影响验光的视觉分辨力。但被测者对新配制的眼镜则需要一个明确的适应期。

（3）弯点长的一致性 在眼镜戴用中，一般不会发生真正意义上的弯点长的改变。大多是由于戴用不慎，因挤压而导致镜腿的垂俯角改变所致。垂俯角减小侧的镜腿就会表现为相对性的弯点长过长。

（4）左、右鼻托的不对称改变 鼻托不对称性改变有三种形式。其一是高度不一致；其二是左右位置的不对称；其三是角度的不对称。

弯点长的相对不一致和鼻托不对称改变，都会产生眼镜在戴用中的偏位现象。这种偏位有可能会造成注视目标在视觉上的边缘性虚化现象。

五、检查原戴眼镜的意义

验光师在验光前之所以要对原戴用眼镜进行检查，就是因为使用不正常眼镜的被测者的视觉功能，常会因生理适应而导致视觉功能的不协调现象。这是验光师必须注意的一个问题。总的来看，检查原戴眼镜的意义有以下几个。

1. 了解戴用经历

通过对原戴眼镜的检查，可以对被测者的屈光矫正经历进行初步的了解。根据眼镜的状况，可以对被测者的戴用习惯、戴用时间等进行推测。这些都可以对验光的情况具有初步预判、有序推进检测程序的作用。

2. 解释、解决验光中的问题

原戴眼镜的光学与结构方面的情况，都会使戴用者产生生理性适应。适应的结果或多或少都会使戴用者产生新的视觉平衡。这种新的视觉平衡在重新被打破时就会发生新的不平衡。例如，一名长期接受非足度矫正的被测者，在重新接受足度矫正时就会感到头晕，甚至恶心，这就是在欠度矫正视觉平衡建立后，因矫正方案的调整后出现新的不平衡的结果。验光师只有通过对眼镜检查，才能以最简洁的方式获得这些相关信息。

3. 作为制订矫正方案的参考

原戴用眼镜的光学和结构信息毫无疑问是制订新的矫正方案的重要的参考资料。不将原戴用眼镜的光学和结构信息作为制订矫正方案的参考信息，可能就不会制订出使被测者取得舒适的屈光矫正方案。

例如，一名被测者原戴用眼镜的散光轴位在170°，而通过客观检查其散光轴位在180°。对于这种情况，验光师就应当考虑到以下几种原因。

(1) 原戴用眼镜轴位错误 被测者原戴镜屈光矫正轴位不正确，这种情况只能发生在上一次的屈光检测之时，多因主观检测轴位反复比较导致分辨敏感度下降所致。这样的被测者，在检测中对原戴用轴位的视觉分辨力相对较低，对正确的轴位认同度较高。这种情况下，验光师制订矫正方案，就会有以下两种可能。

① 只要被测者在行走试戴时没有明显的不舒适，就应当使用正确的轴位作为矫正方案的内容。

② 被测者在行走试戴中，对正确的轴位感到明显的不舒适。而且对原戴用轴位也存在不适应。那就要找到被测者可以接受的最佳轴位。当被测者主观确定困难时，只能采取折中的方案予以处置。

(2) 被测者习惯性轴位偏转 这样的被测者，在屈光检测时对原戴镜轴位的认同度就会较高，对客观检测的轴位就会持明显的拒绝态度。这时，就必须给予被测者主观所认同的轴位。

(3) 被测眼屈光综合性偏转 这样的被测者，在远用屈光检测中，与习惯性轴位偏转者对轴位的主观反应相近。而在近用屈光检测中，其轴位可能会与远用轴位存在一定偏差，这种偏差一般会在5°左右。对这种情况，处置方法是：首选远用矫正轴位；次选折中轴位；对两种方案都不能满意者，应分别配制远用、近用屈光矫正眼镜。高度散光性屈光不正者，可能会需要使用第三种方案。

4. 指导戴用

对原戴用眼镜的检查，了解原戴眼镜的实际戴用状况，还可以对被测者戴用新配制的屈光矫正眼镜可能产生的主观视觉感受进行预估，并对使用中应当注意及适应等问题给予适宜的指导提供依据。

例如，一名习惯使用负值前倾角的近视眼戴镜者，当使用正确前倾角时往往会产生视平线下降的视知觉。这种本是正常的视觉反应，在主观感觉上就会被认为是眼镜导致的异常视觉反应。这显然需要经过短时间的适应才能得到更正。

以上关于眼镜的检查，在整个验光过程中起着承前启后的作用。即承接矫正历史、习惯与启动新一轮屈光矫正方案的作用。对原戴眼镜了解得越清楚，制订的矫正方案也就会越符合被测者屈光矫正的需求，眼镜也就越容易得到适应，越容易被戴用者所接受。这就是验光师要检查被测者原戴眼镜的原因所在。

第三节 视力检测

对视力的检测，应当是对眼检查与检测的一部分。而对于验光来说，视力检测是极其重要的一部分。应当说，离开视力的检测，也就没有验光。

一、裸眼视力检测的意义

视力检测在屈光学检测中有什么意义呢？这是一个既简单，又不太容易表述清楚的问题。

1. 了解视觉精细分辨力的状况

视力是指人眼对物体形态的精细辨别能力。在屈光学领域，一般认为1.0的视力就是人的正常视力。实际上这只是一种人为的假定。这种假定对屈光学知识的解说与理解带来了相当大的便利。但是，对从事眼-视光学工作和从事验光职业的工作者来说，这样的认识显然是不够的。当一个人其原初视力为1.0时，1.0的视力自然就是正常视力。但是对一名原初视力为1.5的被测者，1.0的视力就不能说是正常的视力，显然是视力减退后的"正常视力"。这一情况下的1.0尽管无需进行屈光矫正，但是，却需要密切随访，对其视力有必要进行动态考察。

据相关资料显示，中国人的视锥细胞的直径相对较小。倘若被测者的视力仅能达到1.0的话，就说明其视力已经有所减退，并非是真正意义上的"正常视力"。因此，通过视力检查，了解眼的精细辨别能力，除了解 1.0 以下视力的状况外，也不能忽视对 1.0 及以上程度视力的状况的分析与观察。

2. 进行屈光性质的鉴别诊断

对视力进行全面检测，还可以对被测者的视觉状况进行屈光分析和鉴别诊断。对被测者进行裸眼视力检测，可以在两个方面对被测者的视觉状况进行相应的检测与分析。

（1）视力减退性质的鉴别　通过针孔视力的检测，可以对视力减退的性质进行鉴别。具体方法是：通过在被测眼前加用针孔镜片前后视力的对比来判断被测者视力减退的性质。

加用针孔镜片后的视力比加用前视力得到提高，说明被测者视力减退的原因是由屈光不正所引起。这时的被测眼，通过屈光矫正可以获得良好的矫正视力，至少会使矫正视力得到明显的改善。

加用针孔镜片后的视力不但没有提高，甚至比加用前视力还要差。这种情况的视力减退，基本上可以排除屈光不正的原因，极可能是由于视觉细胞自身功能低下，或眼的屈光间质的透明程度降低所引起的。这样的视力减退，使用屈光矫正的方法一般不会取得满意的效果。

（2）屈光不正性质的鉴别　在实际验光工作中，相比较而言，验光师对裸眼远用视力的检测的重视程度相对要高些，而对裸眼近用视力的检测一般都不太重视。这种做法尽管主导方向清楚，但有明显的缺憾。这种缺憾是指，本应能发挥屈光鉴别诊断作用的视力检测，却被验光师所忽略。这也正是徐广第先生反复强调的在进行视力检测时，不但要对远用视力进行检测，还应当对近用视力进行检测，在两种视力检测的基础上进行分析。

常规裸眼视力检测可以分成两种：一种是远视力的检测；另一种是近视力的检测。根据被测者裸眼远、近视力的状况，就可以对其屈光性质进行鉴别。

将远、近视力分别分成视力≥1.0；视力＜1.0 两个层次。视力组合方式共有 6 种：

①远视力≥1.0，近视力≥1.0；②远视力≥1.0，近视力＜1.0；③远视力＜1.0，近视力≥1.0；④远视力＜1.0，近视力＜1.0；⑤远视力≥1.0，远视力＜1.0；⑥近视力≥1.0，近视力＜1.0。

其中⑤、⑥两种组合方式自相矛盾，不可能存在。因此临床上只能见到前四种组合方式。对这四种组合方式进行考察分析，可以得出远、近视力不同的组合方式与屈光不正及相关眼病的相互对应关系（表4-4）。每一名验光师，都应当能够根据对远、近视力检测结果的组合方式，正确做出对被测者眼的屈光状态、一般相关眼病的诊断。这就要求验光师对表4-4 中的内容要十分熟悉。对表中所涉及的眼的屈光不正生理、眼部疾病等的视觉功能有比较清晰的认识，并能够对相应的屈光不正和眼病进行鉴别。

表 4-4 远、近视力检测结果与眼屈光、眼病的关系

分类	远视力	近视力	被测眼屈光与眼病状况
1	≥1.0	≥1.0	正视眼。全隐性远视眼
			有屈光不正,但眯眼辨别视标时
2	≥1.0	<1.0	青少年中度远视眼;中年轻度远视眼
			老年正视眼
			抗胆碱类药物应用
			视网膜轻度水肿;球后肿瘤
3	<1.0	≥1.0	近视眼。高张力性近视现象
			拟胆碱类药物应用
			白内障早、中期;糖尿病突发期及未控制时
4	<1.0	<1.0	青少年高度远视眼;中年中度远视眼
			轻度近视眼合并老视;病理性近视眼
			弱视眼
			球后神经炎;视路疾病;影响视力的其他眼病
			全身疾病引起的眼底并发症

(3) 确认散光是否存在 在视力检测中,还可以通过应用裂隙片,对被测眼是否存在散光进行鉴别。在被测者视力达到 0.6～0.8 时,可以使用置入裂隙片的试戴眼镜架进行视力检测。当被测眼的视力达不到 0.6 时,则适当加入适当的球面镜度使其视力达到 0.6 后,才能进行这项检测。检测中,需要在旋转裂隙的方向的操作中,请被测者对视标的清晰程度进行比较,并请被测者对视标在清晰度所发生的变化予以报告。被测者报告视标的清晰程度有变化,说明被测眼存在散光;反之,则说明被测者的屈光不正没有散光成分(即便有,也不会>0.25DC)。

二、矫正视力检测

这里所说的矫正视力检测是指在加用验光测试镜片的过程中,所进行的对被测者视力动态变化的检查过程。这种检测包括眼的屈光矫正镜度、视觉功能状况、合理的屈光矫正镜度三个方面。

1. 眼的屈光矫正镜度

对于裸眼视力<1.0 的被测者,就应当进行眼屈光矫正镜度的检测。这种检测是通过加用、调换不同屈光度的验光测试镜片来完成的。检测中,可以使被测眼获得最佳矫正视力的镜片屈光度之和,就是被测眼的屈光矫正镜度。有以下两个概念必须清楚。

(1) 什么是最佳矫正视力 在形觉视功能测试中,测量出来的最小可分辨视角为 15.0″(0.25′)。用三角函数法进行推算,12.0″是最小可分辨力的理论极限值。这个数值是在不考虑眼的像差和眼的运动的条件下,通过简单计算得出来的。据有关资料说,现已知最高视力值为:6.0(相当于视角 0.1667′,即 10.0″)。这样高的屈光矫正镜度的精度是不可能达到的。但是,矫正视力达到 1.2,甚至达到 1.5 则是司空见

惯的现象。

人们常常会认为矫正视力达到 1.0 就叫作最佳视力，应当说这是一种误解。能够获得的最高矫正视力才是最佳矫正视力。一个人矫正视力可以达到 1.2（甚至 1.5），而达到 1.0 这一视力值就不能叫作最佳视力。

（2）屈光矫正镜度≠配镜度数　处方上书写的屈光数据，并非是眼屈光的完全矫正镜度。这些数据是验光师经过检测，在综合被测者具体情况及行走试戴的反应的多种信息后，提供给被测者的配制眼镜的建议屈光矫正数据。那么，配镜者不使用验光师建议的屈光矫正数据，而主动采用自行修正的数据进行配镜的现象也是存在的。因此，眼屈光完全矫正镜度不一定就是配制眼镜的屈光矫正数据，处方上的屈光矫正数据也不能保证成为百分之百的配镜数据。

2. 了解视觉功能状况

通过矫正视力的检测，我们还可以了解到被测者视觉功能状况的相关信息，包括以下三个方面。

（1）矫正分辨能力　这里所说的矫正分辨能力，是指在使用屈光矫正镜度的条件下，被测者所能达到的最好视力。这是一种在使用屈光矫正镜度时即刻可以实现的矫正视力。倘若被测者的矫正视力不能达到 0.9，就说明被测者为弱视眼。这里要说明一个问题，诊断弱视不能仅凭远视力的检测，还须结合近视力的检测。这是因为，弱视眼不仅表现在远用视力方面，也会同时表现在近用视力方面。

假如有条件的话，还可以通过等间距的集簇视力表对视力的"拥挤现象"进行考察，倘若被测者的集簇视力低于常规视力，基本可以确定被测者存在着矫正分辨能力的低常状况。

引起矫正视觉能力低下的原因，不仅仅是弱视眼，还包括：球后神经炎；视路疾病；影响视力的其他眼病或全身疾病。而矫正视觉能力低下的最常见的屈光不正则是未经有效矫正的青少年的中、高度远视眼。

（2）屈光系透明程度　通过视力检查中被测者的主诉，可以了解被测者眼屈光系统的透明程度。这样的被测者常常会告诉验光师视物时有一种雾状知觉，这时验光师都应当对被测者进行明度对比视力的检测。一般情况下，屈光系统透明度下降者在照明度较低条件下的分辨力会比照明度较高时的分辨力要高。这是屈光系因混浊而至透明程度下降者的共同表现。

（3）双眼的视觉功能　应用辅助工具，还可以通过视力表进行双眼视功能的检测。这种检测包括双眼视觉平衡的测定、调节与集合功能的检测，眼肌功能与隐斜视的检测。关于这方面的内容，将在后文中进行介绍，在此不再赘述。

3. 合理的屈光矫正镜度

通过行走试戴与镜度调整，可以确定合理的屈光矫正镜度。戴用合理的屈光矫正镜度的眼镜能够达到两个目标：①比较舒适的屈光矫正镜度；②比较理想的矫正视力。

人们将矫正屈光不正的总原则表述为：使用最高正镜效度的屈光矫正镜度，获得最佳的矫正效果。又习惯于将近视眼和远视眼分别表述如下。

近视眼的矫正原则：使用最低的近视屈光矫正镜度，获得最佳的矫正视力。

远视眼的矫正原则：使用最高的远视屈光矫正镜度，获得最佳的矫正视力。

这种分别表述的形式，应当说是屈光不正矫正总原则的一种通俗表现形式。屈光矫正原则是达到既定屈光矫正目标的基本法则，这是一种符合视觉生理科学原理的约定。法则和约定在现实中是具有规范和指导行为的方法学作用的。但是，法则和约定不应当成为教条。当一名被测者使用由矫正原则确定的屈光矫正镜度出现难于耐受的情况时，就需要应用适当降低屈光矫正镜度的方法来解决主观视觉的耐受性问题。经这种方法处理后的屈光矫正镜度，应当说已经不具有1+1=2的性质，而转成为0.9+0.9=1.8≈2的镜度。显然，这一新的屈光矫正镜度是合理的。这一合理的镜度，是被测者以牺牲矫正视力方面一定程度分辨精度的基础上，所获得的能够主动耐受的屈光矫正镜度。而确定这一合理的屈光矫正镜度，则需要验光师根据被测者主观视觉感受和耐受力来确定，还应当考虑被测者的戴用习惯、屈光度变化的幅度以及心理特征等因素的影响问题。

三、视力与屈光矫正镜度的关系

裸眼视力同屈光矫正度之间是存在一定关系的。这种关系在不同性质的屈光不正中表现形式是不相同的。近视眼裸眼视力的优劣，是与眼的屈光矫正镜度的高低呈反比的。即裸眼视力越差，眼的屈光矫正镜度也就越高。而远视眼的裸眼视力的优劣则是以显性远视中的绝对远视度有关。绝对远视度在总远视中的比重越大，其裸眼视力也就越差。近视眼的屈光矫正镜度、绝对远视屈光矫正镜度与远用裸眼视力的关系如表4-5所列。在使用这个表中的数据时，应注意以下几个问题。

表4-5　远用裸眼视力与单纯性近、远视眼屈光矫正镜度的对照表

远用裸眼视力/V	近视眼		绝对远视	
	屈光矫正镜度/D	实际应用配镜数据	屈光矫正镜度/D	实际应用配镜数据
0.05			+4.00	
0.06			+3.50	
0.08			+3.00	①调节力≠0时,配镜数据>绝对远视屈光矫正镜度。②调节力=0时,配镜数据=绝对远视屈光矫正镜度。但视近时需使用近用附加正镜度
0.1	−3.00	与近视眼屈光矫正镜度相同	+2.50	
0.15	−2.50		+2.00	
0.2	−2.00		+1.50	
0.4	−1.00		+1.00	
0.6	−0.75		+0.50	
0.8	−0.50			

1. 视力的分辨精度控制问题

大家可能会发现表中的屈光矫正镜度所对应的裸眼视力值，要比实际验光中所检测到的值要低。这是因为，表中所列数据是以精确到可以锐利分辨划的边缘为识别基准所测量出来的数据，而非以分辨出开口为准。也就是说，表中远用裸眼视力要比实际检测中的视力约低2个视力级差。而且实际检测中的裸眼视力与屈光矫正镜度之间的相互关联并不紧密。如，矫正镜度−3.00D和−4.00D两个被测者的裸眼视力都有可能是0.1，甚至还会出现−5.00D近视眼的裸眼视力也是0.1的情况。这显然是不同的被测者在视标分辨精度上存在差异所致。

2. 近视眼的屈光矫正镜度

近视眼的屈光矫正镜度与远用裸眼视力是存在着正比例关系的。一般情况下，近视眼被测者只要使用相应的屈光矫正镜度就会获得比较满意的视力。尽管被测者在使用裸眼判读视标时会表现出一定的精度差异。但是，被测者在验光中对矫正视力分辨力的精度的差异则相对较小，人与人在分辨精度上是比较接近的，这可能与人的心理活动特征有关。

3. 远视眼的屈光矫正镜度

远视眼的裸眼视力与远视屈光矫正镜度成分中绝对远视度有关。也就是说远视眼被测者自身眼的调节力不能克服的远视度才是视力下降的直接原因。在远视眼屈光矫正中，需要使用的屈光矫正镜度是绝对远视与能胜远视两部分远视屈光矫正镜度之和。这就出现了以下两种情况。

（1）被测者的眼有足够的调节力　远视眼被测者，是否会出现视力的下降，这与被测者所具有的调节力的状况有着密切的关系。这种关系表现在以下两个方面。

① 只要被测者的眼不存在绝对远视，其远视力就不会下降。

② 远视眼被测者的眼有足够的调节力时，就不会出现视近的问题。

例如，青少年中度远视眼；中年轻度远视眼。都会因其调节可以满足需要，而既没有远视力的下降，也没有视近的视力下降。

（2）被测者的眼的调节力不足　人眼的调节力是随着年龄的增长而逐渐减退的，这是一种生理性的自然变化。正视眼的人在45岁以后就会显现出明显的近点距离增大。

近视眼因利用远用形觉辨别功能来解决视近的问题，往往会给人老视症状迟发的印象。当被测者使用远用屈光矫正镜度时，这种老视现象就会不明显。

远视眼的人调节力虽然也是按生理变化的规律逐渐减退的。但是，远视眼的近点要比正视眼要远，因此，调节减退的影响要比正视眼的人要大。这就是远视眼老视现象会提早发生的根本原因。

四、视力检测

1. 远视力检测

视力检测使用的工具与检测的条件，我们已经在前文进行了介绍。在这里以我国常用的标准对数视力表为代表来介绍视力检测的过程。

（1）检测距离5m 在检测距离为5m时进行检测，可能会遇到以下几种情况，见图4-20。

① 当被测者能够看清楚某一行的全部视标时，这行视标所标注的记录值就是被测者视力。如看清倒数第7行的全部视标，其视力即为0.5。

② 当被测者不能看清楚某一行的全部视标时，有两种情况：

第一种情况：看不清楚某行中视标的个数少于该行视标的一半时，应记作该行视力值$^-$。如倒数第7行中2个视标不能辨别，则应记作0.5^{-2}。

第二种情况：看清楚某行中视标的个数少于该行视标的一半时，应记作上一行视力值$^+$。如倒数第7行中可以正确辨识出2个视标的方向，则应记作0.4^{+2}。

③ 在5m视距进行检测时，被测者无法识别0.1的视标，应进入1～5m视距的视力检测阶段。

（2）检测距离5～0.5m 这一视距范围的检测，是以0.1的视标为观察视标。被测者能在某一距离分辨0.1的视标，这一距离的1/50就是被测者的视力（表4-6）。

标准对数视力表

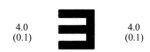
4.0 (0.1)　　4.0 (0.1)

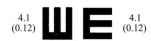
4.1 (0.12)　　4.1 (0.12)

4.2 (0.15)　　4.2 (0.15)

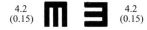
4.3 (0.2)　　4.3 (0.2)

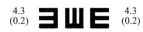
4.4 (0.25)　　4.4 (0.25)

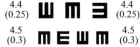
4.5 (0.3)　　4.5 (0.3)

4.6 (0.4)　　4.6 (0.4)

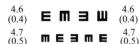
4.7 (0.5)　　4.7 (0.5)

4.8 (0.6)　　4.8 (0.6)

4.9 (0.8)　　4.9 (0.8)

5.0 (1.0)　　5.0 (1.0)

图4-20 视力表

表4-6 5～0.5m视距辨识距离与视力的对应关系

视距/m	4.5	4.0	3.5	3.0	2.5	2.0	1.5	1.0	0.5
视力	0.09	0.08	0.07	0.06	0.05	0.04	0.03	0.02	0.01

（3）指数 当在0.5m的距离仍旧无法辨识0.1的视标时，就应当进行手指数的识别检测。当被测者在0.2m距离可以准确识别手指数量时，视力记作：CF20cm，这一视力相当于小数视力的0.004。指数视力的小数视力对应值应在0.008～0.001。0.05m能分辨指数的小数视力应为0.001。

在进行指数视力检测时，最常使用的手指数量为2～3个。一般不主张使用1个手指，或多于3个手指进行检测。

（4）手动 当被测者在0.05m仍无法辨识手指数量时，则应进行手动视力的检测。检测方法是：请被测者面向较亮处，检测者将手置于被测眼前0.05m处，轻轻晃动。被测者能辨别手的晃动，就记作：HM＋。

（5）光感　对辨识手动者，则需在暗室中进行光感的测定。光感测定一般在5～6m长的房间中进行。对光感的记录有两个变量需要记录：距离、方位。光感检测有以下几种情况。

① 光感正常：是指被测眼在5～6m视距条件下有光感存在。

② 光感异常：包括检测距离缩短、方位差异两个方面。检测方位一般应包括9个方位：上、中、下、右、左、右上、左上、右下、左下。

对光感的记录可以采取如图4-21所示的记录纸的方式予以记录。

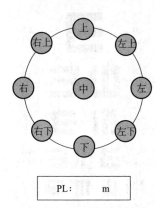

图4-21　光感检测记录单

以上是远视力检测所包括的检查项目。但从屈光矫正学的意义上讲，指数视力、手动视力及光感视力与精确的形觉的联系已经是非常有限了。因此，在进行屈光矫正检测时，是不会见到需要对指数视力、手动视力及光感视力进行检测的案例的。

2. 近视力检测

近视力的检测，一般只进行某一约定距离的检测。我国视力表设计制作的国家标准规定：以0.3m作为近用视力表检测距离。这一距离应当是人们习惯上使用的阅读距离。在实际验光中，检测近视力所使用的检测距离并不统一，也有使用0.33m、0.4m检测距离进行检测的。

对近视力的检测，应当按照国家标准规定的0.3m的视距进行检测。但在近视力矫正时，则需根据被测者自身的实际来确定近距视力的矫正问题，根据实际工作情景所使用的视距来进行近用屈光矫正镜度的检测。

第五章 ▶▶▶▶ 客观屈光检测

第一节 电脑验光仪

电脑验光仪是一种内部结构比较复杂，外部结构相对简洁，又是极易在短时间内学会的一般性操作设备。各种品牌、型号的电脑验光仪的外部结构仅仅有一些小的差异，大致基本相同。现仅以 Canon R-F10 和 TOPON RM-8000 为例进行电脑验光仪外部结构的介绍。

一、外部结构图

一般而言，电脑验光仪有两个侧视角度最能够反映仪器的外部结构状况：一个侧视面为面向被检测者的方向，将其称为前右侧（朝向检测者）视图；另一个侧视面为背离被检测者的方向，将其称为后右侧（朝向被测者）视图。

1. 后右侧视图

（1）机头　从后右侧视图上看，机头部分并无特殊结构。

（2）机体　面向检测者机体面的中部为一个显示屏（大多为 12.7cm）。机体的右侧面为打印机舱盖。

（3）机座　机座朝向检测者的近端多为一个平台，电脑验光仪的操作键一般都设置在这个平台上，机座的右侧面中间部位靠检测者近侧端是电源开关设置所在的位置。有的电脑验光仪的机座右侧底部的中间部位会设置视屏光对比度和固视亮度的调节螺旋，如 TOPON RM-8000 机型。

2. 前侧视图

从电脑验光仪的前右侧视图中（图 5-1）可以看到前面有以下三个装置。

（1）额托架　电脑验光仪面向被测者的一侧看到的最大的装置就是额托架。在额托架上有以下两个部位值得验光师及被检测者给予关注。

① 额托。额托是在检测中为保持检测者头位稳定的一个辅助装置。检测中，验光师必须指导被测者正确使用额托架。被测者在检测中应将自己的前额靠在额托上，并靠在，也就是说应当使前额轻轻贴在额托上，决不能人为刻意地去顶在额托上。假如顶在额托上，有可能增加被测者对检测的心理压力，在心理压力增大的情况下，就可能会使被检测到的屈光矫正值发生偏差。

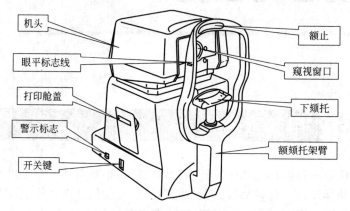

图 5-1　电脑验光仪前右侧视图

② 眼平标志线。额托架的两侧的外侧面上都会有一条水平方向的标志线，这条线就叫作眼平标志线。有的品牌的电脑验光仪这条线做的是一条环状刻线（如TOPON RM-8000）；也有的是一条短横线（如 Canon R-F10）。从规律上看，额托架的垂直部分呈柱状的多使用环状刻线；假如呈板状的一半多使用短横线。眼平标志线是被测者在检测中被检测眼应当处于的高度。两侧的眼平标志线的连线恰好通过注视窗口，这是保证被检测眼处于最佳测量位置的水平高度的标高线。在进行屈光检测时，验光师一定要将被测眼的高度调整到眼平标志线所对应的高度。

（2）下颏托　下颏托，是插入额托架下部架臂上的一个可以升降的装置，一般电脑验光仪的这一装置采用的是手动操作模式。Canon R-F10 则采用的是通过下颏托升降键来完成升降动作的，这种自动操作模式，下颏托的升降相对更加平稳。

下颏托在检测中有两个作用。

① 给被测者的下颏提供一个支点，以保持被检测者的头部处于一个较为稳定被测的状态。

② 为验光师提供一个调整眼高的简单有效的途径。

（3）注视窗口　注视窗口，有的说明书上将其称为测量窗口。这一窗口是被检测者在检测中需要注视的窗口，被检测者正是通过这一窗口获取仪器内的注视图标的。从验光师及仪器对屈光矫正度未知的眼进行检测这一角度看，这个窗口又是检测窗口、测量窗口。但从操作行为角度看，叫作注视窗口较为恰当，注视窗口的称谓有明显的引导被测行为的意义。

3. 操作平台

根据操作键的所具有的功能，我们可以把操作平台分为左、中、右三个区。

（1）左区   Canon R-F10 电脑验光仪的左区一共有 9 个键，这 9 个键可以分为以下两组。

① 第一组键。第一组键包括第一行四个键（图 5-2①～④）和中行外侧三个键（图 5-2⑧～⑩）。其 7 个键的功能依次如下。

a. DISP（显示）键。此键为显示功能键（图 5-2①），当按动此键时，电脑验光仪将进入显示模式，可以在显示屏上看到被仪器所记忆的相关测量数据。

b. IOL（人工晶体）键。IOL 键（图 5-2②），是一个特殊功能键，对已安装人工晶体的被测者进行检测须按动此键。

c. VD（镜距，即顶点距离）键。VD 键（图 5-2③）是一个数据选择键。在我国销售的电脑验光仪一般都设置了 3 种 VD 值，即 0.00mm、12.00mm、13.75mm。其中 0.00mm 专为测量隐形眼镜屈光矫正镜度所设；12.00mm 和 13.75mm 是为测量普通眼镜屈光矫正镜度所设置。12.00mm 镜距一般应用于亚洲人和非洲人；13.75mm 一般主张应用于欧美人及眼窝较深的亚洲人。

Canon R-F10 电脑验光仪第三个 VD 值并未使用 13.75mm 这一数据，而是使用了 13.50mm 的镜距。这两个数据对屈光矫正镜度影响非常小，两者的镜度差仅为 1.25‰，例如，在 13.50mm 镜距检测结果为 5.00D，转换为 13.75mm 镜距的屈光矫正度则为 4.99376D，当在 13.75mm 镜距检测为 5.00D，转换为 13.50mm 镜距的屈光矫正度就应为 5.00626D。

d. R/L（左/右转换）键。按动 R/L 键（图 5-2④）可以进行被检眼的转换，即每次按键，机头都会完成从左眼到右眼（或从右眼到左眼）的移动。

e. SET（检测参数设置）键。SET 键（图 5-2⑧）是一个引导键，它的功能就是

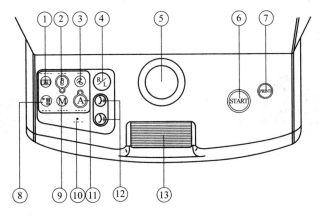

图 5-2   操作平台示意

一键进入参数主页，以便检测者确认或修改相关参数。

f. M（MANU，即手动）键。

g. A（AUTO，即自动）键。M 键（图 5-2⑨）、A 键（图 5-2⑪）都属于测量模式选择键。其中 M 键为手动检测模式确认键，A 键则为自动检测模式确认键。仪器检测状态永远自动保持在最后一次按动选择键所确认的检测模式状态中。

② 第二组键。第二组键，是由两个键组成的组合键（图 5-2），被合称为下颌托（CHIN REST）升降键（图 5-2⑫）。其功能是控制下颌托架的升降。

a. 上键：下颌托架上升键。

b. 下键：下颌托架下降键。

在左区还有一个如图 5-2⑩所示的指示灯。当接电后，仪器将会自动进入自检状态，这时指示灯将会闪烁。当设备进入正常测量状态时，指示灯会停止闪烁处于常亮状态。假如仪器不工作达到 5min 时将自动进入节电伺服待机状态，指示灯就会闪烁对使用者予以提醒：假如不再使用，请及时关机。

（2）中区 Canon R-F10 电脑验光仪的中区有两个功能结构装置：一个是机头移动球，另一个是机头移动滚，这是 Canon R-F10 电脑验光仪的特有装置。

① 机头移动球（图 5-2⑤）。机头移动球是控制、调整机头空间位置的一个装置。这个装置解决的是机头向左、向右水平方向移动和机头高度调整的两个问题。主要目的是解决测试窗口与被测眼测试正确对准的一种装置。其操控方向如图 5-3 所示，图中箭头所指示的方向为机头移动球滚动的方向，箭头中的文字说明的是所产生的机头移动方向。

② 机头移动滚（图 5-2⑬）。机头移动滚是控制、调整机头空间位置的又一个装置。解决的是机头前后移动的问题。当推动机头移动滚向前滚动时，机头就会前移（即向趋近于被测者的方向移动，如图 5-4 所示上方箭头）；当验光师向后转动机头移动滚动时，机头就会后移（即向趋近于检测者的方向移动，如图 5-4 所示下方箭头）。将调整机头与被检眼的检测距离的调整操作装置设计为滚的形式，是很独特的，这一设置对检测距离进行精确调整方面应当具有一定的意义。

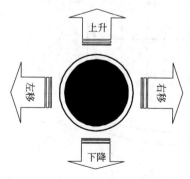
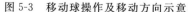

图 5-3　移动球操作及移动方向示意

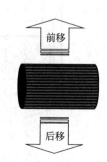

图 5-4　移动滚操作及移动方向示意

（3）右区 Canon R-F10 电脑验光仪操作平台的右区有以下两个按键。

① START（开始）键。按动 START 键，仪器将进入实施测量状态，实施测量的方式有以下两种。

a. 自动测量模式。在自动测量模式下，按动 START 键，仪器将进入自动寻找、追踪测量中心的状态，进行自动对焦并在瞬间将测量数据显示在屏幕上。

b. 手动测量模式。当电脑验光仪处于手动模式条件下时，按动 START 键，仪器仅能得到测量并在屏幕上予以显示的指令。

② PRINT（打印）键。PRINT 键是打印指令键，此键只有在以下设置条件下才具有发出指令的作用：

a. 打印设置在"ON"状态；

b. 自动打印功能设置在"OFF"状态；

c. 当 R/L 自动转换功能设置在"OFF"状态时，自动打印功能设置将会自动定位在"OFF"状态。

当将仪器的打印功能设置在"ON"状态时，仪器在测量完毕后将会对检测的数据进行自动打印结果。电脑验光仪在将检测结果进行打印的同时，都会自动将检测的数据传输到与其相连接的其他测试设备上。假如电脑验光仪与自动验光仪是串接在一起的，电脑验光仪在打印出检测结果的同时，将会把检测出来的被测眼的屈光矫正度传输到自动验光仪，自动验光仪在接收到传输出来的数据后，就会将这些数据自动调整到综合验光仪的窥视孔中。

（4）操作杆　Canon R-F10 电脑验光仪对机头的调控使用的是两个装置。但是还有更多的生产厂家，采用的是除此之外的另一种装置，如拓扑康、尼德克、新日本、波特等国外品牌。国产设备，如华北工学院出品的新源牌等电脑验光仪对机头的调控方式采用的都是操作杆的方式，如图 5-5 所示。

操作杆，又叫作测试杆，也有叫作检测杆的。其基本构造如图 5-5(a) 所示的操作杆正视图，最下方是一个球体，中间成棒状，尖端有一个操作键，这个件就是测量键，即 START 键。操作杆有以下两项操作方式。

① 水平移动。当要求机头作水平方向移动时，只要改变操作杆的方向就可以使机头向相应的方向移动。向前推动操作杆，机头就会向前移动；假如向后拉动的话，验光仪的机头也会向后移动；假如令机头向左和右的方向作水平移动，只要将操作杆的上部向相应的方位推动就可以了，具体操作，见图 5-5。其中图 5-5(a) 为正视图，当将操作杆依箭头所指示的方向推动时，机头可以向同一方向移动。其中图 5-5(b) 为操作杆的俯视图，显示的是操作杆可以向各个方向推动，在向某一方向推动的时候机头也会向同一方向移动。

② 上下移动。使用操作杆对机头高度的控制，是通过对操作杆在长轴固定的情况下的旋转来实现的。如图 5-5(c)、(d) 所示的就是使机头上下移动的操作办法。图 5-5(c) 显示的是操作杆顺时针旋转的示意图，图 5-5(d) 显示的是操作杆逆时针旋转的示意图。但令操作杆座顺时针旋转时，机头位置上升；反之，机头位置则会下降。

当验光师对电脑验光仪的各种功能和相关参数进行了设定以后，就可以使用它开

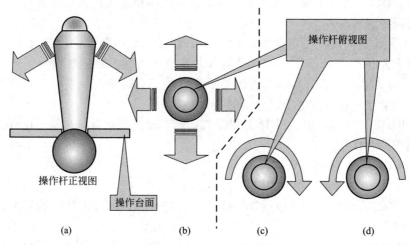

图 5-5　TOPON RM-8000 操作杆操作示意

展屈光检查工作了。在这里说的验光工作，不仅仅是指对一对焦，按一按键的问题。而是指从问诊开始至开具处方这一整个验光过程中不可分割的电脑验光仪屈光检查工作。当然，并不是说不使用电脑验光仪就不能进行验光。应当肯定的是，不使用电脑验光仪，同样可以进行高质量的验光。但在眼镜行业都在使用这类高技术设备的今天，没有电脑验光仪，就会很难做好眼镜的经营工作，就会让人感到在可信度方面存在一定的欠缺。因此，如今不是考虑设备该有不该有的问题，而是我们已经掌握到什么程度的问题。

二、电脑验光仪的测量准备

1. 开机自检

（1）开机　什么是开机？开机不过就是接通电源，连上电线，将仪器的开关键按成如图 5-6 所示的状态而已。但是，假如将使用电脑验光仪进行验光看作是一个过程的话，仅仅将接通电源视为开机是不全面的。从使用电脑验光仪进行屈光检测来看，开机至少应包括以下两种行为。

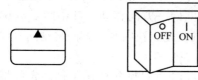

图 5-6　电脑验光仪开关置于"ON"示意

① 接通电源。就是连接仪器外接线路，使仪器进入工作预备状态。

② 观察仪器状况。工作人员在接通电源时，并不能说明他的开机行为已经结束。这是因为仪器尚未投入使用，还需要他对仪器进行继续观察，以确保其能够投入正常使用。假如遇到下列情况，须立即结束开机行为并及时联系生产厂家（或代理商）。

a. 仪器冒烟、有怪味发出、启动声音异常；

b. 有异物进入仪器内；

c. 仪器倾倒后被扶起，有以上情况及不能工作者。

③ 待机伺服状态的判断与处置。当仪器处于开机状态下，假如5min不对其进行操作的话，仪器将自动进入节电待机伺服状态，此时显示屏亦会关闭。但是，"READY（指示灯）"会不停地闪烁。

当指示灯闪烁而显示屏没有显示时，验光师应首先想到：可能仪器正处在节电待机伺服状态。确认这种状况的最好办法，就是按动电脑验光仪上的任意一个键或推动移动滚。经过这种处理，显示屏变亮，说明仪器刚才正处于节电待机伺服状态；如显示屏没有变亮，则说明仪器出现了较大的问题，应立即关机并与生产厂家（或代理商）进行联系。

（2）自检　电脑验光仪在开关键被置于"ON"状态时，就会自动进入自检状态。当仪器自检结束时，验光师还可以根据电脑验光仪的动作判断仪器处在什么形式的检测状态。

假如在测量方式上已经设置自动测量，电脑验光仪自检结束时，仪器就会即刻默认已设定的自动测量功能。同时，其机头将自动向右眼方向移动至测量右眼的位置，并停留在这一位置上，显示屏的显示示意如图5-7所示。

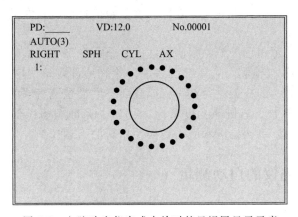

图 5-7　电脑验光仪完成自检时的显视屏显示示意

验光师需要注意的是：电脑验光仪进行自检的过程中，请勿让被测者将头放置在检测托架上，以免因仪器移动造成被测者的紧张。

2. 核检镜距

当完成开机自检后，验光师需要对检测镜距进行核对检查。

（1）核实检测镜距　如果确认，设定镜距与检测需要一致，就可以准备进入实际检测操作了。

（2）调整镜距设置　假如设定的镜距与屈光矫正的需要不一致，就应当进行镜距的调整。调整的方法有以下两种。

a. 隐形眼镜 & 普通眼镜。当被测者配用的眼镜种类与镜距不符时，就应当按动"VD"键，这时显示屏上的 VD 值就会转变相应的数据，即由 0.0→12.0，12.0→0.0（或 0.0→13.5，13.5→0.0）。如图 5-7 所示的镜距为 12.0mm，只能检测出普通眼镜的屈光矫正镜度，要想检测出隐形眼镜的屈光矫正镜度，就须按动"VD"键进行镜距调整到 0.0。

b. 普通眼镜不同镜距间。人眼的构造特征不同，所需的镜距也会不同。眼窝较深、鼻梁较高的人，需要配用眼镜的镜距相对较大（多使用 13.5mm，或使用 13.75mm）；眼窝较浅、鼻梁较矮的人（如亚洲人），所使用的眼镜的镜距则相对较小（一般采用 12.0mm）。

3. 调整眼高

当适宜的镜距被确认后，就应该进入到使用电脑验光仪进行检测准备阶段的最后一步：检查并调整眼的高度。

（1）检查眼高差　令被测者将下巴颏放置在下颏托上。验光师从被测者的颞侧对被测眼角膜的顶点与托架上眼的标高线进行观察。当被测眼角膜的顶点与眼的标高线处于同一水平高度时，就可以进入屈光矫正度检测的程序了。

（2）调适下颏高　假如被测眼角膜的顶点与眼的标高线没有处于同一水平，就应当调整下颏托的高度。

（3）调整眼高注意事项　调整眼高应注意以下两个卫生方面的问题。

a. 消毒托架。每次检测一名新被测者前，验光师都应该使用 70%～75% 的酒精或戊二醛溶液，对额、颏托架进行消毒，以预防不同被检测者间的交叉感染。

b. 更换垫纸。从被测者健康角度考虑，也为了保证额颏托架的清洁卫生，以使用下颏托纸最为妥当，每次检测都应当更换使用新的下颏托纸。

三、电脑验光仪的自动测量

一般而言，电脑验光仪都会有两种测量方式：一种是自动测量模式，另一种是手动测量模式。Canon R-F10 同样有这两种测量模式，它有以下两个特点。

① 自动对焦检测。被测眼图像出现在显示屏上，按动"START（开始）"键，仪器将自动寻找瞳孔中心，并在这一位置进行自动对焦及检测。

② 自动换眼检测。通过"R/L（左/右转换）"功能设定，可以实现对右眼检测后，仪器的机头会由右眼自动移动到左眼，并对其进行自动对焦及检测。

以上两个特点，为简化操作提高检测精度提供了有利条件。同时，也为新开办的眼镜店尽快投入经营创造了条件。

当 Canon R-F10 被设定为"AUTO（自动）""R/L（左/右转换）""AUTO PRINT（自动打印）"状态时，就可以实现电脑验光仪的全程自动检测模式。下面介绍的就是全程自动检测的过程。

1. 检测前操作行为

(1) 确认"AUTO"功能 一名验光师在使用电脑验光仪进行检测时，假如准备使用自动检测程序，在检测前就应当对显示屏的显示予以检视。当屏幕左上角显示有"AUTO"则说明设备处于自动测量状态（图 5-8），只要按动"START（开始）"就可以进行测量。假如屏幕左上角显示的是"MANUAL（手动）"，验光时必须先按动"AUTO"键，才能够进入自动测量状态。

(2) 确认眼像位置 假如屏幕上没有看到眼的图像，验光时就必须转动机头移动球，对机头的位置进行调整，寻找眼球，使之进入显示屏的中央区域(图 5-8)。对机头移动球的转动方法请参见本章第四节的相关内容。

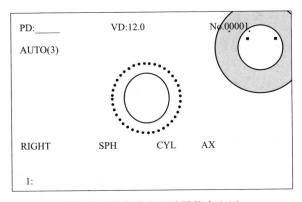

图 5-8 眼未进入显示屏的中心区

(3) 注意事项 在使用电脑验光仪进行检测前，应当注意以下两个问题。

① 必要提示。使用电脑验光仪进行测量时，一定要提示被测者：从窥视窗口注视内部风景画中的红色小房子（不同厂家和型号图形也会不同）。这是保证准确测量的最基本条件。

② 换用手动测量模式。验光师使用自动测量模式时，遇到被测者有下列情况之一者，应考虑使用手动模式进行测量：

a. 瞳孔不规则且瞳孔中心与角膜中心偏移者；

b. 眼球震颤较为明显，自动测量值的差距较大时。

2. 实施检测

(1) 开始测量 按动"START（开始）"键，仪器进入自动测量状态。

(2) 自动测量右眼 仪器进入自动测量模式时，就将进入对右眼的自动测量模式，在测量中，仪器显示屏显示如图 5-9 所示。

在自动测量过程中，仪器首先对瞳孔中心进行自动定位，继而进行自动对准，经过自动调焦，最终对被测眼进行测量。测量完毕后，显示屏将即刻显示对右眼检测的屈光矫正镜度。

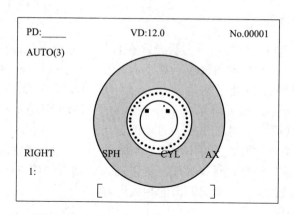

图 5-9　仪器自动测量右眼显视屏显示示意

（3）自动测量左眼　当设备完成对右眼的检测后，机头会自动向左眼移动，当左眼进入仪器检测操作位置时，就会自动启动对左眼进行自动定位、自动对准、自动调焦、自动测量的操作程序。测量完毕后，显示屏将即刻显示对左眼检测的屈光矫正镜度。

双眼屈光矫正度检测完毕的同时，瞳距同时被检测完毕。这时，仪器所测量的瞳距数值也会在显示左眼屈光矫正镜度的同时被显示在显示屏的左上角。

（4）打印测量结果　当对被测双眼检测完毕时，仪器会自动进入打印程序，将已经设置好的题头款识、左右眼的屈光矫正镜度、瞳距和镜距打印在打印纸上。假如仪器打印已经设置了眼屈光示意图的"ON"状态时，仪器打印时还会将眼屈光示意图打印在打印纸上。

（5）测量完毕　当电脑验光仪执行完全部自动检测程序命令时，电脑验光仪机头的位置将会自动回到准备检测位置，即回到对右眼的预备位。

四、电脑验光仪的手动测量

当自动验光程序条件下无法完成对被测眼屈光矫正度的检测时，就应当将其测量模式转换为"MANUAL"模式。也有一部分验光师习惯使用手动模式，有这种习惯的验光师一般自我心理判断能力较强，他们认为，只有通过自己在对仪器操控中的感觉，才能做到被测者、仪器与验光师在检测中高度的一致性，才可能捕捉到最佳的检测瞬间。

1. 手动测量的选择

启动手动模式进行屈光检测，只要按动"MANUAL"键就可以使其检测的方式定位于手动测量模式。当然有的品牌在手动测量与自动测量使用的是同一按键，是通过按动同一按键来完成相互转换的。

2. 手动测量的操作

当选择了手动检测模式时，显示屏的显示如图 5-10 所示。显示屏左上角有"MANUAL"显示。在手动模式下，所有的操作都必须通过手工操作才能够完成。具体操作程序如下。

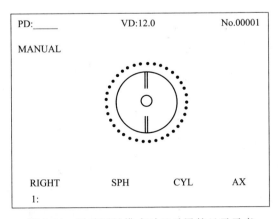

图 5-10　手动测量模式时显示屏的显示示意

验光师在使用手动程序进行屈光检测时，一般都采取先检测右眼再检测左眼的顺序进行。这种先右后左的模式是一种约定成俗的检测定式。

（1）右眼检测　使用手动模式对被测眼进行检测，需要经过以下四步操作过程。

① 第一步：找眼。通过操作机头移动球的转动和机头移动滚得转动，寻找被测眼，使被测眼的瞳孔位于显示屏的中央。具体操作方法如下。

a. 机头移动球：机头移动球向右转，机头向右移动；机头移动球向左转，机头向左移动；机头移动球向前转，机头位置升高；机头移动球向后转，机头位置下降。

b. 机头移动滚：机头移动滚向前（或向后）转动，机头也会相应的向前（或向后）移动。

② 第二步：看画。当被测眼的瞳孔已经移动到显示屏的中央时，验光师应及时提醒被测者注视窥孔中风景画的注视中心。不同的电脑验光仪的注视中心的注视目标是不一样的，有的是卡通图像，有的是一个小房子。一般说来中央图像的中心区应是被测者注视的中心。因此，验光师应熟悉电脑验光仪中央图像及其注视中央区的目标形态、颜色，并做到在检测中能够简练精确的通过陈述及时提醒被测者。

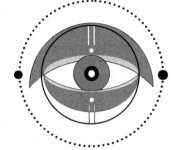

图 5-11　Canon R-F10 照准示意

③ 第三步：对准。在被测者注视中央图像的中心时，验光师的操作就是要通过

转动机头移动球进行眼的水平对准（图 5-11）。a. 两个较大的白色圆点显示的就是已经对准时水平光标点所在的位置；b. 三个小光点中的中心光点居于中心对准光圈的中心。对准的目的就是使仪器的投射光达到与被侧者视线趋于一致，验光师要想完成这一过程，就必须在对显示屏所显示的图像进行监视的过程中予以实现。当水平光点由图 5-11 中白点位置、中心光点居于中心对准光圈的中心时，手动检测的第二步也就结束了。

或将小方框中心光点对准瞳孔中心（图 5-12）。

④ 第四步：对焦。当完成照准步骤后，并不一定就能即刻进行测量，还需要对三个司职垂直对准的亮点（图 5-11 中显示的较小的点）的锐利程度、位置状态进行观察。对准状况只有以下两种。

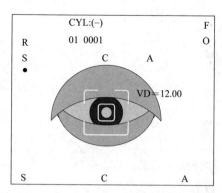

图 5-12　TOPON RM-8000 照准示意

a. 点的边缘不够锐利，对准基线倾斜。点的边缘不锐利，何谓不锐利，就是说点的边缘不清晰、影像模糊。点的边缘不锐利，必然伴随着对准基线的倾斜。这种图像说明对焦尚未精确，必须进行测量前的对焦。对焦的方法就是转动机头移动滚，使机头进行轻微的前后移动，寻找最佳的对焦位置。

b. 点的边缘锐利，对准基线呈垂直。当观察到点的边缘锐利，对准基线（即两个垂直对准光点与中心对准光点）呈垂直状态，说明已经对焦准确，可以启动第五个步骤。

⑤ 第五步：测量。

a. 启动测量。按动 "START" 键，电脑验光仪即刻开始对被测眼测量。

b. 多次测量。连续按动 "START" 键，电脑验光仪就可以对被测眼进行连续测量，测量次数与按动 "START" 键的次数一致。验光时一般会选择的检测次数为 3 次。

（2）左眼检测　右眼检测完毕，接下来需要进行对左眼的检测。由右眼转换到左眼进行检测，转换方式有以下两种。

① 推动仪器的方式。

有的电脑验光仪需要验光师使用双手推动仪器至左眼检测位置。大多数的电脑验光仪采用这种设计。在这种设计中一般都将机头与机体的联结方式设置为固定结构，需要通过机体在基座上的滑动完成由右眼到左眼的转换。

② R/L（右眼/左眼）转换方式。

也有一部分电脑验光仪，在进行右眼到左眼的转换时，不需要验光师去推动，只需按动 "R/L（左/右转换）" 键就能够完成，Canon R-F10 电脑验光仪就是一款使用 "R/L（左/右转换）" 键进行右眼到左眼转换的电脑验光仪。完成转换，实现对左眼的检测需要进行以下操作。

a. 按动"R/L（左/右转换）"键：使机头自动移动到左眼检测位。

b. 按动"M（手动）"键：使检测程序回复到手动测量模式。

当按动"R/L"键时，仪器将转换到自动测量模式。因此，如果打算对左眼继续进行手动测量，就必须按动"M（手动）"键。

c. 对被测左眼实施前述找眼、看画、对准、对焦、测量五个步骤。按动"PRINT"键，就可以将被测双眼的屈光矫正度、VD（测量镜距）、PD（远用瞳距）以及设定的打印信息打印在热敏打印纸上，以供参考。

热敏打印纸是一种暂时保存数据的材料，上面的文字会随着时间的延长而自行消退。因此，假如准备长期保存监测数据，请将打印信息与数据使用激光（或喷墨）复印机予以复制。或向生产商（或产品代理商）咨询直接接驳喷墨（或激光）打印机的相关事宜。

第二节　检影镜检测

检影法自鲍曼（Bowman）1849 年发明至今，已有 160 多年的历史。临床实践证明，这是一种设备简单、准确检测眼屈光矫正镜度的有效方法。国家劳动和社会保障部制定的《眼镜验光员国家职业标准》中关于检影镜技能要求见表 5-1 所示。

表 5-1　《眼镜验光员国家职业标准》中关于检影镜的技能要求

技术等级	职业功能	工作内容	技能要求	相关知识
初级	屈光检查	（一）验光	能采用检影镜常态定量单光性屈光不正	检影镜的结构原理
中级	屈光检查	（一）验光	能用检影镜定量检测复性屈光不正	1. 睫状肌麻痹检影验光的原理 2. 检影镜定量常态复杂屈光异常 3. 检影镜工作透镜的使用步骤

本节就是以国家职业标准对检影操作技能的要求作为基础，介绍检影镜在实际验光中的操作要点及技巧。

一、检影镜的结构和原理

检影镜有两种。投照光呈圆点状的检影镜叫作点状检影镜，投照光呈短带状的检影镜叫作带状检影镜。

1. 结构

（1）点状检影镜　点状检影镜的结构如图 5-13 所示，由光源、聚光镜、反光镜构成的光投照系统，检测者从窥视孔中观察眼底——视网膜的反射光影的情况。

（2）带状检影镜　带状检影镜的结构（图 5-14）比点状检影镜稍显复杂。有调

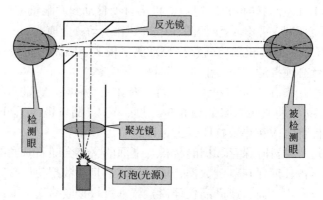

图 5-13　点状检影镜结构及检测情景示意

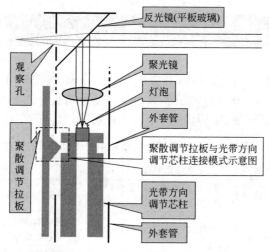

图 5-14　带状检影镜结构示意

节投照光带方向的调节芯柱结构。还有由聚散度调节拉（或推）板调节控制的投照光聚散度调节装置。

2. 检影镜投照光束

从操作角度看，带状检影镜在光的投照上有以下两个特点。

（1）投照光带的方向　通过转动光带调节芯柱，可使投照光带在垂轴平面做任意角度方向旋转。

（2）投照光的聚散度　通过推拉聚散调节拉板，可以调节光源与聚光镜的距离，使透照光在聚散度上发生变化，这种聚散度的变化可以概括为以下三种形式。

① 集合光束。图 5-15(a) 中光源与聚光镜距离大于聚光镜的焦距。此时检影镜所发出的光就是集合光。当人们要想检验投照光是否是集合光，可以将光带投照到墙上，在投照距离由小到大逐渐变化时，看到光带由宽→窄→宽的变化过程，说明此时

检影镜发出的光束就是集合光束。

②　平行光束。图 5-15(b) 所示的就是光源恰好位于聚光镜焦点处。因此，检影镜发射的光束就是平行光束。这种光束形成的光带投照到墙上，不管距离多大，其光带的宽度不明显。

③　发散光束。图 5-15(c) 中当光源位于距光镜焦距之内时，检影镜所发出的光束就是发散光束。这种光束投射到墙上光带的宽度与投照距离有关。距离越远，光带越宽。

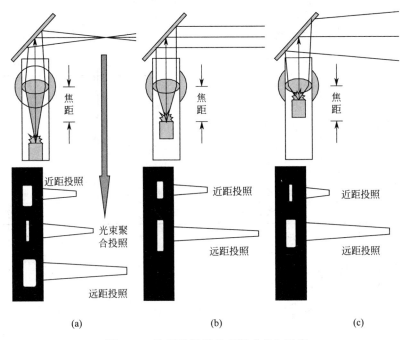

图 5-15　检影镜投射光束形式产生示意

3. 两种检影镜的操作比较

两种检影镜在实际验光中都可以使用。那么，两种检影镜在检测中有什么特征？又有什么要注意的问题呢？

(1) 检影练习中

①　先学会点状检影镜的使用，再学习带状检影镜的使用，是学习检影验光法比较好的学习方式，这要比一开始就学带状检影镜更易掌握操作要领。

②　点状检影镜更适合观察近视镜度范围的变化，带状检影镜可能更适合观察远视镜度范围的增减变化。

(2) 实际检测中

①　带状检影镜比点状检影镜可以观察到的动态信息要少（表 5-2）。

②　两种检影镜都可以通过"影"的运动信息，进行屈光检测。但是，使用点状

检影镜进行检测，还可以观察到"影"在饱和度和明度上的变化，这些变化也是与"影"动信息同步的。多种信息共同参照作用的存在，正是使用点状检影镜练习更容易掌握检影验光法的原因所在。

③ 带状检影镜的光带具有鲜明的方向性，对屈光不正中散光成分的检测具有一定的优势。

表 5-2　两种检影镜检测中所见到的信息对照表

影　动　信　息		带状光检影镜	点状光检影镜
光影形态	形状	条带状	圆点状
	方向变化	可变	不可变
光影运动	判定影动优势	顺动	逆动
	影动速度易辨	顺动	逆动
检测过程中光影色度与亮度	颜色变化	不鲜明	鲜明
	亮度变化	不鲜明	鲜明
达到中和的过程	过程	带状→满月状	→明亮、鲜艳、不动
	变化	突变	渐变
	中和影形态	圆	圆
	中和影颜色	眼底本色	眼底本色

二、"影"动的信息

"影"动信息主要有两个方面：一个方面是"影"动的方向；另一个方面是"影"动的速度。

1. "影"动方向

"影"动的方向是检影所要观察的最重要的"影"动信息。之所以说是最重要的"影"动信息，是因为"影"动方向提供的是眼的屈光性质的信息。观察"影"动的方向就是观察透镜中影像的运动方向与透镜运动方向是否一致。探讨"影"动现象的观察，就需要考虑检测距离的问题。当在 1m 的距离进行检测，就要采取增加－1.00D 的办法进行距离修正。图 5-16 中的虚线视距为 1m，假如在眼前放置－1.00D 的镜片，就可以得到看∞时的结果。假如检测距离为 0.5m，修正镜度即为－2.00D；倘若检测距离为 0.67m，修正镜度即为－1.50D。通常情况下，人们在练习中使用的检测距离为 1m。在实际验光检测中，更多使用的是 0.67m 或 0.5m。

（1）顺动　倘若透镜向某一方向移动时，透镜中的像向同一方向移动，这种"影"动就叫作顺动［图 5-17(b)］。通过使用凹透镜测试镜片进行观察，就可以观察到这种现象。

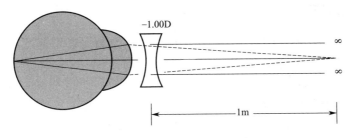

图 5-16　检测距离修正示意

在检影检测中，看到"影"的顺动，有以下三种情况：

① 低于−1.00D 的近视眼；

② 正视眼；

③ 所有的远视眼。

（2）逆动　倘若透镜向某一方向移动时，透镜中的像却向另一方向移动，这种"影"动就叫作逆动。可以通过观察凸透镜移动时透镜中的视像移动来体会。这里须说明一点，检影中看到被测眼底"影"的逆动［图 5-17(a)］，说明被测眼的远点一定位于检测眼与被检测眼之间。在检影检测中只要看到"影"的逆动，说明被检测眼一定是近视眼，而且是高于−1.00D 的近视眼。

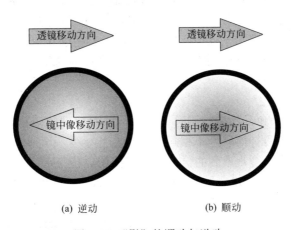

(a) 逆动　　　　　　　　　(b) 顺动

图 5-17　"影"的顺动与逆动

（3）中和　当透镜移动时，透镜中的"影"不动时，说明镜片是平光镜。当在检影检测时，看到眼底的"影"动，就要使用相应的测试镜片去消解"影"动。看到"影"逆动，需要使用凹球面镜片；看到"影"顺动，需要使用凸球面镜片。所加镜片与屈光矫正镜度相符时，透镜中的"影"就会由动转为不动。这种由动到不动的"影"的变化过程就是中和。中和不是一个孤立的现象，单纯考察中和"影"是没有多大意义的，只有在"影"的动态转换中，观察到由动→不动突然变化，也就找到了中和。

2. "影" 动速度

在检影检测中，还可以发现的 "影" 的运动信息就是影动速度。这是一个可以帮助我们对屈光矫正镜度进行大略估计的信息。需要加入测试镜片的屈光度越高，"影" 动的速度就会越慢，使人产生一种 "影" 动滞后于投照光运动速度的感觉。相反，需要加入测试镜片的屈光度越低，"影" 动的速度就会越快，使人产生一种 "影" 动与投照光运动速度一致的感觉（甚至令人感到有超前的感觉）。

3. "影" 动是被动的

检影检测时，眼底的 "影" 动是被动产生的，是在检影镜的投照光的来回掠动中产生的。检影镜不动，"影" 就不会动。初学者在练习中，对影动的判断不太有把握，往往会放慢检影镜的摇动（转动）的速度，力图可以看得更清楚一些，这种处置方法是不正确的。因为，摇动（转动）越慢，"影" 动就会越不清楚。一般检影镜的摇动（转动）频率应达到 2～3 次/s。

三、辅助信息

在进行检影检测时，除需要对 "影" 动的信息进行观察之外，还可以通过 "影" 的其他相关的辅助信息进行观察。这些信息包括："影" 的明暗程度、"影" 的色泽鲜明程度、光与 "影" 方向的一致性、"影" 动是否有剪动现象。这些信息，是检测者能够通过更多的信息来进行检测的判断，从而提高检测的质量与速度。

1. 亮度与颜色

"影" 的亮度与颜色是检影检测时，随时可以观察到的两种信息。在使用不同类型的检影镜所观察到两种信息是不相同的。

（1）使用点状检影镜观察到的信息特征　使用点状检影镜观察到的信息表现的最大特征就是渐变。也就是说，验光师在增加（或减少）测试镜片时，将会观察到 "影" 的亮度和颜色呈渐进式明暗、浓淡的变化。

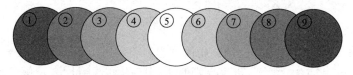

图 5-18　亮度渐进变化的示意

如图 5-18 所示的就是明暗变化的示意图。图中①→⑤亮度由暗到明，而⑤→⑨则由明到暗。当在检影中，看到 "影" 最亮时，就说明镜片与眼的屈光已经达到中和。当观察到 "影" 比较暗时，说明需要加用较高屈光度的验光测试镜片。当加用的验光测试镜片的镜度恰好达到 "影" 的不动时，"影" 的亮度也就达到最亮，这是达到中和的又一信息。此时，继续加入相同性质的镜片，就会出现"影"的亮度变暗的变化，这就说明出现了所使用的测试镜片的屈光度已经超过了应当使用的镜度。

与亮度渐变同时发生的还有颜色的深浅的变化。眼底的颜色是橘红色，当达到中和时，其眼底的反光就会呈现出最鲜艳的橘红色。否则，其眼底的反光就会表现为较深的橘红色。这也说明，在检影检测中看到"影"的颜色较深、较暗时，所需要的使用的屈光矫正镜度就会相对较大；反之，所需要使用的屈光矫正镜度就会相对较小。

在验光中，亮度及色度的变化是随着影动的变化同步发生的。验光师在检影验光时，正是在影动、亮度、色度的动态变化中，通过测试镜片调整中所发生的"影"信息的变化中，寻找最红、最亮的、不动的中和"影"的过程。达到最红、最亮的、不动的中和"影"时所使用的测试镜片屈光度的代数和与距离修正镜度之和，就是被测眼的屈光矫正镜度。

(2) 使用带状检影镜观察到的信息特征　使用带状检影镜同样也可观察到亮度与颜色的变化。但是，这种变化却不是渐变的，而是突变。

图 5-19 显示的就是这种变化，当检测未达到中和时，瞳孔中看到的是一条光带 [图 5-19(a)]。当所加用的镜片达到中和时，光带就会突然转变为圆形橘红色，并充满整个瞳孔 [图 5-19(b)]。

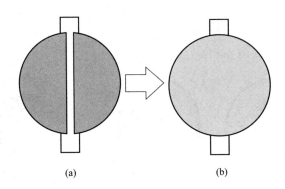

(a)　　　　　　　　　(b)

图 5-19　带状检影镜的未中和→中和

2. 光与"影"方向的一致性

使用带状检影镜进行检测时，还可以根据投照光与"影"动方向的一致性对被测眼有无散光成分进行判定。

(1) 投照光带与反射光带一致　检测中，看到瞳孔外的投照光带方向与瞳孔内的反射光带方向一致 [图 5-20(b)]，有以下两种屈光可能性。

① 被测眼为单纯球面屈光不正。

② 被测眼屈光不正中有散光成分：投照光方向与被测眼散光轴（或散光轴的正交轴）一致。

(2) 投照光带与反射光带不一致　检测中，看到瞳孔外的投照光带方向与瞳孔内

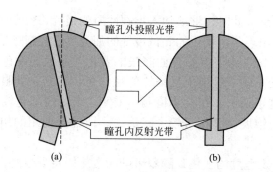

图 5-20 投照光带与反射光带的不一致与一致

的反射光带方向不一致 [图 5-20(a)]，则说明被测眼存在散光成分，而且被测眼的散光轴位与投照光方向不一致，也与反射光的方向不一致。此时，被测眼的散光轴（或散光轴的正交轴）位必然在投照光带方向与瞳孔内的反射光带方向的中间位，如图 5-20(a) 中虚线位置。检测中，遇到这种方向不一致现象时，只要将投照光带向中间位旋转调整，当调整到与被测眼散光轴（或散光轴的正交轴）一致时，投照光带向与瞳孔内的反射光带的方向就会成为一条直线。

3. 剪动

在检影检测中，还可能会看到另外一种"影"动——剪动。这种"影"动，在检影中，所见到的最典型的表现如图 5-21(a) 所示。如图 5-21(b)、(c) 所示是检影检测时所见到的比较典型的剪动开合状况示意。

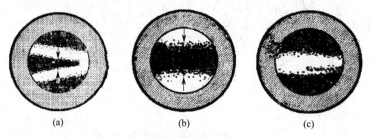

图 5-21 剪动"影"的形态示意

在实际屈光检测中，见到的剪动形式有 3 种：豁样剪动、双边剪动和单边剪动（图 5-22）。这几种形式会在什么情况下出现，还没有明确的结论。一般认为，剪动的出现预于眼球上下两部分的屈光性质不同所致，这种认识是不正确的。是不是只要存在明显的散光，就一定会在检影中看到"影"的剪动现象呢？应当说，答案是否定的。要想在检影中看到"影"的剪动，有以下两个基本条件必须存在。

① 被测眼的散光的完全矫正柱面镜度通常情况不会小于±2.00DC。

② 投照光晃动的方向与散光轴的方向斜交。

当在检影中，看到有剪动现象时，首先应想到被测眼存在较高的散光。其次应考虑晶状体倾斜、半脱位的问题。还应想到巩膜后葡萄肿的可能性。

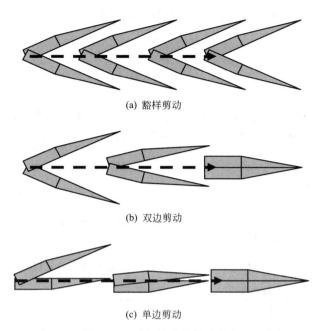

(a) 豁样剪动

(b) 双边剪动

(c) 单边剪动

图 5-22　可以见到的剪动形式

剪动的验光处置的方法。① 调整检测方向。检影检测中，观察到"影"呈剪动，应想到投照光带晃动的方向与散光轴的方向可能为斜交状态。应首先调整投照光带的方向。当光带被调整到与被测眼散光轴（或散光轴的正交轴）一致时，剪动就会消失。

② 找到剪动中和点。找到剪动的中和点，就必须极其细心地进行观察。仔细比较两条光带"影"动，可能就会发现两条光带的运动速度是存在一定差异的。如图 5-23 所示就是剪动的"影"，而且下部运动速度、幅度高于上部的示意图。此时，继续增加镜片，当增加到一定程度时，"影"的上下部的运动速度、幅度就会发生逆转，而呈现上部运动占优的影动状况。在下部占优与上部占优两者之间，必有一个运动速度、幅度均衡的中间状态。这个中间状态就是剪动的均衡点，即剪动的中和点。

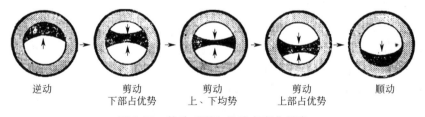

逆动　　剪动下部占优势　　剪动上、下均势　　剪动上部占优势　　顺动

图 5-23　剪动"影"的动态变化示意

③ 直接试镜。通过先加用球镜，后加用柱镜，再进行球、柱镜度调整的方法，进行检测来确定被测眼屈光矫正镜度。这是在使用前两种方法效果不佳的情况下唯一能尝试的方法。

　　一般来说，检影检测发现反光影呈现剪动的被测者，屈光矫正的效果可能会相对较差。

四、检测

　　前文中介绍了检影法的基本原理与方法，在实际验光中应当如何进行检测呢？这要从验光镜片的加用规律、加用镜片的"影"动比较和中和"影"的确认三个方面来把握。

1. 验光镜片的加用规律

　　检影检测中，怎样使用验光镜片进行检影测试被测眼的屈光呢？表 5-3 就是当观察到"影"动后，所选择使用镜片的性质与顺序。

表 5-3　屈光不正的形式、"影"动的方向、速度与矫正用镜片的关系

屈光不正的形式		单纯远视眼		单纯近视眼		混合散光眼	
"影"动的方向	H	顺	顺	逆	逆	顺	逆
	V	顺	顺	逆	逆	逆	顺
"影"动的速度	一致	√		√			
	不一致		√		√	H>V	H<V
检测中需增加的矫正用镜片类型		凸球面透镜	凸球面透镜、凸圆柱面透镜	凹球面透镜	凹球面透镜、凹圆柱面透镜	凸球面透镜、凹圆柱面透镜	凹球面透镜、凸圆柱面透镜
过矫时的"影"动		逆	逆	顺	顺	逆、顺	顺、逆

　　例 1：单纯性远视眼。只能观察到顺动的"影"，那只能加用凸球面透镜，即远视检测镜片。当加用的镜度过大时，就会呈现过度矫正——"影"动就反转为逆动。

　　例 2：单纯性近视眼。只能观察到逆动的"影"，必须加用凹球面透镜，即近视检测镜片。加用的镜度过大时，也会过度矫正——"影"动就反转为顺动。

　　从以上的例子可以看出，加用镜片的规律是：

　　①"影"顺动，加"＋"镜片；

　　②"影"逆动，加"－"镜片；

　　③镜片的屈光度加大了，"影"动就会反转（顺→逆，逆→顺）。如出现过矫现象，消除过矫，恢复中和"影"的处理方法有以下两个。

　　a. 通过适当减少所加上的同性质的镜片，减去所加的过多镜度。

　　b. 加上相反符号的镜片，对已经加上的过多镜度进行中和。

2. "影"动比较

　　检影检测中，最关键的就是要掌握对"影"进行动态比较。下面通过四个实例来了解"影"动比较的基本方法。

例 1： 正视眼

当被测眼前不加镜片时，被测眼底的反光影将会顺动 [图 5-24(a)]。这是因为检测眼是在被测眼注视远点之内的缘故。

当在被测眼前加上一枚 +1.00 的凸透镜时，眼底的反光"影"就不会再动——中和 [图 5-24(b)]。因为检测距离是 1m，计算屈光矫正镜度时，就需加上检测距离修正镜度（-1.00D）。此时，就可以判定被测眼为正视眼。

倘若在被测眼前加上一枚 +1.50D 的凸透镜时，就会出现过矫，"影"动就会反转为逆动 [图 5-24(c)]。减去 +0.50D（或加上 -0.50D）也会使"影"恢复到不动——中和。

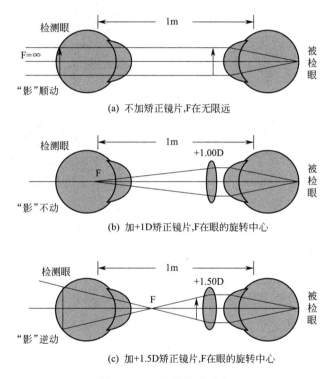

(a) 不加矫正镜片,F在无限远

(b) 加+1D矫正镜片,F在眼的旋转中心

(c) 加+1.5D矫正镜片,F在眼的旋转中心

图 5-24 正视眼检影示意

例 2： -0.50D 近视眼

不加镜片时，被测眼底的反光影也将会顺动 [图 5-25(a)]。-0.50D 近视眼的远点位于被测眼前的 2m，检测距离为 1m，我们观察眼同样在被测眼远点之内，故不加镜片时只会看到反光影顺动。

当人们在被测眼前加上一枚 +0.50 的凸透镜时，眼底的反光"影"不动——中和 [图 5-25(a)]。计算屈光矫正镜度时，加上检测距离修正镜度（-1.00D），即（+0.5-1.0）=-0.50。

倘若，在被测眼前加上一枚 +1.00D 的凸透镜时，被测眼与 +1.00D 镜片的联合

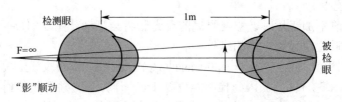

(a) 不加矫正镜片,F在检测眼后

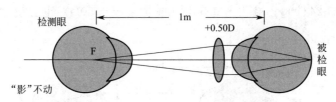

(b) 加+0.5D矫正镜片,F在眼的旋转中心

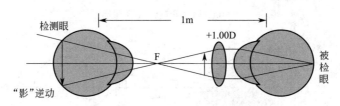

(c) 加+1.0D矫正镜片,F在眼的旋转中心

图 5-25 －0.50D近视眼检影示意

屈光远点就会在 0.67m，检测眼恰好位于联合远点之外，这时就呈现镜度过矫的现象，"影"动就会反转为逆动 ［图 5-25(b)］。减去＋0.50D（或加上－0.50D）同样可以使"影"恢复到不动——中和。

例3：－3.00D近视眼

不加镜片时，被测眼的远点位于其眼前 0.33m，这一距离小于 1.0m，恰好位于检测眼与被检眼之间。当我们在 1m 距离进行检测时，观察眼位于远点之外，因此将会看到眼底反光"影"的逆动 ［图 5-26(a)］。

当我们在被测眼前加上一枚－2.00D 的凹透镜时，眼底的反光"影"不动——中和 ［图 5-26(b)］。此时，眼底的反光"影"之所以会不动，是因为－3.00D 的被测眼在使用了－2.00D 的凹透镜后，尚余－1.00D 的近视矫正镜度未矫正，此时镜-眼的联合远点为 1m。我们在 1m 距离进行检测，观察到的眼底反光"影"当然就不会动。计算屈光矫正镜度时，加上检测距离修正镜度（－1.00D），即(－2.0－1.0)＝－3.00D。

倘若，在被测眼前加上一枚－3.00D 的凸透镜时，被测眼与－3.00D 镜片的联合屈光远点就会在－1.0m，检测眼恰好位于联合远点之外，这时就呈现镜度过矫的现象，"影"动就会反转为顺动 ［图 5-26(c)］。减去－1.00D 或加上＋1.00D，都可以使"影"恢复到不动——中和。

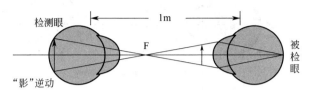

(a) 不加矫正镜片,F在检测眼前

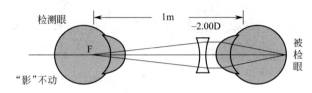

(b) 加-2.0D镜片正矫,F在眼的旋转中心

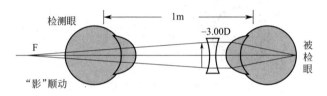

(c) 加-3.0D镜片过矫,F在检测眼的后方

图 5-26 —3.00D 近视眼检影示意

例 4： +1.00D 远视眼

不加镜片时，被测眼的远点在视网膜后约 1m。从光学的方面上看，检测眼与被测眼均位于被测眼的远点以远。因此，验光师在检影时观察到的"影"动只能是顺动 [图 5-27(a)]。

当将+2.00D 的验光镜片置于被测眼前时，被测眼与镜片的联合远点将位于被测眼前 1m 处。此时，验光师在 1m 检测距离进行观察，看到的"影"动将会不动——呈现为中和"影" [图 5-27(b)]。计算屈光矫正镜度，即(+2.00-1.00)=+1.00D。

倘若，在被测眼前加上一枚+2.50D 的凸透镜时，被测眼与+2.50D 镜片的联合屈光远点就会在 0.67m，检测眼恰好位于联合远点之外，这时就呈现镜度过矫的现象，"影"动就会反转为逆动 [图 5-27(c)]。减去+0.50D （或加上-0.50D）就可以使"影"恢复到不动——中和。

3. 中和"影"的确认

在检影检测中，确定中和"影"是确定被测眼最终屈光矫正镜度的根本依据。从文字与理念上讲，这是一个极容易被理解的问题。所谓中和"影"就是指最鲜艳、最明亮，而且呈现静止不动的"影"。但是，对于初学者来说，往往就判定不出"影"

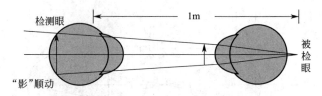

(a) 不加矫正镜片,F在被测眼的后方

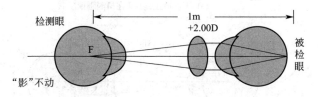

(b) 加+2.0D矫正镜片,F在眼的旋转中心

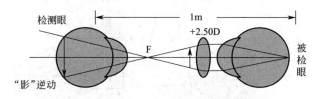

(c) 加+2.5D矫正镜片,F在检测眼的前方

图 5-27 ＋1.00D 远视眼检影示意

的不动,有时有些人就会感觉到这个"影"就没有不动的时候。这是因为,初学者将"影"动绝对概念化所造成的。眼镜屈光矫正镜度的递进值为 0.25D,倘若被测眼屈光矫正镜度不足 0.25D,"影"就不会绝对不动。在实际屈光检测中,判定中和"影"可以通过以下方式来确定。

①"影"最鲜艳、最明亮,而且不动。倘若使用带状检影镜进行检测,中和的"影"将是最红、最亮、最圆的。在此,需要说明最红是指鲜艳的橘红色。

② 中和"影",实际上就是"顺动"和"逆动"两种运动相互转换的一个反转点。只要能判定"顺动"和"逆动",找到中和反转点不是一件难事。这里需要在实践中提高判断这一点的知觉识认精度。

③ 在检影中,只要加用镜片的性质是正确的,在运动方向不变的情况下,"影"动的速度会随着镜度的增大由"慢"→"快",当达到中和点时,"影"动的速度就会突然明显改变。此时,可能会有以下两种表现。

a. "影"确实是不动了的静止"影"。

b. "影"好像在动,但"影"动速度明显减慢。

五、检测的基本程序及方法

检影检测应当遵循什么样的程序,应当使用什么策略,这是验光师必须清楚的操作理念问题，能够使检影检测达到事半功倍的一条有效途径。检影检测应遵循的基本程序有四个步骤：初检、定球、定柱、核定。

1. 初检

检影检测第一步是初检，在初检中要解决的是屈光定性问题。定性需要在屈光矫正轴向和屈光性质两个方面得出明确的结论。

（1）被测眼的屈光矫正轴向　确定被测眼的屈光矫正轴向是第一要务。轴向确定不了屈光矫正镜度就无法检测准确。屈光矫正轴向的确定，需要在"一点、一横、一竖、一撇、一捺"的检测动作与检测方向的调整中完成。

（2）被测眼屈光矫正的性质　在确定轴向的同时，还需要确定被测眼的屈光性质。这就需要根据"影"动的方向来确定："逆"者为高于$-1.00D$的近视眼，"顺"者远视眼、正视眼及低于$-1.00D$的近视眼，不动者为$-1.00D$的近视眼。

以上是被测眼在未加用测试镜片时，根据"影"动状况对屈光性质的初步判定。假如可以使操作再进一步的话，会给检测带来更多的方便。这里说的"再进一步"，是指对所确认的屈光矫正轴与其正交轴上"影"动速度的比较。图 5-28 所示的就是对$+1.00DS+0.50DC\times180°$屈光矫正镜度眼检测的情况。水平方向（图 5-28 中的实线双箭头）的"影"动的速度就会比垂直方向（图 5-28 中的虚线双箭头）的"影"动速度要快一些。

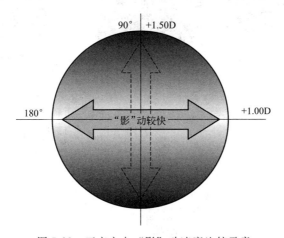

图 5-28　正交方向"影"动速度比较示意

2. 定球

根据初检中所确定的屈光矫正镜度的性质，选择与之相适应的验光镜片放置在被测眼之前，通过验光镜片镜度的递加、观察，再递加、再观察，镜度精调，最终找到最佳的球面屈光矫正镜度。还要解决以下两个问题。

（1）首次加入镜度，应当多大　在检测中，首次加入的镜度应当是多少并无一个硬性规定。可以采用以下三种方法。

① 可以选用的最简单方法就是：从最小镜度（-0.25D）的加入开始，逐渐加大验光镜片镜度，逐渐达到中和。

② 可以选用一只±2.00~3.00D的验光镜片进行尝试性检测。然后根据尝试性检测所观察到的"影"动的状况来决定后续验光镜片镜度的增减，进而逐步达到中和。之所以要选择±2.00~3.00D的验光镜片，是因为这是绝大部分需要进行矫正的屈光不正者的屈光范围。

③ 根据"影"动的幅度，或根据"影"的颜色与亮度，选择与之大致相应镜度的验光镜片进行检测与观察，然后再根据"影"动状况进行精确调整的办法检测。这是一种需要经过长期实践与摸索才能逐渐养成的一种技能。这是一种检测质量较高、检测速度较快的一种操作方法。

（2）如何确定是单纯性屈光不正　只要在某一方向"影"不动后，经检"影"观察在其他方位也不再有"影"动时，就可以确定被测眼为单纯性屈光不正。

倘若使用的是带状检影镜，还可以通过旋转光带方向的方法来判定。反射光与投照光带始终处于同一方向（图5-29）时，就说明被测眼为单纯性屈光不正。

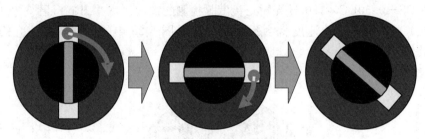

图 5-29　旋转投照光带

假如在某一方向"影"已经不动——达到中和，而在其他方向还存在"影"动者，就说明被测眼为复性屈光不正——含有散光成分的屈光不正。就需要进行圆柱面矫正镜度的检测。旋转带状检影镜的光带方向，假如在某一方位出现反射光"影"与投照光带方向不一致时，也可以说明被测眼有散光性屈光成分。

也可以通过观察反光影运动方向和投照光带运动方向是否一致来判断。倘若，"一横、一竖、一撇"检测时，反光影运动方向和投照光带运动方向均一致，则说明被测眼一定是单纯性屈光不正。不论在任意一个旋转位置，只要有反光影运动方向和投照光带运动方向不一致，被测眼一定有散光性屈光成分。

3. 定柱

当"影"在某一方向中和，而在其他方向还存在"影"动时，就说明被测眼存在散光。这就需要对被测眼继续进行圆柱面矫正镜度的检测，这种检测依序有以下两个方面的内容。

（1）测定圆柱面矫正镜轴位所在的方向　在检影中确定圆柱面矫正镜轴位所使用

的方法，应当是简便易行的。到底有哪些是切实可行的方法并无定论，但验光师最常使用的方法有以下几种。

① 凭 "影" 动的情况来校准轴位。图 5-30 中左边显示的就是眼底反射光与投照光在运动方向上不一致的情景。这就说明，检影镜的投照光带的方向不在被测眼的圆柱面矫正镜轴位（或矫正镜轴位的正交轴）上。遇到此种情况，只要将投照光带向反射光带所在方向轻轻旋转，反射光带也会以相同的运动速度向旋转的投照光带接近，并逐渐达到投照光带与反射光带所在的方向重合（图 5-30）。光带重合所指示的方向，就是被测眼的散光矫正轴（或散光矫正轴的正交轴）所在的方向。

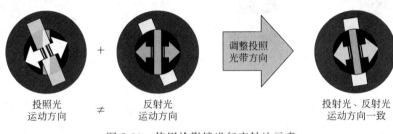

图 5-30　使用检影镜进行定轴法示意

② 使用柱面透镜进行矫正轴位校对。当初步确定屈光矫正轴位的大略方向后，可以使用柱面透镜来精确校准圆柱面镜的矫正轴位。使用柱面透镜进行屈光矫正轴位校准的程序如下：

a. 确定屈光矫正轴位的大致方向。

b. 将柱面透镜验光镜片的手柄置于预估的矫正轴位。

c. 以柱面透镜验光镜片的手柄为轴，翻转柱面透镜，反射光带就会随之分别沿顺时针方向和逆时针方向偏转。

d. 当向顺时针方向偏转的角度与向逆时针偏转的角度一致时，验光镜片手柄所代表的方向就是散光眼屈光矫正轴位所在的方向。

e. 倘若偏转的角度不一致时，可以通过对验光镜片手柄方向进行角度调整，直至偏转角度一致。

如图 5-31 所示就是被测眼屈光矫正轴在 90°，使用凸圆柱面镜、凹圆柱面镜是进行轴位校准的示意。这里要说明的是：使用凸圆柱面镜，光带的偏转方向与凸圆柱面镜的轴分别于翻转轴的两侧；而使用凹圆柱面镜时，光带的偏转方向与凸圆柱面镜的轴将位于翻转轴的同侧。验光镜片手柄所代表的方向就是散光眼屈光矫正轴位所在的方向。

③ 使用裂隙片进行精度调。这是一种借助于被测主观知觉的检测。

（2）测定圆柱面矫正镜度的值　被测眼屈光矫正轴一经确认，就需要以这个轴位作基础进行圆柱面屈光矫正镜度进行测定。散光度的确定有两种方法。

① 使用球面镜度进行检测。使用球面透镜进行检测，尽管在放置验光镜片时的方向没有要求。但是，对检测方向要求则比较严格，检影镜手柄的方向一定要与屈光

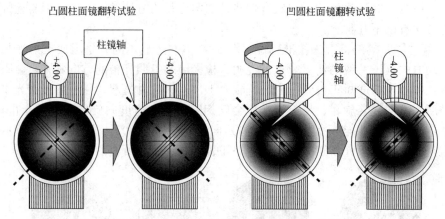

凸圆柱面镜翻转试验   凹圆柱面镜翻转试验

图 5-31　使用圆柱面镜进行精确定轴法示意

矫正轴一致（即要求检影镜的运动方向必须与检测方向完全一致）。

②　使用圆柱面镜度进行检测。倘若使用圆柱面透镜，验光镜片放置一定要精确，验光镜片轴必须与屈光矫正轴一致。使用圆柱面透镜检测最大的优势是：一旦达到中和，其各方向将会同时观察到中和的"影"。正是因为这样的优势，验光师在检测散光时更多是选用圆柱面验光镜片进行检测。

当加用的验光镜片的镜度达到被测眼的屈光矫正度时，"影"就会真正达到了最红、最亮、不动。

4. 核定

所谓核定，就是根据前述检测中所使用的验光镜片的屈光值计算出被测眼的屈光矫正镜度。

（1）验光镜片镜度的核算　倘若检测中使用的镜片为球面透镜和柱面镜度两种验光镜片的话，只要将所使用的各只镜片的屈光度及轴位予以综合、换算，所得到的数据就是被测者的屈光矫正镜度。如使用的镜片为：－1.00DS、－2.00DS、－1.00DC×90°，验光镜片的综合屈光度就是：－3.00DS－1.00DC×90°。

倘若检测中只使用了球面透镜。则可能会有以下两种情况。

①　如水平方向的中和镜度为－2.00DS，垂直方向上又增加了－1.00DS才达到中和。这样的话，验光镜片的综合屈光度就是：－2.00DS－1.00DC×180°。

②　如水平方向的中和镜度为－2.00DS，垂直方向上又增加了＋1.00DS才达到中和。这样的话，直接得到的镜度就是：－2.00DS＋1.00DC×180°。经柱镜形式的转换，验光镜片的综合屈光度就是：－1.00DS－1.00DC×90°。

（2）核定被测眼的屈光矫正镜度　在验光镜片的综合屈光度的基础上，加上检测距离的屈光度修正值所得出来的数值就是被测眼的屈光矫正镜度。以1m作为检测距离的话，其屈光修正镜度就是－1.00DS。那么，上述两例的屈光矫正镜度则分别是：－3.00DS－1.00DC×180°；－2.00DS－1.00DC×90°。

六、睫状肌麻痹剂的应用

这是一类以阿托品为代表，以阿托品、后马托品、托品酰胺为常用药，可以应用于眼科诊治活动的药物。这类药物尽管俗称"散瞳药"，但在眼科学和药理学中历来主张应将其称为睫状肌麻痹剂。这是因为该类药物所发挥的散瞳作用只是药物在暂时消除睫状肌收缩力和排除调节作用的一个伴随作用。阿托品、后马托品、托品酰胺在验光中的应用，不是因为其有使瞳孔散大的作用，而是因为其具有使睫状肌麻痹、消除调节张力的作用。这就是我国眼科学与眼屈光学的奠基人毕华德先生，及其众多的专家学者反复强调将这类药物称之为睫状肌麻痹剂的原因所在。

有瞳孔散大作用的药物，不一定可以应用于屈光检测。例如，可卡因也有使瞳孔散大的作用，但因其对睫状肌没有作用，也就不会被应用于验光。

1. 睫状肌麻痹剂的种类

在我国，睫状肌麻痹剂在验光中的应用是一件极普通的事情，尤其是在验光配镜中心更是如此。在实际验光中，当前强调更多的是用的问题，关于怎样应用才更合理这一问题关注的程度还比较低。

（1）常用的睫状肌麻痹剂的作用比较　可以应用于验光中的睫状肌麻痹剂，即由单方药（如阿托品）、也有复方药（如美多林）。如表 5-4 所列这些药物的应用浓度、散瞳作用及调节麻痹作用的时间。最常用的睫状肌麻痹药有三种，即阿托品、后马托品、托品酰胺。这几种药物中，以阿托品的药理作用最为强大，作用时间最为持久。

表 5-4　阿托品类药物的浓度散瞳和调节麻痹作用时间的对比表

时间	浓度[1] /%	散瞳作用		调节麻痹作用		
		高峰/min	恢复[2]	高峰/min	恢复[3]	完全消失
硫酸阿托品	1.0	30～40	7～10d	60～180	7～10d	15d
氢溴酸后马托品	1.0	40～60	1～3d	30～60	1～3d	24～48h
氢溴酸东莨菪碱	0.5	20～30	3～7d	30～60	5～7d	
盐酸乙酰环戊苯	0.5～1.0	30～60	1d	30～60	1d	6～24h
盐酸托品酰胺	0.5～1.0	20～35	0.25d[4]	30～45	0.25d	2～6h
新福林	1～4	15～20				
美多林[5]		15～20				

①　药物溶液一滴，一次点眼后的反应；

②　恢复至较原瞳孔大 1mm；

③　恢复至 2 个屈光度之内的原调节强度。阿托品和东莨菪碱滴眼后 3d，后马托品滴眼后 6h 有可能阅读较小字符的印刷品；

④　托品酰胺可以维持 2～6h；

⑤　托品酰胺 0.5%，新福林 0.1% 混合液。

(2) 睫状肌麻痹剂应用须知　比较表 5-4 相关的数据，得出以下三个有意义的信息。

① 调节麻痹作用的高峰比散瞳作用的高峰出现的时间要晚。从表 5-4 中可以看出，阿托品类药物调节麻痹作用的高峰时间是在用药后 30min（阿托品则至少在 60min）。调节麻痹作用高峰一般在瞳孔散大高峰出现后 10min（阿托品应为 30min 后，后马托品则要提前 10min）。因此，在应用睫状肌麻痹剂进行检影验光时应注意以下两点。

a. 瞳孔已经散大，不一定就是检影验光的最佳时机。只有调节麻痹作用达到高峰时才是进行检影验光的最佳时机。

b. 使用任何睫状肌麻痹剂都应在调节麻痹作用高峰值时进行检测。

② 检测应在调节麻痹的作用高峰时间内完成。药物调节麻痹作用的高峰维持的时间一般为 30min，托品酰胺为 15min，阿托品为 120min。

③ 调节麻痹作用完全消失需时较长。调节麻痹作用完全消失的时间相对较长。阿托品为 15d，后马托品为 2d，托品酰胺为 6h。在应用睫状肌麻痹剂后的屈光复检一定要在调节麻痹作用消失后进行。因此，除托品酰胺类药以外，都不宜在当天进行复检。

④ 作用时间越长的药物，对睫状肌的麻痹作用也就越强。当怀疑被测者有调节干扰时，应使用作用较强的睫状麻痹剂，不宜选用快速睫状肌麻痹药。

2. 睫状肌麻痹对视光学的影响

(1) 消除睫状肌的调节作用　应用睫状肌麻痹剂后，药物作用于睫状肌使之处于麻痹而失去调节张力状态。这种失张力状态的程度与药物的类型有关。作用较强而又持久的药物几乎可以完全消除睫状肌的调节张力。作用较弱、作用时间较短暂的药物消除睫状肌的调节张力的作用就会相对较弱。因此，不同的药物排除调节干扰的作用是不同的。

应用睫状麻痹剂后眼所处的状态，并不是人眼的自然生理状态。人的自然生理状态是在一定生理张力条件下的生命状态。倘若，能找到一种恰好可以消除过度调节并保持睫状肌的生理张力的药物，这种药物才是最理想的睫状肌麻痹剂，可是至今并没有找到。这就是当前既要通过睫状肌麻痹剂排除调节的干扰，又不能用睫状肌麻痹后检测出来的屈光矫正镜度作为屈光矫正眼镜配制数据的原因所在。

(2) 增大眼的球面像差和球面色散　应用睫状肌麻痹剂后，睫状肌的收缩作用就被消除。虹膜中央的瞳孔就会完全开大，也就丧失了成像的小孔作用。眼的球面像差与色像差就会加大，在视觉上的景深也会变小。这显然就降低了被测者对物体形态的精细辨别能力。

当然，睫状肌麻痹剂应用后，不但可以影响被测者的视觉分辨力，也有可能会降低检测者对"影"动的判别能力。倘若验光师能准确把握中央区域的"影"动信息，检测出来的屈光矫正镜度就会略向负镜度偏移（相对于边缘区）。假如验光师不能准确了解中央区域"影"动的信息，而是通过扩大的整个瞳孔来判定的话，检测出来的屈光矫正镜度就会略向正镜度偏移。

（3）屈光度向正镜度方向偏移　应用睫状肌麻痹剂后，瞳孔必然会散大。瞳孔散大到底能产生多大的屈光度变化呢？经屈光学专家们测定，应用睫状肌麻痹剂后，眼的屈光矫正镜度将向正镜度方向偏移＋0.50～＋1.25D，更多人认为在＋0.50D左右。

什么情况下，偏移镜度量会增大呢？应当说只有一种情况：常瞳条件下，验光师没有将被测眼的调节力进行有效控制。被测眼在注视中使用了过多的调节力就会使镜度的偏移量增大。这种镜度的偏移量到底应当是多少，并无一个不变的固定数值。因此，用使用睫状肌麻痹剂后检测出的屈光矫正镜度来推断眼的完全屈光矫正镜度是不太可靠的。必须由主观屈光检测来确定被测眼屈光矫正镜度。

当药物作用消失后，通过复检所测定出来的屈光矫正度，就一定没有调节干扰的问题了吗？答案并不一定。当前对屈光不正的眼镜矫正，只是对被测眼在常瞳条件下屈光异常状态的矫正。

那么，睫状肌麻痹后的屈光检测的意义何在呢？这是排除被测眼调节张力过高，是核定已经接受的屈光矫正镜度是否存在过度矫正现象的有效方法。

3. 睫状肌麻痹剂的应用与屈光矫正

各国对验光中是否使用睫状肌麻痹剂的要求并不完全一致。国际眼-视光学界的共识有以下几个方面。

（1）被测眼调节力较大的应当使用　影响调节力大小的常见因素有3个：年龄大小、屈光性质和注视距离。

① 调节力的大小与年龄的大小成反比。年龄越小，调节力越大；反之，调节力就会越小。年龄小的被测者是使用睫状肌麻痹剂的适应人群，基本范围是在14～16岁以下，特别精确的年龄划分则是很困难的。例如，16岁平均调节力为12.0D，17岁平均调节力为11.8D。能说12.0D调节力就应当应用睫状肌麻痹剂，而11.8D就没必要应用睫状肌麻痹剂吗？

② 调节力的大小与调节使用程度呈正比。远视眼只要注视就会使用调节力，因此远视眼调节力较大；近视眼只有注视眼前有限远的和近的目标时才会使用调节力，因此近视眼的调节力也就相对较小。调节力越大，对屈光矫正镜度的影响也会越大。因此，具有较大调节力的远视眼是使用睫状肌麻痹剂最合理对象。

③ 调节力的大小与注视距离成反比。注视距离越小，使用的调节力就越大；反之，就会越小。使用调节力越大，调节对屈光所产生的影响也就会越大。因此，注视距离越近，越需要使用睫状肌麻痹剂。

（2）未经矫正的，有调节干扰可能的屈光不正者应慎用　没有接受过屈光矫正，怀疑有调节干扰可能的被测眼，应是睫状肌麻痹剂使用的指征。但是，高度远视眼、老年人、前房中央深度过浅者应列为禁用范围。

（3）非第一次接受屈光矫正者，没有必要使用睫状肌麻痹剂　对于已经接受过屈光矫正者，对其调节状况已经基本界定，其矫正调节状况是合理的，就没有必要使用睫状肌麻痹剂。当然，被测者有明确的视觉疲劳症状则另当别论。

我国著名眼屈光学家徐宝萃先生特别提出以下四种情况应使用睫状肌剂。

① 幼儿和智力发育不全，不能用主观法进行镜片测验，而必须用客观检影方法决定其屈光状态者。

② 具有斜视或斜视倾向，特别是具有内斜视的远视或远视散光，无论主观验光法或客观验光法，都必须在充分散瞳麻痹睫状肌的情况下来决定眼镜处方。

③ 年龄在 15 岁以下，视力或屈光度不稳定，闭目休息片刻视力即好转或屈光度减弱的，可能有异常调节紧张存在者。

④ 具有明显眼疲劳症状，怀疑有屈光不正或调节异常者，均应散瞳检影。

根据以上认识，睫状肌麻痹剂使用的基本规律应当是：

a. 年龄小、调节力大、第一次配镜；

b. 年龄小、第一次配镜；

c. 第一次配镜。

见表 5-5 为需散瞳验光和不需散瞳验光者。

表 5-5　需散瞳验光和不需散瞳验光者

需散瞳验光者	不需散瞳验光者
①15 岁以下青少年配镜； ②15～18 岁，初次配镜； ③有斜、弱视的被测者； ④视力、或屈光矫正镜度不稳定的； ⑤幼儿、愚钝、视觉反应不灵和协作不好者	①再次配镜验光； ②成年人（尤其是 40 岁以上者）

4. 睫状肌麻痹剂应用的禁忌

睫状肌麻痹剂并非任何人都可以使用，验光师应特别注意，以下四类被测者应列入禁用范围。

① 有屈光不正而且需要矫正的青光眼被测者。这类被测者使用睫状肌麻痹剂极容易导致病情恶化。

② 进入临产期或处于授乳期的妇女，不得使用睫状肌麻痹剂。否则，药物将会通过脐带血、母乳进入胎儿、幼儿体内，导致心率、呼吸加快等药物反应。

③ 前房角狭窄的被测者。在瞳孔被散大的情况下，容易诱发青光眼。

④ 对睫状肌麻痹剂有过敏史及过敏体质的被测者。

第三节　其他客观检测方法简介

验光中述及的客观屈光检测，主要是指电脑验光仪检测和检影检测。当然，这两项检测不是客观验光的全部，客观屈光检测至少还应当包括：检影镜的屈光检测、角膜屈率计的屈光检测、光学影像屈光检测。

一、检眼镜的屈光检测

使用检眼镜进行屈光检查，也是一种客观验光的方法。这种方法是借助于检眼镜，直接对被测者的眼底结构清晰程度的观察，通过观测镜片的调整来确定被测眼屈光矫正度的方法。检眼镜有两种：直接检眼镜、间接检眼镜。间接检眼镜又被称为双眼间接检眼镜。这里介绍的是直接检眼镜（以下简称为检眼镜）。因检眼镜是对眼底进行检测的最为普遍的器械，人们习惯上将其称之为眼底镜。

1. 检眼镜的构成

检眼镜的结构由三个部分构成：投照系统、调节系统、观察系统。

（1）投照系统 投照系统由光源、聚光镜、光阑、投射物镜和反光镜构成。如图 5-32 所示黑框中的结构。

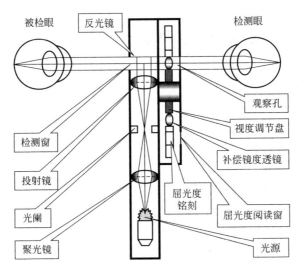

图 5-32 直接检眼镜构造及检测光路示意

（2）调节系统 有的检眼镜只有一种调节结构——视度调节，如梅式（May′s）检眼镜；也有的检眼镜有两种调节结构；一种为视度调节结构；另一种为光阑调节结构，如我国苏州生产的 YZ6A 型检眼镜。

① 视度调节盘。亦称为屈光补偿盘。其中梅式检眼镜的适度调节盘有 17 档（±1.00～10.00D、空档）；YZ6A 型检眼镜有 25 档（±1.00～－35.00D、空档）。

② 光阑调节盘。YZ6A 型检眼镜设有光阑调节盘。光阑共有以下 4 档。

a. 直径 3.0mm：观察视场较大，清晰度较差，适合对眼底进行大体的观察，容易发现病变。

b. 直径 2.6mm：视场、清晰度中等。人们习惯上将直径 2.6mm 光阑称为标准光阑、常规光阑。在检查眼底时，一般都是首先使用这一光阑，如果有必要的话再使用其他光阑。

c. 直径 1.5mm：亮度较高，清晰度较高，适合于局部的精细检查，如黄斑部。

d. 直径 2.6mm＋蓝色滤光片：亮度较低，立体效果较差。这档光阑对短波光有较好的透过作用，但对长波光透过率则较差，从而产生了明显压暗红色的视觉效用。因此，这档光阑有以下两个方面的应用。

Ⅰ. 这档光阑对眼底血管状况及出血状况检查的作用显得较为突出。

Ⅱ. 这档光阑还可以提高对眼屈光系统透光状况的分辨力。

(3) 观察系统　观察系统中有效的光学元件有三个，即两个窗口和一枚透镜。两个窗口中，①窥孔：为检测时的观察孔；②视度调节孔：检眼镜内有嵌不同屈光度镜片的圆盘，转动圆盘可将相应镜片调整到观察孔的观察光路中，镜片的镜度则会以数字形式显示在视度调节孔中，这种调整则是为了适应不同屈光度的检查眼和被检查眼，能更清晰地看清眼底。

2. 使用检眼镜进行屈光检测的基本方法

使用检眼镜最为普遍的应用是对眼底进行观察。将检眼镜的投射光投照到眼底，就可以对眼底结构的大体状态、屈光介质的状况进行观察。

当被测眼与被检测眼均为正视眼时，对眼底结构状态进行检测不需要加入补偿镜片。假如要对被测眼的玻璃体进行观察，则需加入＋2.00～8.00D 补偿镜度的镜片；要对晶状体进行观察则应加入＋10.00D 的补偿镜度；假如要观察角膜的状态，就要使用更大的补偿镜度，通常使用的补偿镜度为＋20.00D。

应用检眼镜对眼进行检测可以使用常态瞳孔，也可以使用扩大瞳孔。

对常态瞳孔条件下的被测眼进行检查是最常使用的方法，这种检查只能说是一种基本检查，较适合于对被测眼的视盘、黄斑部进行一般性的观察。

也可以应用新福林（2.5％～10％，Phenyphline Neosynephrine）对被测眼进行扩瞳，检测者对扩瞳后的被测眼进行检查。这种方法适合于三种情况：①使用常态瞳孔进行检查有疑问，需要进一步观察的，如怀疑周边部有问题；②对眼的屈光介质状况进行监测；③观察周边部眼底的状况。

(1) 检眼镜的使用方法　检眼镜的使用方法是一项常规的医学检查，对于一名医师来说并非难事，是每一名医生都应当掌握的一项基础操作技术。但对非医学院校来源的大量的验光师来说，会使用检眼镜检测的人不多，在从事验光、配镜经营的店铺中的保有量不足 5％。

检眼镜的使用并不是一件难事。与检影镜的操作相比较，检眼镜的操作技术是极其容易学会的操作。它是一项略经练习就能够掌握的检测方法，也是一项熟能生巧的技能型操作。

① 检测环境。

a. 照明条件。使用检眼镜进行检测，应当在较暗的室内进行。初学者进行练习时，最好在暗室中进行练习。

b. 检测氛围。在进行这项检测时，验光师与被检测者的距离是非常近的，加之这项检测的检察部位的特殊性。因此，进行眼底的检测有以下几项基本的规范要求。

Ⅰ. 检查室中，应至少保持 3 人。尤其是检测者与被测者的性别不同时。

Ⅱ. 检测时，检测者的右眼只对被测者右眼进行观察。同理检测者的左眼只对被测者左眼进行观察。

Ⅲ. 检测时，为了双方的健康、卫生，检测者应当在进行检测时戴上口罩。

② 检测方法。使用检眼镜进行检测的方法，我们可以将其分解成以下三个部分的内容。

a. 检测体姿。

Ⅰ. 预备。从体姿上看，检测者首先应当位于被测者的右侧，并使自己的眼与被测者的眼处于同一视平状态。

Ⅱ. 投照。手执检眼镜，将检眼镜的投照孔置于被检者右眼前方较近的位置。打开检眼镜开关，将光从被测者的瞳孔中投入其眼内。投照光的方向一般采用从瞳孔的稍偏外侧方向进入，以减少投照光对被测者视网膜黄斑部的光刺激。

Ⅲ. 观测。检测者将自己的右眼置于观察孔，就可以观察到被测眼眼底的状况。

b. 补偿镜度的调节。检测者在手执检眼镜时，应使用大拇指与中指、无名指，小拇指握住检眼镜的手柄，将食指放在补偿镜度调节盘的边缘上。当观察到的眼底的影像不清晰时，检测者就应当使用食指推动补偿镜度调节盘，使相应的透镜进入检测光路，眼底影像的清晰程度就会发生改变，当具有一定镜度的透镜进入检测光路时，检测者就可以看清楚眼底的状况了。

(2) 被测眼屈光矫正度的测定   检测者使用检眼镜对被测眼进行屈光矫正度的测定，首先得了解自己的屈光（或屈光矫正）状况，在这一基础上进行简单的代数计算后就可以得到被检测者的屈光矫正镜度。具体有两种情况见表 5-6。

表 5-6   被测眼屈光矫正度的测定

序号	检测眼	检测补偿镜度	被检眼的性质	被检眼的屈光矫正镜度
1	正视眼 或人工 正视眼	0	正视眼	所使用检测补偿镜度就是被检眼的屈光矫正镜度
		>0	远视眼	
		<0	近视眼	
2	非正视眼屈光矫正镜度设定为 Y	设为 Z	将被检眼的屈光不正度设定为 X	为检测眼屈光不正度与检测补偿镜度的代数和为 $X=Y+Z$

① 当检测眼为正视眼时，或检测眼为非正视眼但已经被矫正时，所使用的检测补偿镜度就是被测眼的屈光矫正镜度。

② 当检测眼为非正视眼时，被测眼的屈光不正的矫正镜度则为检测眼的屈光不

正矫正镜度与检测补偿镜度的代数和。举例如下。

　　例1：检测眼的屈光不正矫正镜度为－2.00DS。在对三个被测眼进行的检测中所使用的补偿镜度分别是：＋2.00D；＋4.00D；－4.00D。经计算，三个被测眼的屈光矫正镜度依次为：0.00D；＋2.00D；－6.00。

　　例2：检测眼的屈光不正矫正镜度为＋1.00DS。在对不同的被测眼进行检测中所使用的补偿镜度为：＋2.00D；＋1.00D；0.00D；－1.00D；－2.00D。被测眼的屈光矫正镜度依次应为：＋3.00D；＋2.00D；＋1.00D；0.00D；－1.00D。

　　(3) 使用检眼镜进行屈光检测的距离　　使用检眼镜进行屈光检测时，应当注意检测的距离。眼镜的实际使用距离，就是进行这种检测时应当使用的距离。我国大多数人所使用的眼镜戴用距离为12mm。因此，我们使用检眼镜进行屈光检测的检测距离应当是12mm，欧美人种则应当使用13.75mm的检测距离。

3. 检眼镜检测眼屈光的局限性

　　使用检眼镜进行眼屈光的检测，说是一种简便有效的方法。但是，检眼镜限于其自身的现有的局限性，还不能做到对每一名被测者进行精确检测，在实际验光检测中，还无法付诸实施。

　　(1) 对散光检测还没有有效的方法　　检眼镜的补偿镜度中没有圆柱面透镜的设置，因此，假如被测眼的屈光不正中含有散光成分的话，使用检眼镜则无法检测其散光的数值。

　　(2) 对屈光矫正镜度的检测时有限的　　检眼镜的补偿镜度所设置的镜度值是有限的，只有以下补偿镜度的设置：

　　－25.00D、－20.00D、－16.00D、－12.00D、－8.00D、－6.00D、－5.00D、－4.00D、－3.00D、－2.00D、－1.00D 和 0.00；

　　＋1.00D、＋2.00D、＋3.00D、＋4.00D、＋5.00D、＋6.00D、＋8.00D、＋12.00D、＋16.00D、＋20.00D。

　　因此，使用检影镜还无法保证对所有的屈光不正矫正镜度进行精确的检定。因此，在当前使用检眼镜进行专门屈光检测的人是没有的。检眼镜检测被测眼的屈光不正仅仅是在进行眼底检查之时，顺便为之。因此，检眼镜对被测眼的屈光检测只能是比较粗放的检测，是一种定性检测。

　　(3) 检眼镜对眼屈光检测的展望　　应用检眼镜对屈光状态的检测，尽管在当前尚有很大的局限性，但是也应当看到，这种局限性只是因为镜度不全所致。假如能增加检眼镜中所缺少的镜度，并增加一定范围的圆柱面镜度的镜片（可以自由旋转），使用检眼镜进行精确的屈光检测就会得以实现，当这一设想得以实现时，这种设备也许会成为验光师最乐意使用的屈光检查器械。

二、角膜曲率仪屈光检测法

　　角膜曲率仪是开办眼镜店必要的设备，特别是准备开展隐形眼镜验配的店铺，则必须配备这种设备。否则，开展隐形眼镜业务就是违法的，例如，在北京相关法规规定，没有配备角膜曲率仪，营业执照上就不会出现隐形眼镜的字样，如有经营与隐形眼镜有关的商品，就可能随时被相关执法部门查处。开办眼镜店，特别是要开展隐形眼镜验配业务的店铺有责任具备并应用这一设备。

角膜是眼屈光系统的重要的组成部分。根据瑞典著名眼科专家 Gullstrand 的测量，眼的全部屈光力量为 58.64D，而角膜表面的屈光力为 48,83D。也就是说角膜表面的屈光力约占眼总屈光力的 83%。我国眼屈光学界大多认可：眼的总屈光力为 58.64D，角膜屈光力为 40.00~45.00D。即便如此，角膜的屈光力仍占据着眼屈光力的 68.2%~76.7%。对角膜屈光的检查，在屈光检查中所占据的地位是不言而喻的。

对角膜屈光状态的检查的重要性，还取决于另外一个因素：散光发生的部位。从发生的部位考察，人眼的散光主要有两种形式：角膜散光、晶状体散光。散光的表现形式为三种：角膜型散光、晶状体型散光、并存型散光。若是单纯角膜散光，散光的矫正效果就会比较理想；若是单纯晶状体散光，矫正结果相对较差。在隐形眼镜的验配中，往往需要对残余散光进行预估、诊断和处置，这项工作离不开对角膜屈光力的定量测定。

因此，角膜曲率仪对准备开展隐形眼镜业务的眼镜店铺并不是可有可无的设备，是属于必备的，否则，就不具备开展隐形眼镜业务的条件。

1. 角膜曲率仪的原理

（1）角膜曲率测量仪器的种类

① 普通角膜曲率仪。如图 5-33 所示为角膜曲率检测仪器最常见类型的示意图，它只具有对角膜曲率的检测功能。

② K-电脑验光仪。相当多的生产厂家，为了适应眼镜零售商对角膜曲率测定的需要，都研制并推出各自品牌的带有角膜曲率测定功能的电脑验光仪，如：Canon RK-F1、Potec PRK-5000、TOPCON KR-8100、NIDEK ARK-710A、NIDEK ARK-730A。使用 K-电脑验光仪，既可进行一般屈光检测，又可以进行角膜曲率的检测，是一举多得事情。而且这种设备操作简便，只要设定妥当，毋庸进行相关的调整，这为经验欠缺的验光师的操作提供了极大的便利。但它的价格比普通验光仪要贵一些。

（2）角膜曲率仪的工作原理　这里所提到的角膜曲率仪，是指可以进行单一角膜曲率功能测试的设备（图 5-33）。对含有角膜曲率检测功能的电脑验光仪，本书一律称之为 K-电脑验光仪。

① 角膜曲率仪的光学工作原理。角膜曲率仪光学工作原理是应用了光反射原理。视标在被测眼中所成的像在屈光学中称为第一普肯野氏（Purkinje）像，像的大小与角膜曲率半径成比例，当测量出这个像的大小，就能够根据物像比的关系进行计算，从而求出角膜的曲率半径。经过换算就可以得到角膜前表面的屈光度。角膜曲率仪的工作原理如图 5-34 所示。

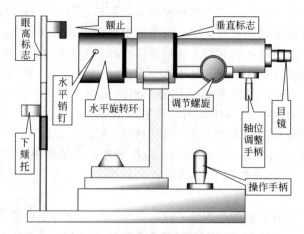

图 5-33　角膜曲率仪外部结构示意

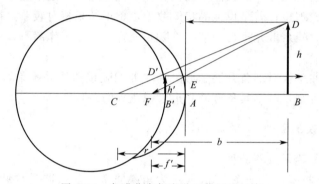

图 5-34　角膜曲率仪光学工作原理示意

　　图中 A 为角膜顶点，C 为角膜前表面的曲率中心，r 为角膜的前曲率半径。DB 为物，经角膜前表面的曲折成像为 $D'B'$。当物（DB）趋于无限远时，$B' \to F$，即 $D'B' \to D'F = b$。同理，f' 与 b 比较，前者值极小可以忽略不计，因此，可以认为 $BB' \approx BF = b$。

　　$\triangle DBF$ 与 $\triangle EAF$ 为相似三角形，

　　因此，$\dfrac{DB}{EA} = \dfrac{BF}{AF}$，即 $\dfrac{h}{h'} = \dfrac{2b}{r}$，故 $r = \dfrac{2bh'}{h}$。

　　角膜曲率仪通过将已知的物固定在仪器望远系统的物镜上，以保持 b 距离的固定。在检测中，只要测定出 h' 的高度，就可以计算出 r 的数值。

　　② 角膜曲率仪的像测量方法。上述角膜曲率仪的原理，只有在解决了对象的测量方法，才能转变为现实的检测手段。道理上，在仪器的显微镜中设置一块分化板，就可以通过分化板上的刻度线（或显微目镜）来测定 h' 的大小。但是，这一方法并不可靠。眼是在不停地运动着，其光标（h）的在眼中的像必然会随之而动，因此对不停运动中的像进行测定，只存在于理论中，真正检测到准确的像大小则是极其困难的。

在角膜曲率仪设计中，通过设置双像分像装置，通过调整分像装置可测量分像距离大小，或对像的大小进行测量。测量方法有以下两种。

a. 固定双像法。测试中，固定双像的分像距离，通过改变光标（物）大小，使像发生相应改变，当两像相切时，由分像距离测量像的大小的方法，就叫作固定双像法。

b. 可变双像法。测试中，固定光标（物）大小，通过改变双像的分像距离，当两像相切时，即可由分像距离计算（读取）像的大小。

角膜曲率仪根据使用的分像装置不同分别被称为固定双像式角膜曲率仪、可变双像式角膜曲率仪。

2. 角膜曲率仪的应用

角膜曲率仪的检测，现在已经可以在两个领域进行应用：一个是眼科；另一个是角膜接触镜。不管是在哪个领域应用，都要注意一个问题：角膜被检测的直径。目前这一数据极不一致。据有关资料显示，可用于检测角膜前表面中心 3mm 区域的各个方向的弯曲度。

（1）眼科 角膜曲率仪的检测在眼科的应用有以下两个方面。

① 辅助眼科疾病诊断。根据角膜曲率仪检测出的结果，即曲率半径的变化，可以作为眼病诊断的重要参考指标，如对圆锥角膜的诊断。

② 屈光手术。屈光手术前、后都必须对角膜进行角膜曲率的检测。手术前，进行角膜曲率的检测是为了了解眼的状况，以便制定手术方案和预估屈光手术的结果。手术后，是为了评估屈光手术的效果。

（2）角膜接触镜 角膜曲率仪的另一应用领域就是角膜接触镜验配中的应用，这是眼镜行业应用这种设备的最基本的用途。按我国现行的有关法规规定，在我国开展角膜接触镜验配经营工作必须具备角膜曲率仪，这是最基本的设备要求。角膜曲率仪在角膜接触镜验配中的应用有两项：一是镜片选择；二是评估配适。

① 镜片选择。如何选择镜片呢？应当在配用任何角膜接触镜时，都必须使用角膜曲率仪进行检测，否则就会与被测眼的状况不符。在选择镜片时，验光师应注意三点：曲率半径、有无散光、软与硬。

a. 曲率半径。进行角膜接触镜片的验配，必须注意镜片的内曲面各个子午线上的曲率半径。一般来说镜片的基弧应大于或等于角膜前表面的曲率半径。这里说的"大于"理应是稍大于的意思。何谓稍大于呢？

用公式来表达的话，即，基弧$_{CL}$＝1.1×角膜曲率半径(C_{CL}＝1.1×r_K)。

另一种表述为：基弧$_{CL}$≈r_K（r_K 为角膜曲率半径），这一数值是：r_K＋(0.05～0.1)mm。这一方法应用于硬性角膜接触镜更为合适。

b. 有无散光。配用角膜接触镜，还应对被测眼的散光状况进行检测和分析。被测眼的散光状况有以下几种可能。

Ⅰ. 验光师在屈光检测中发现被测眼有散光，角膜曲率仪检测没有散光存在的证据，说明被测眼的散光为晶状体散光。在选择镜片时应选用外散型角膜接触镜，也可以选择内、外散综合型角膜接触镜，不适宜选用单纯内散型角膜接触镜。

Ⅱ. 在屈光检测中发现被测眼有散光，角膜曲率仪检测有散光，而散光矫正镜度又是一致的，说明被测眼的散光为单纯角膜散光。在选择镜片时一般都会选用内散型角膜接触镜。

Ⅲ. 在屈光检测中发现被测眼有散光，角膜曲率仪检测有散光，而散光矫正镜度又不一致，说明被测眼既存在角膜散光，又存在晶状体散光。此种情况下应选用内、外散综合型角膜接触镜，其镜片的外面是为了矫正晶状体散光，而其镜片的内面是为了矫正角膜散光。

Ⅳ. 验光师在屈光检测中未发现被测眼有散光，角膜曲率仪检测有散光，说明被测眼角膜与晶状体均有散光，且矫正镜度绝对值相等，轴向一致。此时，角膜与晶状体的散光相互抵消，配用角膜接触镜只需选用球面镜就可以。

注意，隐形眼镜的外散镜片适合矫正晶状体散光，而内散镜片适于矫正角膜散光，混合型镜片则适合晶状体与角膜的综合性散光。

c. 软与硬。到底是用软性角膜接触镜，还是使用硬性角膜接触镜，这在很大程度上取决于被测者主观性的选择。但是，验光师根据具体情况，向被测者提出相关的建议是十分必要的。当检测确定被测者的散光属于高度散光时，应建议其选择硬性角膜接触镜，因这种镜片较软性角膜接触镜对散光的矫正效果要有效得多。当然选择软性角膜接触镜，还是使用硬性角膜接触镜，还应参考其他方面的因素，如泪液状况，是否再要镜片等。

根据以上多方面的检测信息，对具体的被测者进行分析，分析过程本身就是确定屈光矫正方案的过程。当分析完成之时，方案也就确定了。

② 评估配适。应用角膜曲率仪，还可以对配戴状况进行评估。检测时，嘱被检查者眨眼，通过观察眨眼前、后像的变化对角膜接触镜的配适状况进行评估。

a. 角膜曲率仪的视标像始终清晰，说明配适状况适度。

b. 眨眼前，角膜曲率仪的视标像清晰，眨眼后即时模糊且瞬间恢复清晰，说明配适状况过松。

c. 眨眼前，视标像模糊，眨眼后即时清晰，瞬间恢复模糊，说明配适过紧。

3. 角膜曲率仪的操作

角膜曲率仪的操作，可以分成两部分：第一部分操作称之为测量准备；第二部分操作可以将其称为曲率测量。

（1）测量准备

① 检测环境。应在半暗室中进行。

② 仪器准备。a. 接通电源；b. 调整目镜。

首先，将一张白纸固定于角膜曲率仪的物镜前；其次，检测者从目镜中进行观察，如图 5-35、图 5-36 所示，假如目镜中所见的视标像是模糊的，就必须旋转（一般为顺时针方向）目镜，使视标线条清晰。

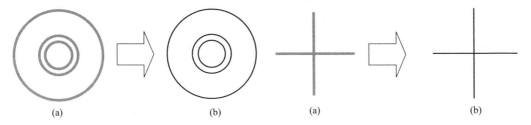

图 5-35　环形视标调准示意　　　　　图 5-36　十字视标调准示意

（2）曲率测量

① 对准光轴。调整头架和仪器的高度，通过调整轴位旋转手柄、水平旋转环，使被检眼的光轴与仪器的光轴达到一致，将仪器内视野中的圆与十字线对正。

② 调整焦距。手扶支撑架，前后、左右移动设备，进行调焦。达到大致对准时，旋转操作手柄进行精确对焦，直至仪器内视野的图像调整至如图 5-37 所示的状态。

检测中，验光师如果观察到仪器内视野的图像，如图 5-38 所示，说明水平与垂直方向的焦距均未调整准确，需要继续进行焦距调整。

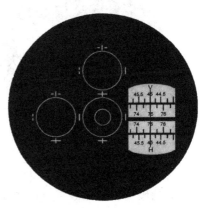

图 5-37　水平光轴对准示意

（3）角膜曲率测量

① 水平分像检测。旋转左侧调节螺旋，直至仪器中视野的图像如图 5-39 所示，即可从 H 视窗读取的是角膜前表面的曲率半径（r）的值（mm）和屈光度（D）的值（m^{-1}）。

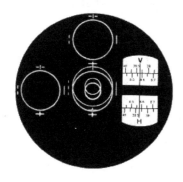

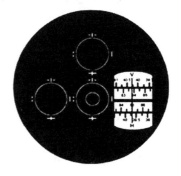

图 5-38　焦距未调准　　　　　　　　图 5-39　光轴水平对准

相关的数据将会在视窗中予以显示，均采用两种联合显示的方式：一种为角膜前表面的屈光度的值（m^{-1}），另一种为角膜前表面的曲率半径的值（mm）。

② 垂直分像检测。旋转右侧调节螺旋，直至仪器中视野的图像如图 5-40 所示，

并从 V 视窗读取到相应的 r（mm）和 D（m⁻¹）值。

③ 斜向的散光。当被测眼存在斜向散光时，仪器视野中的图像如图 5-41 所示，中心圆上方的两个十字就会呈现错位状态。

　　a. 十字对准：检测者握住轴度把手，转动水平旋转环使两个十字对齐在一条直线上。

　　b. 十字合一：调整垂直旋钮，令两个十字重叠合二为一。

　　c. "｜""："合一：调整水平旋钮，令"｜""："重叠合二为一。

　　d. 记录：水平方向及垂直方向的数值，以及轴向。

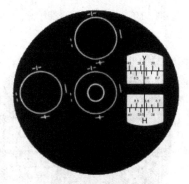

图 5-40　光轴水平未对准

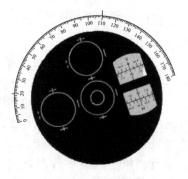

图 5-41　角膜斜向散光

4. 角膜曲率与角膜屈光度的换算

（1）角膜曲率正常值

① 角膜的曲率半径。角膜前表面：水平方向为 7.8mm，垂直方向为 7.7mm。角膜后表面：6.8mm。

② 屈光力。角膜前表面：+48.33D。角膜后表面：-5.88D。总屈光力：+43D。

（2）角膜曲率仪的设计计算公式　角膜曲率仪所使用的设计公式为

$$D = \frac{n-1}{r}$$

式中，D 为角膜的屈光度；r 为角膜的曲率半径；n 为角膜的折射率（设计中所使用的为 1.3375）。

了解角膜曲率仪的设计公式有以下两个意义。

① 通过公式可以进行角膜的屈光度和角膜的曲率半径之间的换算。

② 仪器设计所使用的角膜的折射率为 1.3375，当被测者的角膜折射率与之有差异时，以其所显示的数值会存在一定的差异。

三、光学影像屈光检测法

对于人眼的屈光学检查，还可以通过影像学的办法进行定性与定量的检测。仅以已经在眼镜经销店铺、配镜中心使用的设备看，在屈光影像学中，最为简单、方便的当属使用波拉西多式盘进行散光定性检测；最为现代、昂贵的影像学检测是应用角膜地形图对角膜表面高程的检测。在影像学检测中，还有 X 射线屈光测定法、激光散斑法、超声波屈光测定法、激光全息技术屈光测定法等。下面将简单介绍波拉西多氏盘的使用，以及 X 射线屈光测定法、激光散斑屈光测定法、超声波屈光测定法、激光全息屈光测定法等的概念。

1. 波拉西多氏（Placido's）盘检测法

（1）波拉西多氏（Placido's）盘　波拉西多氏盘，又叫作波拉西多氏环，也被称为角膜计。这一工具和检测方法是由 A. Placido 在 1880 年发明的。

① 原始形波拉西多氏盘。波拉西多氏盘的构造及其简单（图 5-42）。是由一个带柄的圆板构成的，圆板的直径约为 25cm（亦有人认为直径为 20cm），板面绘有黑、白相间的同心圆环，这些同心圆环的间距相等，数目一般为 9～25 个。圆盘的中央有一个直径约为 2mm 的窥孔，孔中大多设置有一只＋6.00DS 镜片。原始形波拉西多氏盘是通过中心的窥孔进行观察的。

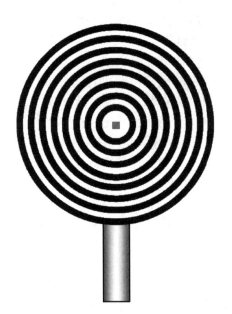

图 5-42　原始形波拉西多氏盘

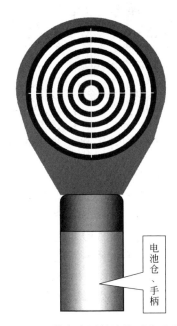

图 5-43　带有光源的波拉西多氏盘

② 带有电光源的波拉西多氏盘。如图 5-43 所示，带有电光源的波拉西多氏盘的头部为盘的本体区，其上由黑、白同心圆及窥孔构成。同心圆中的白色环为发光材料制成。中心有一窥孔，孔中镶有凸透镜，以便观察。其下部为手柄，手柄内部兼作电池仓。

③ 可拍照式波拉西多氏盘。可拍照式波拉西多氏盘，其主要构造是一架照相机。在照相机的镜头上配置波拉西多氏盘，这种类型的波氏盘最大的优势是可以通过照相机将被测者角膜的影像，用摄影的方式记录下来，通过洗印照片，予以保留。这种可

拍照式波拉西多氏盘随着计算机技术在视光学领域的应用，基本上已经失去了其自身存在的意义。但是，可拍照式波拉西多氏盘是从原始形波拉西多氏盘到现代波拉西多氏盘的过渡阶段。

随着计算机技术的应用，在增加测试点的情况下，波拉西多氏盘的检测已进入到一个全新的阶段。如今，在隐形眼镜检测中经常提到的角膜地形图检测，实际上就是波拉西多氏盘的最高形式。

（2）波拉西多氏盘的检测　关于这方面的检测，在此只介绍原始形波拉西多氏盘的操作。

使用波拉西多氏盘进行检测，需要注意以下几个方面的问题。

① 波拉西多氏盘检测的作用。使用波拉西多氏盘检测的只可以对角膜表面状态的基本状况进行观察。验光师可以根据角膜表面所反射的图像，对角膜表面的平滑状况、弯曲状况进行性质的判定，这种方法不具有定量检测的功用。这种定性功能具体有三种含义：角膜表面是否平滑；角膜是否存在散光；角膜散光的程度。

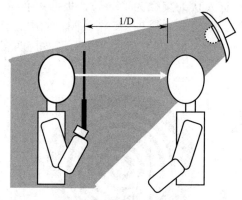

图 5-44　应用波拉西多氏盘检测示意

② 检测条件。图 5-44 中，检测应当保证的基本条件有以下几点。

a. 环境光。进行这项检测，环境光的亮度宜低不宜高，检测室最好没有窗户，否则窗户容易在角膜上形成反射。

b. 照明条件。检测所需要的照明用光的位置应置于被测者的侧后方，光照方向不得直射检测者的观测眼。

c. 体姿状态。检测时，检测者与被检测者的视线应保持平行状态。

d. 检测距离。检测距离是波氏检测中应注意的一个问题，检测距离的计算是以波拉西多氏盘到被检眼角膜的距离为准。但是，应当采用什么样的检测距离呢？可以通过以下两种方式检测距离。

ⅰ. 高田孝方式。检测距离为 15～20cm。

ⅱ. 附加镜度的倒数。检测者也可以使用 1/D 的距离进行检测。因波拉西多氏盘所使用的附加镜度为 +6.00DS，因此，实际的检测距离为 0.16cm。

这两种方法应当说是一致的，高田孝先生的数据考虑到了检测者存在屈光不正的可能性。也就是说，在检测中可以通过适当调整检测距离，就可以使所看到的图像更为清晰。

（3）检测操作与判断

① 检测操作。使用波拉西多氏盘进行检测，必须保证盘的中心正对被测者的角膜中心，只有这样才能保证观测的图像不发生偏差。这是检测中必须注意的问题。

验光师在检测中的操作，是在前述条件下，对准检测部位，通过盘信小孔对被测者的角膜进行观察。

　　② 图像判断。

　　a. 判断有无散光。当角膜不存在散光时，角膜表面各个子午线的弯曲度必然是一致的，角膜的反光图像如图 5-45(a) 所示，其同心圆表现为规则的轮状。

　　当角膜表面存在正交散光时，角膜的反光图像如图 5-45(b) 所示，呈现出椭圆形。椭圆形的长轴方向是屈光矫正镜的负轴方向，椭圆形的短轴方向是屈光矫正镜的正轴方向。

　　这种方法是用肉眼直接进行观察的，验光师经过实践对于椭圆形的判断能力要高于普通人。但是对较低散光度被测眼判定还是极为困难的。

　　b. 判断散光程度。使用波拉西多氏盘还可以对散光程度进行比较性判断；这种比较是指人与人之间的比较。验光师通过实践，可以建立起对散光反射图像的认知能力，他就可以根据椭圆形长、短径向的对比，对散光程度进行估计与判定。长、短径向的比越大，散光程度就会越高；反之散光程度就会较低。

　　c. 判断角膜状态。当角膜的反射图像不规则时，则说明角膜表面平滑度欠佳。图 5-45(c)～(e) 为角膜表面平滑度欠佳的反射图像。

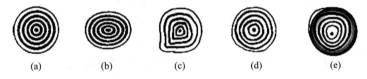

图 5-45　波拉西多氏盘检测的常见影像

　　图 5-45(c) 所示的是典型的不规则型散光图像。从图像中环带的扭曲与曲折不难说明角膜表面的曲率的多样性和随意性。这是一种使用普通眼镜矫正难度较大的散光。特别需要指出的是，图 5-45(c) 所示的向一侧突出的图形改变，常提示被测者存在视力急剧下降的可能性。

　　图 5-45(d) 所示的是一种较图 5-45(c) 要规则、较图 5-45(a) 不规则的反射图像，其环带基本保持了接近正常的走向，这反映了角膜基质基本正常，仅仅是角膜上皮发生了弥漫性炎症、损伤，被测者需要马上就医。

　　图 5-45(e) 所示是圆锥角膜所反射的典型视图。其特点是：中央区域的环带呈现不规则，上方及鼻侧的环带间距增宽，颞侧及下方环带间距变窄，类似贝壳状改变。对于角膜散光来说，使用普通眼镜进行矫正一般都不会达到理想的效果。

　　③ 波拉西多氏盘的检测注意事项。应用波拉西多氏盘进行散光检测有一定的局限性，主要表现在两个方面：a. 定性不难，但难于量化；b. 无法否定散光的存在。

2. X 射线屈光测定法

　　屈光检测还可以通过 X 射线测量眼球的前后径长度，间接测定眼的屈光状态。

此种方法是由卢施通（Rushton）在 1938 年首先应用于临床测定眼轴长度的。当将阴极射线管所发出的射线，以垂直于眼的某一直径垂直时，就可以确定 X 射线在这一直径上的交点。假如，通过这种方法分别确定了两个交点，那么，两交叉点间的长度，就是两点间的距离。当 X 射线所确定的两个点，一个点位于视网膜中心凹的锥状的平面，一个点恰恰位于角膜顶点的时候，那么，这两个点的距离就是被测眼的长度。

这种方法有其自身的优势，只要适当调整 X 射线入射的方向，就可以测定出眼球任意方向的直径。但是这一方法有着自身的局限性，仪器设备价格较高，操作者必须经过严格的训练。这些方面的要求，对于眼镜经营单位都是很难做到的。因此这一检测设备现在还不具备能够普遍使用的要求。

3. 超声波屈光测定法

使用超声波对人体器官进行检测，是一项被普遍使用的检测技术，它几乎涉及了所有临床医疗科室。这种检测方法可以分成两种类型：一类位 A 性超声波；另一类位 B 性超声波。前者的图像为被测器官的回声反射图像，即一维波峰图像；后者的图像为被测器官的切面图像，即两维平面图像，经计算机处理还可以形成三维立体图像。这种方法，也被屈光学研究工作者用于眼轴长度的测量，误差为 $\pm 0.1 \sim 0.5mm$，相当于 $\pm 0.3 \sim 1.5DS$。这样数值的误差满足屈光矫正的精度要求还略显不足。因此，使用超声波进行屈光检测，如今还只是作为一种屈光参照数据，只能充当屈光不正研究中的辅助工具和研究课题的参照数据。将这项技术应用到临床屈光矫正中，还有待设备的测量精度的进一步提高才会成为现实。

4. 激光全息屈光测定法

激光全息技术是应用相干光束的干涉原理，将客观物体的全部光信息记录在感光板上。被记录的全息信息可以给人提供鲜明的立体视觉。

眼球是一个景深很大、屈光力很强、层次相当丰富的器官，这正是激光全息技术最为理想的检测对象。国内、外应用这项技术已经制作了动物的静态眼全息图。

徐广第先生推测：利用全息术把眼球全部层次记录下来，不但对一般眼病的检查和诊断具有重要价值，而且对眼屈光的研究尤具特殊作用。如利用动态全息技术把不同年龄、不同类型的眼屈光记录下来，根据全息术所记录的资料，研究青少年近视眼的形成和发展，将是一项具有使用价值的新技术。

5. 激光散斑屈光检测法

将激光照射到不平滑的物体表面时，就会呈现一个边缘不锐利的随机散光斑点，这一斑点被称为激光散斑，记录这一散斑的图像被称作激光散斑图，简称散斑图。激光散斑屈光检测法是一种主观屈光检测法。

激光散斑法检测的球镜误差为 $\pm 0.12 \sim 0.25D$，完全可以满足屈光矫正的需要。

这种方法操作简单，对人体无伤害，判定容易（只需回答"顺""逆"，或"是""否"），是一种有一定应用潜力的屈光检测方法，此方法比较适合于进行群体视力检测和监测。

6. 角膜地形图屈光检测法

角膜地形图是一项应用计算机技术对角膜表面状态进行检测的一项现代应用技术。这项技术与屈光手术的开展、硬性隐形眼镜的临床应用有着较为密切的关系。在眼镜验配工作中，角膜地形图的应用与硬性隐形眼镜的验配密切相关。因此，有必要先对硬性隐形眼镜进行简要地介绍。

在眼镜行业，角膜地形图的检测一般被应用在硬性隐形眼镜的验配和复查之中。当前在临床上使用的硬性隐形眼镜有两种，一种是硬性透气性隐形眼镜；另一种是角膜矫形隐形眼镜。

硬性透气性隐形眼镜（Rigid gas permeable lens，简称 RGP）是一种视觉效果好、使用时间相对较长、镜片维护简单、长期戴用并发症少。在发达国家中戴隐形眼镜的人中使用 RGP 的比例要明显高于我国。随着人们对 RGP 优势认识的提高，戴用的人会越来越多。现在 RGP 所使用的材料有较好的透氧性能、湿润性好、不易弯曲、对压力有比较好的弹性性能。因为 RGP 为硬质材料，赋形性相对较差，对验配中角膜曲率的测定的要求，要比软性隐形眼镜更为严格，这就是 RGP 验配中强调应用角膜地形图的原因所在。

角膜矫形隐形眼镜，又叫作角膜矫形镜（Orthokeratology，Ortho keratology lens，简称 Ortho-K，或 OK 镜）。使用这种方法进行屈光矫正，就是通过眼睑的自然压力，利用高透氧的硬性隐形眼镜促使角膜中央区域表面的曲率半径增大、形态变平并趋于规则。这是一种非手术的矫治方法，主要应用在近视眼和散光眼的矫治。一般认为，使用 OK 镜两周，可降低近视度 $-4.00D$。

（1）角膜地形图　简单说，用等高色或等高线显示被测者角膜表面高程规律和特征的图形就是角膜地形图。关于角膜地形图的检测原理、检测操作，图形识别及分析的知识体系，就是角膜地形图学。

（2）角膜地形检测仪的基本结构　角膜地形检测仪的基本结构由四部分构成（图5-46）。

① 波拉西多投射系统。波拉西多投射系统是一个类似于波拉西多氏盘的投影装置。这一装置可以发出由 16～34 个同心圆的光信息投射到被测角膜上。这些同心圆又分别是由大量的信息点所构成的，市面上销售的这类检测仪的信息点的数量已达到14000 个，这是精确检测角膜表面状态的情况的重要保证。

② 信息拾取系统。当投射系统将光信息投射到角膜之上时，角膜就会将这些信息反射回来。此时信息拾取系统就会对信息进行即时的观察、监测、调整，并随时摄取角膜表面的图像信息，并将图像信息传输到信息计算处理系统。

③ 信息计算处理系统。信息计算处理系统要执行两项任务：储存以备分析和地

形等高分析。

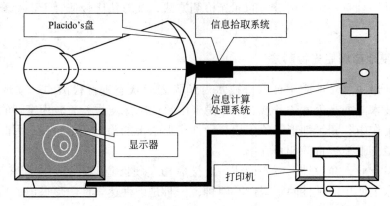

图 5-46　角膜地形检测仪基本结构

④ 显示、打印系统。信息计算处理系统就是以中央信息处理器，要想了解已经处理的信息，检测者可以通过与处理器接驳的显示器、打印机直接观察到角膜表面状况的等高信息。角膜地形图的现实方式有两种；一种是等高色码法；另一种是等高线法。国内使用前者的较多。

（3）角膜地形图的特征　　角膜地形图是近年来新发展起来的一项检测技术，与角膜曲率仪进行比较，这项检测技术有它特别突出的优点，也有着它自身不足。

① 角膜地形图的优势。

a. 测量范围大，测量点多；

b. 精确度高，检测速度快；

c. 角膜上皮的病理改变对图形的影响不大；

d. 易于辨识，图形鲜艳，层次清楚。

正是因为角膜地形图检测技术有以上优势，因此在实际工作中检测迅捷，误差小，识别判断简单易学。

② 角膜地形图检测的不足。

a. 设备价格昂贵，导致这项技术普及艰难。

b. 对非中央区域敏感度相对较低，对隐形眼镜的配置影响不大。

c. 对非球面形成分的测量精度较对球面形成分的测量精度要低。

d. 测量精度易受眼球突出度的影响。

（4）角膜地形图的角膜分区　　角膜是一个完整自然延续的球冠表面，因此对角膜的分区只能人为强制划分，因为无法按其自身的形态及组织来划分。人们对角膜区域的划分有两种意见：一种是三区域划分法；另一种为四区域划分法。

图 5-47(a) 为三区划分法。图 5-47(b) 为四区域划分法，四分法是将三分法的周边区一分为二，因而，又增加了一区：旁中央区。

① 中央区。如图 5-47 所示"a"分区为角膜中央直径 3～4mm 的区域，为光学

功能区。

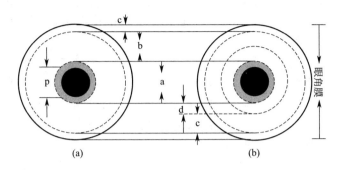

图 5-47 角膜表面的分区

② 周边区。距角膜中心 4～11mm 的这一环形区域如图 5-47 所示"b"分区。这一区域与隐形眼镜的设计、配戴有着非常重要的联系。角膜曲率仪一般只能测量中央区域，因此，假如开展 RGP、Ortho-K 验配工作，使用角膜曲率仪就是不适宜的。如图 5-47 所示"d"分区为旁中央区，是四区域划分法由新划出的一个区域。在实际工作中，绝大部分人使用三区域划分法。

③ 角膜缘区。如图 5-47 所示"c"分区为角膜与巩膜的连接区，与屈光手术有着一定的联系。

(5) 正常角膜地形图　什么是正常的角膜地形图？人眼正常生理状态下角膜的等高标记图就是正常的角膜地形图。它是针对于病理角膜（如圆锥角膜）和创伤角膜而言的。正常角膜地形图一般可以分为四个类型：圆形、椭圆形、蝴蝶结形、不规则形。其中蝴蝶结形又分为对称蝴蝶结形和不对称蝴蝶结形。Bogan 等对 399 例正常角膜地形图进行统计，并得出了各种类型所占的比例。

① 圆形。占总例数的 22.5%。该类型地形图（图 5-48）各种颜色的环带边缘锐利平滑，呈同心圆状态均匀分布。其环带的颜色自中心向周边表现为由暖色到冷色依序排列。此种图形表示被测角膜为球面，不存在角膜散光。

② 椭圆形。占总例数的 20.8%。该形地形图（图 5-49）的环带边缘、同心状况、环带颜色的排列次序与圆形角膜地形图相似，所不同的就是环带均呈椭圆形。此种图形表示被测角膜存在周边部角膜散光。

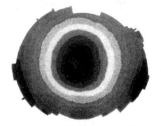

图 5-48　圆形角膜地形图

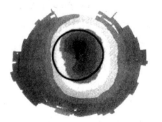

图 5-49　椭圆形角膜地形图

③ 蝴蝶结形。蝴蝶结形，有人又将其称之为领结形。正常角膜地形图中占比例最大的是蝴蝶结形，所占比例达到 49.6%。倘若加上椭圆形角膜地形图，这两型角膜地形图所占比例达到了 70.4%。这说明，在人眼中存在角膜性散光是一种比较普遍的现象，接近总眼数的 3/4。

蝴蝶结形角膜地形图又分为两种：一种为对称形（图 5-50）；另一种为不对称形（图 5-51），其颜色分布规律与规则蝴蝶结形相近。不同的是：一侧暖色区域较大，一侧则较小。暖色区域较大的区域中，色层次丰富。暖色区域较小区域的色层次较为单一。这种图形提示被测眼存在较高度数的角膜不对称性散光。综上所述，蝴蝶结形角膜地形图提示被测眼存在角膜散光。

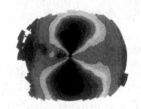 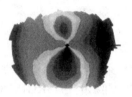

图 5-50　对称蝴蝶结形角膜地形图　　　　图 5-51　非对称蝴蝶结形角膜地形图

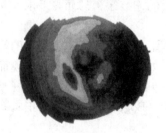

图 5-52　不规则形角膜地形图

④ 不规则形。该类型角膜地形图占总例数的 7.1%，不规则形角膜地形图（图 5-52）。这种类型的角膜地形图颜色分布杂乱，没有明确的规律可循，色度也是千差万别的，既有暖色调的，也有冷色调的。这种类型的角膜地形图提示角膜为不规则形状。这类角膜地形图还可能会在泪液膜异常、拾取图像时聚焦不准、被测者存在偏中心注视时出现。一旦看到此类图像，应注意分析、鉴别，并予以纠正。

(6) 角膜地形图的应用范围　角膜地形检测技术，是一种对角膜进行形态学检测的无创伤检测技术。在当前，这项技术主要用于圆锥角膜、角膜屈光手术、角膜接触镜以及某些角膜疾病诊断、制定手术方案参考，评价 RGP 和 Ortho-K、手术矫治效果等。

① 圆锥角膜。圆锥角膜是一种病因尚未明了，以角膜的锥形扩张、高度不规则近视散光为特征的原发性非炎症性角膜病变。在欧美的发病率为 0.1‰～0.5‰，日本为 0.7‰。

a. 临床表现。本病一般发生于 10～20 岁的青少年。大多为双眼同时发病或先后发病，本病呈缓慢进行性发展，且先发病眼的病情较重（这可能是其病程相对较长所致）。这种疾病可以分为以下四期。

Ⅰ. 潜伏期。多无症状。单眼检影异常应考虑这种疾病发生的可能。此时建议应进行角膜地形图的检测。倘若有相应的改变，尽管不能确诊，但是角膜地形图某些异常改变提示被测者，有必要给予随诊。

Ⅱ．缓慢进展期。表现为裸眼视力下降。早期仅表现为近视性屈光不正，逐渐经规则性散光过渡到不规则散光。检影检查可见到瞳孔区。光带的"张口状"呈开合现象。此期的屈光不正可以使用普通眼镜或隐形眼镜进行矫正。

Ⅲ．成形期。出现典型的圆锥角膜症状：视力明显下降，普通眼镜已经无法矫正。使用隐形眼镜只能进行部分矫正。此期角膜的中央区明显变薄，角膜缘可见新生血管侵入，角膜变形，眼底已无法看清，检影检测可能看到中央"黑洞"现象。

Ⅳ．变性期。此期视力显著减退，使用普通眼镜、隐形眼镜均无法矫正。可能出现角膜水肿、瘢痕形成（位于视轴上，视力将明显下降；位于非视轴上，近视程度减轻实力有所增加）。

b. 角膜地形图检查。

Ⅰ．潜伏期。角膜中央曲率减小，角膜下部陡峭，中央变薄。角膜的厚度差和角膜屈光力，均表现为增大。

Ⅱ．缓慢进展期。角膜中央屈光力明显大于正常（$51.3D \pm 7.3D$），角膜屈光最大值的方向位于角膜下部（较上部高 $6.7D \pm 3.2D$）。如图 5-53 所示为圆锥角膜病进展期的典型角膜地形图。如图 5-54 所示为圆锥角膜的典型立体角膜地形图。

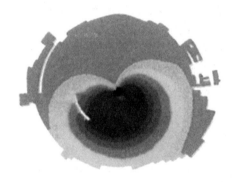

图 5-53　圆锥角膜的典型角膜地形图

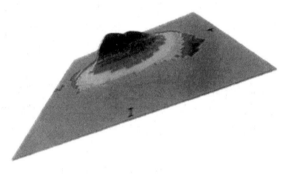

图 5-54　圆锥角膜的立体角膜地形图

Ⅲ．晚期。晚期是对成形期和变性期统称。此期全角膜的屈光力均明显大于正常，角膜地形图均呈深红色显示。

c. 治疗。对圆锥角膜的治疗方法有以下两种。

Ⅰ．光学矫正。对圆锥角膜可以使用光学矫正的方法进行对症治疗。仅表现为单纯近视或规则散光者，可使用普通眼镜、硬性透气性隐形眼镜进行矫正。表现为不规则散光者，只能使用硬性透气性隐形眼镜进行矫正。可供选择使用的有以下 4 种类型。

ⅰ．椭圆形、球形圆锥角膜：标准、大直径（9.7mm）硬性透气性隐形眼镜。

ⅱ．中度乳头性圆锥角膜：非球面硬性透气性隐形眼镜。

ⅲ．中度、重度乳头性圆锥角膜：陡峭性硬性透气性隐形眼镜。

ⅳ．对不能戴用标准球面硬性透气性隐形眼镜者进行特殊设计。

近年来，又出现了软硬组合式隐形眼镜，这种类型的隐形眼镜，既保持了硬性隐形眼镜较好的屈光矫正效果，又吸收了软性隐形眼镜的较好的适应性。这种隐形眼镜可以适用于对硬性眼镜不能耐受者。

Ⅱ. 手术治疗。对圆锥角膜疾患的手术治疗，应当说是一种较为理想的治疗方法。手术的方法有以下三种。

ⅰ. 穿透性角膜移植术：术后视力恢复良好，极少复发，有残留的屈光不正可通过戴用角膜接触镜予以解决。

ⅱ. 表面角膜镜片术：操作简便、合并症少，适用于角膜视区内无瘢痕者。

ⅲ. 角膜热成形术：操作简单、并发症少，术后角膜的屈光力平均下降 10D。亦可以作为本疾病戴用隐形眼镜、进行角膜移植的预备性处理。

② 角膜屈光手术。角膜屈光手术的种类很多，包括放射状角膜切开术（RK），准分子激光角膜切削术（PRK）、准分子激光原位角膜磨镶术（LASIK）、基质内角膜环植入术（ICRS）、角膜内镜片植入术（ILI）、表面角膜镜片术（Ipikeratophakia）、激光角膜热成形术（LTK）等。角膜地形检测技术在角膜屈光手术方面的应用，可分为术前筛查和术后评估两部分。

Ⅰ. 术前筛查。在施行角膜屈光手术之前，进行角膜地形检测是不可缺少的检测，检测分成两项内容：一是筛选；二是检查。

ⅰ. 筛选。进行性筛选的目的是要了解角膜的状态。特别是要对圆锥角膜、平坦角膜进行筛选，以便选择与之相适应的手术类型，以免给被测者带来不应有的损伤。

ⅱ. 检查。术前对角膜的检查包括两方面：角膜散光状况；角膜组织状况。这是确定手术实施方案的重要准备，是量眼施术的重要的保证。

Ⅱ. 术后评估。实施屈光手术后，在一定时期内，都要对受术者进行随访和观察。

ⅰ. 评估手术效果。仅以 PRK、LASIK 为例，其图形分类有两种方法：一种是均匀性进行划分；另一种是依据切削位置来进行划分。如图 5-55 所示是按这两种方法进行的角膜地形图分类。标有★号的为手术较为理想的类型；标有▲号的为手术不够理想，但远期恢复相对较好的类型；标有◆号的为手术不理想，但远期恢复也不够理想的类型。

- 均匀性
  - 中央切削型
    - 平滑型：★
    - 不规则型：▲
  - 中央岛型、钥匙孔型：▲
  - 半圆形、肾形：◆
- 切削位置
  - 中心切削：★
  - 偏中心切削：◆

图 5-55 角膜地形图分类

角膜屈光手术后，受术者的视力恢复会是什么样的呢？这和角膜地形检测的结果密切相关。

　　均匀的中央切削型平滑型角膜地形图（图 5-56），术后实际矫正度与术前预估矫正度基本相符，受术者可以获得较为理想的裸眼视力。

　　中央岛型角膜地形图（图 5-57）和钥匙孔型角膜地形图，在术后者的角膜地形图中所占比例较小，这种角膜地形说明角膜表面的屈光状况是不均衡的。中央岛型角膜地形的受术者其术后的最佳裸眼矫正视力，一般都无法达到术前预估矫正视力。但是，一年以后，受术者裸眼视力均可达到或接近术前预估矫正视力。

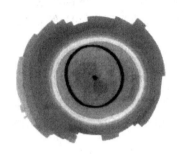 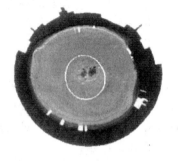

图 5-56　中央切削型平滑型角膜地形图　　　　　图 5-57　中央岛型角膜地形图

　　ⅱ. 对术后角膜进行动态观察。对术后进行角膜地形图的随访观察，可以了解角膜的愈合状况、了解角膜表面的变化、了解角膜的屈光变化。一般情况下，术后角膜变化的规律是：散光轴位与角膜地形图趋于一致，角膜地形图的散光度小于睫状肌麻痹剂后所检测的散光度；角膜表面屈光力从波动，到逐渐趋于稳定；术后早期出现过高矫正现象；术后屈光力波动大、恢复快，回退发生也快，见图 5-58 所示。

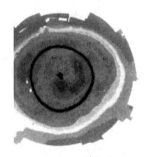

图 5-58　不规则型角膜地形图

　　③ 角膜接触镜。人的角膜并非是一个完美的球形，而是一个非球面形，即中央区的曲率较小、弯曲度较大，在向周边扩展时曲率逐渐增大趋于平坦。角膜接触镜戴用在角膜之上，这就必然要求角膜接触镜的内曲面与角膜表面在曲率上的一致性。角膜地形检测技术恰好提供了达到这一目的的方法。角膜地形图的应用，为角膜接触镜设计的个性化，使之达到最理想的矫正效果和戴用舒适度打下了坚实的基础。同时也对验光师的验光配制技能提出了新的要求，尤其是进行角膜接触镜的验光配制工作的验光师，掌握角膜地形图的识读技能与检测技术就成了必然的素质要求。

　　角膜地形图在当今角膜接触镜的验光配制工作中的应用是相当普遍的。

　　a. 角膜地形图在 SCL 验光配制中的应用。角膜地形检测技术在 SCL 验光配制中的应用主要是对戴用状态进行评估。评估的具体项目为：镜片的位置、中心定位、移动度、泪液交换状况等。

　　Ⅰ. 镜片的位置。镜片下缘位于角膜下缘稍下 1～2mm 是较理想状态；镜片下缘与角膜下缘一致时，多为戴用过紧状态。

Ⅱ．中心定位。SCL 与角膜相对位置，镜片中心最好与瞳孔中心重合。

Ⅲ．移动度。移动度是指眨眼时镜片下缘在角膜上向上方自然滑动的程度。

Ⅳ．泪液交换状况。镜片周边部的泪液是否存在共同移动现象，若共同移动现象消失，说明过紧、泪液交换状况不好。

b．角膜地形图在 RGP 验光配制中的应用。RGP 为透气性硬性角膜接触镜的英文缩写，这种镜片具有较好的屈光矫正效果，特别是对屈光不正的高度散光成分的矫正，要比使用软性角膜接触镜的矫正效果要好得多。这种类型的镜片有可能是角膜接触镜未来发展和戴用的主流。

Ⅰ．验光配制程序。

ⅰ．眼科常规检查。问诊；视力；眼睑、角膜、虹膜；泪液；眼压。

进行这项检查的目的就是要确认被测者是否是角膜接触镜的适应症。对经过检测出，确认有角膜接触镜的禁忌证的被测者不应给予配制。如角膜炎、急性结膜炎、干眼症（泪液减少）等。

在风沙大、多烟尘的环境中生活工作的人也不适宜戴用角膜接触镜；当一名东部地区的角膜接触镜使用者到青藏地区去工作，在青藏地区工作期间，最好不使用角膜接触镜。

ⅱ．屈光矫正度检测。在屈光检测中，虽然仅有两项检测任务。但是都必须高质量完成。

第一项检测任务：对被测者通过客观屈光检测与主观屈光检测，确定被测者的屈光矫正镜度。这项任务解决的是屈光矫正效果的问题。

第二项检测任务：对被测者进行角膜曲率、角膜直径、瞳孔大小也是重要的检测内容。这项任务解决的是配适的问题。

ⅲ．角膜地形检测。使用角膜地形检测仪对被测眼进行角膜地形图的检测。对角膜表面状态进行观察，对角膜表面曲率进行测定。

ⅳ．配制参数。根据屈光矫正度检测和角膜地形检测的结果，通过计算就可以得到配制 RGP 的相关参数。也可以借助于角膜接触镜生产（供应）上提供的配适软件进行相关的计算，包括：镜片的曲率半径、镜片的直径、镜片的屈光度。

Ⅱ．试戴评估。

ⅰ．动态配适。中心定位评估：标定在戴用中镜片几何中心在眼的坐标位置，对镜片偏离角膜中心的量进行确认与评估。最适定位为：偏位量≤0.5mm，镜片的上边缘被上眼睑稍稍覆盖。

移动度：观察在常态瞬目时，镜片的移动位置和状况。离心成形而成的 SCL 的移动度比非离心成形而成的 SCL 的移动度要小 0.5mm。最佳的移动度：镜片的移动以垂直自然滑动为佳，一般以 1～2mm 为宜。

ⅱ．静态配适。在这里以荧光色染色状态下的观察为准。

理想配适：镜片内曲面与角膜的表面吻合良好，两者中间有一层均匀一致的泪液。中央区域荧光绿色均匀（无明显暗区），边缘荧光带约为 0.4mm，泪液在镜片周边所形成的泪液漫距（图 5-59）应为 $60\sim70\mu m$。

过紧：镜片周边部与角膜紧密接触，镜片中心因间距加大而拱起。中心区有大量的积液，旁中心区有宽大明显的暗绿色区域，边缘荧光带极细，液漫距较宽，$>90\mu m$。

过松：镜片中心区与角膜紧密接触，镜片周边部与角膜的间距加大，使镜片四

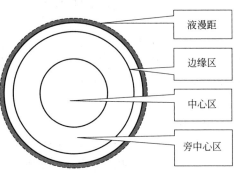

液漫距

边缘区

中心区

旁中心区

图 5-59　荧光染色的静态评估分区

周翘起。中心区域出现无荧光的暗区，旁中心区域边缘区界线消失，形成极宽的绿色荧光带，液漫距极窄，$<50\mu m$。

c. 角膜地形图在 Ortho-K 验光配制中的应用。Ortho-K，即角膜矫形镜（Ortho Keratology）的英文缩写，通常人们将其成为 OK 镜。Ortho-K 是一种特殊设计的硬性透气性角膜接触镜。开展这项工作要想取得较为理想效果，应当做到：严格掌握 Ortho-K 镜适用证；设计制造高质量 Ortho-K 镜片；严格的 Ortho-K 镜验配镜操作程序。这三项工作，都同角膜地形图的检测有着密切的联系。角膜地形图在 Ortho-K 验配的应用有以下四个方面。

Ⅰ. 筛选配用者。应用 Ortho-K 镜进行屈光矫正要对被测者进行相关检测，排除非适应人群。

ⅰ. Ortho-K 镜的适应症：球面屈光矫正镜度小于 -5.00D 的近视眼；柱面屈光矫正镜度小于 -1.50D 的规则性散光眼；屈光参差明显者；Ortho-K 镜适用于在温度及湿度较大环境下工作的作业者；有一定的生活自理能力。

ⅱ. Ortho-K 镜的禁忌证：远视眼；圆锥角膜，以及角膜弯曲度太平、太陡者（必须用角膜地形图进行检测）。

柱面屈光矫正镜度太高者，具体表现有两种情况：第一种情况：DC>1.5D；第二种情况：DC>0.5DS；患有某些眼病：角膜疾患，结膜的急性炎症或重度沙眼、斜视、弱视（除需要一般常规检测外，还应当进行裂隙灯监测以及其他相关的检测）；不能做到对 Ortho-K 镜进行规范的戴用与清洗养护者。

Ⅱ. 验光配制。

ⅰ. 常规检查、屈光矫正度检测：同 RGP。

ⅱ. 角膜地形检测：在检测仪器无误差的情况下，对被测眼的角膜偏心率（Eccentricity）、角膜顶点曲率半径（Final Ro）、可视虹膜直径（HVID）进行检测。

经计算机处理获得试戴镜片的相关数据：光学区基弧（BOZR）、平行弧取正切角（Tangent）。定制片的相关数据。

ⅲ. 试戴评估：按计算机处理给定的参数选择试戴镜片，进行实际戴用评估。评

估项目包括：自觉症状、矫正视力以及荧光素配适检查。

Ⅲ．Ortho-K 矫正近视效果评估。

一般认为矫正前角膜的形状是影响矫形效果的重要因素。通常，角膜的压平趋势用角膜偏心率的大小来衡量。角膜偏心率值越高，则中央区与周边区的曲率差越大，角膜被压平的速率就会越快，矫形及矫正效果就会比较理想；相反，角膜偏心率值越低，则中央区与周边区的曲率差越小，角膜被压平的速率就会越慢，矫形及矫正效果也会相对较差。

E 值（ΔE）与 Ortho-K 矫形后屈光度可降低的值 ΔR（这个值在 0～1）有一定的关系。这一关系的表达式为：$\Delta E = 0.21 \times \Delta R$。当 E 值为 0.21 时，预估屈光矫正值为 1.00DS；当 E 值为 1.00 时，预估屈光矫正值约为 −5.00DS；当 E 值为 0.00 时，Ortho-K 矫形后屈光度变化不大。

Ⅳ．Ortho-K 镜对角膜的影响。应用 Ortho-K 镜进行角膜矫形后，角膜必然发生改变：中央区平坦，周边区变陡，角膜的曲率半径从中央区到周边区，由原来的逐渐变大转变为逐渐变小。

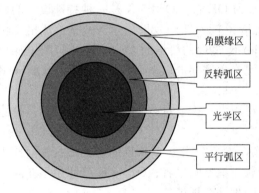

图 5-60　配戴 Ortho-K 镜后角膜表面的分区

配戴 Ortho-K 镜后角膜的形态变化，可以用将角膜从中央到周边划分为四个区域的办法来表述（图 5-60）。

ⅰ．光学区：角膜中央被压平的区域，直径约为 5～6mm，地形图表现的主色调为蓝色。

ⅱ．反转弧区：此区宽度为 1～2mm，地形图上表现的主色调为高曲率的红色。

ⅲ．平行弧区：此区的曲率颜色与周边角膜相近，此区宽度为 2～3mm。

ⅳ．角膜缘区：此区的曲率颜色为角膜周边颜色，指的是从平行弧区至角膜缘的环形区域。

d．在 Ortho-K 验光配制中的常见的角膜地形图。

Ⅰ．"牛眼"。"牛眼"，是一种使用 Ortho-K 镜后最常见的角膜地形图形式［图 5-61(a)］，形状如牛眼。角膜中央区直径 5～6mm 范围平坦，反转弧区变陡，常表现为环状（或呈大半环状）高曲率的红色。此类图提示 Ortho-K 镜中心定位良好，矫正效果可靠。

Ⅱ．"笑脸"。"笑脸"如图 5-61(b) 所示，角膜地形图表现为：角膜中央区上方曲率变平，角膜中央区下方曲率变陡，形如人笑时嘴角上扬的一个嘴。这种图形说明：Ortho-K 镜中心定位偏上。

ⅰ．形成原因：Ortho-K 镜配适过平；镜片直径偏小；眼睑张力过大；角膜原初形态不规则；柱面屈光矫正镜度等。

ⅱ.临床症状：眩光、单眼复视，影响夜间视力，暗环境下常产生视觉干扰现象。

ⅲ.临床处置：更换较大的镜片等。

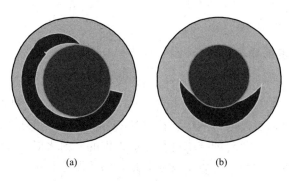

图 5-61 "牛眼"与"笑脸"示意

Ⅲ.镜片下移。镜片下移的角膜地形图 [图 5-62(a)]，恰恰是将"笑脸"垂直翻转。角膜地形图表现为：角膜中央区上方曲率变陡，角膜中央区下方曲率变平。提示镜片下移。

ⅰ.形成原因：中央角膜曲率过陡，镜片由于重力作用和上睑的推力作用而下垂。

ⅱ.临床症状：镜片低位固定，视力模糊、眩光等。

ⅲ.临床处置：更换薄一些的镜片等。

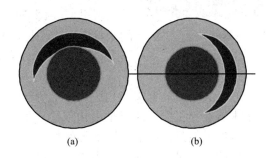

图 5-62 镜片下移与水平偏心示意

Ⅳ.中心岛。此型角膜地形图形状如岛屿，这表明被检者近视轴区（角膜中心）存在小范围角膜畸变，导致局部角膜曲率变陡所致。

ⅰ.形成原因：镜片光学区配适曲率过陡和平行弧区偏紧，导致镜片曲面对角膜光学区压力不均匀所致。

ⅱ.临床症状：视力下降，视力模糊。

ⅲ.临床处置：修改或更换光学区大一些的镜片。

Ⅴ.水平偏心。在角膜中央区的颞侧（或鼻侧）角膜曲率变平，其对侧（鼻侧或颞侧）呈现高曲率的红色弧形区。

ⅰ．形成原因：逆规散光；角膜原初鼻、颞两侧角膜曲率不对称；镜片过平，移动度过大；上睑过紧，对镜片的推力加大等。

ⅱ．临床症状：眩光，单眼复视。

ⅲ．临床处置：修改镜片。

7. 角膜地形图图形初步识读

对于验光师来说，角膜地形图的诊断学实际上是一种图形识别技术，简单说就是一种类似于看图识字的技能。人们对角膜地形图的识别，是通过两种方式予以解决的。第一种方式，是通过肉眼对图形进行直接观察来完成图形识别的。第二种方式，是借助于对图形的数据计算处理技术进行图形识别的。前者对角膜的状况的识别只能做到对其一般性质进行判断，后者则能够对角膜的状况进行精确的数字式定量识别。

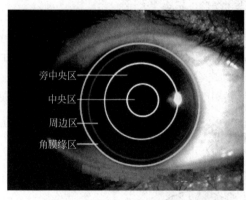

旁中央区
中央区
周边区
角膜缘区

图 5-63　角膜四个区域的划分

作为验光师而言，对这项图形识别技术，应做到心中有数。对于一般验光师而言，学会根据图形对被测者进行角膜屈光性质的判定还是十分必要的。

正确阅读角膜地形图要做好以下几件事。

（1）了解角膜地形图的基本知识　要想正确阅读角膜地形图，需要做的第一件事就是必须了解角膜地形图。这就需要学习、看书，如图 5-63 所示是对角膜区域的划分的一张照片。假如不清楚这一划分情况，就不可能对角膜地形进行基本的分析。

（2）熟悉角膜地形学的相关参数的意义　角膜地形检测技术是一项精细的检测技术，尽管验光师与屈光手术者在其工作性质上是不相同的，屈光不正的光学矫正本身不一定要求达到相当高的精度。但是，了解角膜地形的相关参数，对被测眼进行定性的最基本方法还是应当掌握的。这是对被测者提出必要建议所不可缺少的。

在熟悉角膜地形的相关参数熟悉的同时，对角膜地形的色码概念、分布及意义也是应当熟悉的，这是进行角膜地形分析中非常重要的一个参照系。

（3）多识读地形图　对图形的识别能力的提高，没有什么窍门，只有通过多看图才能使之得到提高。因此，有一本图谱是非常必要的。识图练习与角膜地形相关数据记忆的结合应是较快掌握这一检测技术的较为有效的方法。

（4）紧密结合被测实际　尽管角膜地形图是一种客观的检测方法，也是一种以实际紧密相连的检测技术，在应用角膜地形检测技术进行检测时，必须同被检测眼的具体情况结合在一起，进行具体的分析才会得到正确的结论。

第六章 ▶▶▶▶ 主观屈光检测

为什么经过客观验光后还要进行主观验光？这是验光师必须要明确的问题。这要从两个方面来讨论。

第一，两种方法在验光中的价值。

客观验光方法，是在排除被测者主观因素影响下进行的屈光检测。验光师通过这种检测的目的是要获得被测眼的客观屈光数据，这一数据是被测者应当使用的完全屈光矫正数据。而主观验光方法则是由被测者主观视知觉来确定的：能够在实际戴用中获得相对舒适效果的屈光矫正镜度。正像一些老验光师所说，"不进行检影，心中就没底；不进行主观检测与试戴，就无法了解戴用的效果。"

第二，屈光矫正必定是视知觉的矫正。

任何屈光矫正眼镜，都是对具体戴用者屈光不正的矫正。其矫正效果必然是由戴用者来体验的。对镜度的接受与耐受程度，是与被测者在视觉方面的心理物理量密切相关的。不进行主观验光，就没有办法了解屈光矫正眼镜和被测者主观视觉感受的心理物理学差异。

从以上两个方面看，客观验光与主观验光两者间的关系是：客观验光是屈光矫正之本，主观验光师屈光矫正之标。有本无标，很难保证戴用舒适；有标无本，难于保证正确矫正，只有两者的结合才可称为正确的验光。

第一节 主观验光法概述

说到主观验光法，人们首先意识到的就是主观插片法。但是，主观验光法绝不是只有这一种方法。了解、熟悉和掌握主观验光法的技能操作，是对验光师最基本的要求。

一、主观验光法

1. 主观验光法的定义

主观验光法，又叫作主观屈光检测法、主觉验光法、主观验光法。

什么是主观验光法呢？主观验光法就是检测者以验光镜片作工具，借助于被测者主观视知觉的形觉分辨力来确定被测眼的屈光矫正镜度的检测方法。

2. 主观验光法的检测行为

从以上主观验光方法的定义不难看出：在进行主观验光时，验光师使用的工具是客观的，而被测者的形觉分辨力是主观的，而验光师就是要通过技能操作将两者有机结合起来。验光师在整个操作中的行为有以下三个方面。

（1）有序地使用验光镜片　有序地使用镜片，这是使验光行为达到目标的唯一途径。例如，对散光的检测总是要在被测者能够对视标进行分辨的基础上进行的。被测者不能对视标进行分辨，检测散光就没有实际意义。也就是说，在被测者看不清视标的情况下，首先要提高的是对视标的分辨力。这时，当然要使用球面镜度进行检测。当视力提高到一定程度时就可以进行圆柱面镜度检测了。应当说，有序地使用镜片是整个验光过程的一条主线。

（2）听取被测者在检测中对视知觉变化的报告　验光师在有序使用镜片的过程中，需要随时听取被测者视知觉变化的报告。这里之所以没有使用"视力"，而是使用了视知觉，是因为视力变化不是验光师所要获得唯一的信息，验光师应当获得的信息包括以下三个方面。

① 视力变化信息。这是验光师所要获得的主要信息。这种信息反映的是验光镜片有序使用中所产生的主观矫正效果。因此，这是验光师在验光中不断推进验光过程必不可少的信息。

② 颜色辨别信息。这是验光师所要获得的第二个信息。双色试验所要获得的就是与颜色有关的视力分辨信息，这是精确确定球面矫正镜度的基本方法，是验光过程中进行检测项目转换的交接点。例如，在进行完球面镜度检测以后，就要通过双色试验精调球面镜度，而后才可以进入圆柱面镜度的检测；当检测完圆柱面镜度之后，还要进行第二次双色试验，在球柱面联合镜度条件下对球面镜度再一次进行精确调整。

③ 矫正感觉信息。验光师在屈光检测中，还要对所使用的屈光矫正镜度应用后被测者主观感受进行了解。是否有物体变形、扭曲、头晕的感觉，这些主观心理生理方面的不舒适现象，验光师是绝对不能不问的。

（3）对被测者主观视知觉的状况做出判断　验光师有序使用验光镜片、听取视知觉变化报告最直接的目的就是要及时做出判断。在一次次判断的基础上，不断进行镜度的修正与调整，最终达到获取被测者的科学合理屈光矫正镜度及相关数据的目的。

3. 主观验光法的价值及常用方法

在实际屈光检测中，主观验光法使用是最为普遍的。这类方法之所以使用普遍，由两种原因所决定的。一个原因是操作方法简单，基本动作就是在试戴眼镜架上插入和调换验光镜片；另一个原因则是最终屈光矫正镜度的确定是要通过这类方法来完成的。没有主观验光，就不容易获得被测者的精确的球面屈光矫正镜度及圆柱面屈光矫正镜度，也就不可能得到被测者合理的屈光矫正镜度。常用的主观验光方法有以下8种：

① 视力检查、屈光性质分析法；

② 插片验光法；

③ 交叉柱镜检测法；

④ 散光表检查法；

⑤ 云雾验光法；

⑥ 针孔片法；

⑦ 裂隙片检查法；

⑧ 双色试验法。

主观验光方法还包括针影法、激光散斑图法等，这些方法在实际验光中很少被应用。这里需要注意：

① 本章前三节所述及的主观验光法，都是在遮盖非检测眼的条件下进行单眼检测的方法。在实际的验光过程中，这些方法都需对右眼、左眼进行同样的检测。

② 所有的主观验光法都要在正常的眼镜戴用状态下进行。这里涉及以下三个与眼镜实际戴用有关的数据。

a. 被检眼的视线必须通过试戴眼镜架的几何中心，即必须根据被测者瞳距值设定试戴眼镜架镜圈的中心距。

b. 试戴眼镜架放置在最后面的镜片与被测眼角膜定点的距离应为 12mm。

c. 镜片与被测者的额面的夹角应为 $8°\sim15°$。在远用矫正镜度检测时，需使用 $8°\sim10°$；而检测近用矫正镜度时宜使用 $10°\sim15°$

二、主观插片法的基本程序

主观插片法，是主观验光方法中唯一对球面矫正镜度与柱面矫正镜度进行联合检测的方法。尽管这种方法不一定完美，但是单纯使用这种方法也可以完成验光操作过程。主观插片法需在确认屈光不正性质后进行，确定屈光不正性质可以通过使用针孔镜片和远、近视力检测来实现。主观插片法有以下两种操作模式。

1. 球-柱-调整检测法

球-柱-调整检测法是一种最为经典、应用最为广泛的操作模式。基本操作程序是先检测球面屈光角度，再检测柱面屈光矫正镜度。

（1）检测球面屈光矫正镜度　在基本确认屈光不正性质的情况下，选用相应的球面验光镜片插入试戴眼镜架中，根据被测者视力的提高状况逐渐加大验光镜片的屈光镜度，直至被测者矫正视力不能再提高。此时，有以下两种可能。

① 视力已经达到 1.0 及以上：说明被测者的屈光不正为单纯性屈光不正，或仅仅有比较低（绝大部分为 DC≤0.50D，有极个别人会略高一些）的柱面屈光矫正度。

② 视力达不到 1.0：说明被测者可能存在 0.50D 以上的散光，或存在着弱视等视觉能力的低下。

初步球面镜度检测完必须进行第一次红绿试验。

（2）检测柱面屈光矫正镜度　当被测者视力达不到 1.0 的情况下，假如被测者确实存在散光，就可以通过柱面验光镜片进行检测。检测前，首先要确定圆柱面矫正镜度的轴位。可以使用检影检测中所测定的圆柱面矫正镜的轴位，或应用裂隙片来确认散光轴位。

在散光轴位确定以后，就可以使用圆柱面验光镜片通过逐渐加大镜度的办法对被测眼的散光成分进行镜度的检测。当达到最佳视力时，圆柱面镜度的检测就告结束。

（3）调整球、柱镜度　圆柱面镜度检测完毕，并不是验光的结束。这是因为：在进行球面镜度检测时，一般会存在轻度球面镜度的轻度过度矫正现象。就需要应用双色试验对球柱联合镜度条件下的球镜度进行精确测定，此时是对红绿镜片的又一次使用，故称为第二次红绿试验。在第二次红绿试验测定中，一定遵循等效球镜的原则：增加一定的球镜度，一定要减去两倍球镜量的圆柱面镜度；减去一定的球镜度，一定要增加两倍球镜量的圆柱面镜度。

2. 球-柱-球检测法

球-柱-球检测法最基本的操作模式是：先检测柱面屈光矫正镜度，再检测球面屈光镜度。

（1）检测柱面屈光矫正镜度　倘若被测者可以对 0.6～0.8 的视标进行分辨的话，就可以直接对被测者进行圆柱面镜度的检测。检测的方法仍旧是要先确定圆柱面矫正镜的轴位，具体检测方法与前文中的检测方法完全相同。

在圆柱面矫正轴位为基础的情况下，采取从低到高逐渐加大圆柱面屈光矫正镜度的情况下，使被测者在各个方向上的分辨力达到完全一致的状态。确认各个方向的分辨力一致可以使用裂隙片，也可以借用散光表来考察。

（2）检测球面屈光矫正镜度　在圆柱面矫正镜度检测完毕后，就要使用球面镜度进行检测，仍旧是采取从低到高逐渐加大屈光矫正镜度的办法进行。当矫正视力达到 1.0 及以上时，屈光检测就告结束。

（3）预给适当球面镜度　无法分辨 0.6 视标者，就无法首先使用圆柱面镜度进行检测。遇到这种情况，就需要在进行圆柱面矫正镜度检测之前，预先给予一定球面镜度的矫正。当被测者的矫正视力达到 0.6～0.8 时再进行圆柱面镜度的检测，直至被测者在各个方向上的分辨力达到完全一致后，再对球面镜度进行检测。

对以上两种主观插片法的操作模式进行比较就会发现，第一种方法的检测程序相对比较清晰，但却要进行最终的球-柱镜度调整。而后一种方法尽管有时要为一定的球镜度进行初步的矫正，但是其最大优势则是不用对球面、柱面镜度进行调整。两种模式各有长处，读者可以根据自己的习惯、偏好进行选择。

三、主观验光法应当注意的问题

使用主观验光法进行验光，确定被测眼屈光矫正镜度的最主要参照体系就是被测者的陈述，即对镜度增减所产生的主观视知觉变化的陈述。陈述的质量显然与验光师服务的态度和方法有关，和验光师与被测者所构建关系的融洽程度有关。

1. 验光师的服务态度与方法

验光师在接待被测者时，都应以建立良好的沟通关系作为出发点，来处理言语、行为的互动交流问题。基本的做法有以下几点。

（1）通过自己的言语、行为向被测者传递热情、大方的服务态度　微笑服务是应当的，但要有节制。这是因为：对方在陈述时，没完没了地笑会使被测者误以为成了嘲笑；进行检测时验光师还要始终保持微笑，给人的感觉是工作态度不严肃；倘若整个验光过程中验光师都在微笑，只能让人觉得不自在。

（2）主观插片法尽管简单，但是不能草率　主观插片法是凭借被测者的主观感觉来进行验光的。被测者不可能接受过视觉与屈光学的教育，不同的生活环境与经历可能会导致在视知觉方面的差异，这就可能使检测结果出现偏差。因此，验光师要始终保持精益求精的态度与操作。

（3）保持检测环境与设备的舒适性　验光室的温度适宜，检测设备的温度应当适宜，过冷、过热都可能会影响被测者情绪，而情绪的不稳定可能就会使被测者的心理生理反应发生异常。

2. 验光师对验光的控制

验光师在检测中必须对验光的过程进行必要的控制，既不可以强行推进，也不能刻意延缓验光的过程。强行推进肯定容易出现偏差，而刻意延缓就会降低被测者感觉的灵敏度。有人主张验光应当不低于 30min，这需要具体分析，倘若是给一名 -2.00D 的单纯性近视眼验光，用 30min 来验光是不合理的。

（1）根据被测者的心理认知节奏对验光过程进行控制　验光过程中，验光师必须根据被测者认知节奏来取定自己的验光节奏。例如，老年人反应相对较慢，就应当放慢讲话的速度，使其听清、听明白。幼儿、少年的注意力容易分散，就需要随时通过引导来保持其注意力。只有采用有效、有序，并适合于被测者心理认知节奏的检测，才会使检测达到最佳的状态，这是取得科学、合理屈光矫正镜度的基础。

（2）尽可能排除新异刺激的干扰　　在验光过程中，应尽可能减少外界的干扰，验光室不能随意出入，亦不应当有异常的响动。这些情况对被测者都属于新异刺激，都有可能引起被测者注意力的分散，使连续的验光过程被打断。注意力的分散和过程的打断都可能对验光产生负面的影响。

（3）不得受原戴眼镜屈光矫正镜度的影响　　在验光中，验光师的操作比较容易受到被测者原戴眼镜屈光矫正镜度的影响，这可能与验光师不自信力和避免出错的心态有关。而这正是一些验光师虽没有过错，但又不能与被测者建立良好的服务关系、回头客较少的问题所在。

以上所述及的注意事项，不管是应用客观验光法，还是应用主观验光法，都应当予以注意。但是，这些方面如果不注意，最容易受到影响的是主观验光法。因为主观验光法的应用，完全依靠的是验光师主观控制与被测者的主观视知觉的判断。假如，验光师与被测者不能处于良好的主观视知觉的配合中，就会影响验光过程的流畅性，就可能会诱发偏差的产生。

第二节　球面镜度检测

将针孔片法、云雾验光法和双色试验列入在球面镜度的检测方法，并非十分严谨。例如，主观插片法也有球面镜度检测的内容，本节中所述及的针孔片法对散光眼也并非不能使用。主观插片法是主观验光法的最主要形式。而针孔片法是在球面镜度检测之前进行的一项检测：对视力下降的原因予以考察、对屈光矫正效果进行预估，也就是说是在未涉及散光检测时进行的一项检测。

一、针孔片法

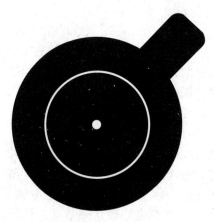

图 6-1　针孔镜片

这种检测方法检测的内容是针孔视力，又叫作小孔视力。检测中需使用针孔验光镜片（图 6-1），此镜片是由黑色塑料材质制成，中心有一个小圆孔。制造厂家制造的针孔镜片圆孔的标准直径为 2mm。这种镜片标记为：⊙。在实际验光中通常主张使用 2～3mm 直径的针孔片。

在验光中使用针孔镜片进行视力检测的目的是将针孔视力与裸眼视力进行对比。对比的意义如下。

（1）对视力下降的性质进行鉴别　　当针孔视力优于裸眼视力时，说明引起视力下降的原因是屈光不正。反之，可能与屈光不正关系不大，大多是由屈光系统透明度下降（如白内障）和视细胞功能下降、视觉神经损伤所致。

（2）对矫正效果进行预估　针孔视力优于裸眼视力者，用眼镜进行矫正的效果就会较好；相反，则矫正效果将会较差，就应建议被测者到医院查明病因，以便及时治疗。

二、云雾验光法

云雾验光法，又叫作雾视法、云雾法、云雾试验、云雾测量法。应用这种方法的目的是要控制被测者非自主性眼的调节作用。基本方法是在眼前加上一枚凸透镜，将被测者的眼欲与镜片构成"人工近视状态"，消解被测眼的调节作用，以达到降低调节作用对被测眼屈光矫正镜度的干扰作用。

1. 云雾验光法的应用

云雾验光法对被测眼视觉的作用就是置雾消解非自主的、过度使用的调节力。因此，被测眼调节力越大越有必要使用这种方法。应用云雾法的适应范围如下。

① 远视眼是最适合应用云雾法的适应证。

② 年龄小，不适合或不愿意接受睫状肌麻痹剂的被测者。

③ 已有戴用屈光矫正眼镜经历的各年龄段的被测者。

④ 在此需要说明的是，这种方法尤其适合以下 4 类被测者：

a. 有屈光不正而且需要矫正的青光眼被测者；

b. 哺乳期的妇女；

c. 前房角狭窄的被测者；

d. 对睫状肌麻痹剂有过敏史及过敏体质的被测者。

对于≥－3.00D 没有屈光矫正经历的近视眼，无需使用雾视法。因为这样的被测者本身就处于完全雾视状态。既然是完全雾视状态，当然就不可能有调节的干扰现象的存在条件。

2. 云雾法的种类

在眼-视光学领域，雾视法有两种：一种是完全雾视法；另一种叫作低度雾视法。

（1）完全雾视法　完全雾视法是指使用＋3.00～＋4.00D 附加镜度使视力降低到 0.1 的雾视法。这种方法一般应用在进行单眼屈光检测之前，目的是消除被测者过多使用的非自主性调节力。

（2）低度雾视法　低度雾视法在眼-视光学中有以下两种应用。

① 双眼屈光平衡。进行双眼平衡有三个必备条件。a. 双眼单眼屈光检测完成；b. 低度雾视；c. 在交替单眼去雾中进行。

双眼的单眼屈光检测完毕。在双眼远用屈光矫正进度的基础上，需要在双眼同时分别加入+0.75～+1.00DS，使双眼的视力回退到0.6～0.8（以0.8最为适宜），并进行双眼视线分离。什么样的情况适用+0.75DS，什么样的情况需要加入+1.00DS。关于这一问题，取决于验光师在长期职业生涯中形成的对屈光矫正镜度的控制与确认习惯。验光师的这种偏向习惯，大多是受其师傅的影响。验光师在应用雾视法时，选择使用的雾视量的办法如下。

a. 有的验光师在验光中，给予被测者的屈光矫正镜度往往会比较足，这种习惯性的倾向在眼镜同业中称之为镜度偏"毒"。这样的验光师在进行屈光平衡中适于使用+0.75DS进行雾视。

b. 但是有的验光师，给予被测者的屈光矫正镜度往往会偏低，这种习惯性的倾向则被称之为镜度偏"软"。对于镜度偏"软"的验光师，进行屈光平衡调整时，则应选择+1.00DS的雾视。

② 减少视近调节。减少视近调节的目的不在于验光，而是通过注视近距离目标时减少调节力的使用，以防止调节过度、减少视觉疲劳的发生。这种方法主要用于近视眼的预防与控制、近距离时间过长的工作。

a. 青少年近视眼的预防与控制。多选用+1.00～+3.00DS近用附加镜度来解决。为青少年近视眼预防与控制工作专门设计的渐进镜片有以下4种。

Add+1.50DS。万新——"U"视青少年渐进镜片、苏拿——"MC"青少年渐进镜片。

Add+1.75DS。宝利徕——"GIA"青少年渐进镜片。

Add+2.00DS。依视路——"好学生"青少年渐进镜片。

b. 用于预防、减少视觉疲劳。从事近距离性质工作的人，尤其视力较好的轻度远视眼、正视眼，在工作中比较容易出现视觉疲劳。为提高视近工作者的工作效率、解除视觉疲劳的困扰，可以选用+0.75～+1.50DS近用附加镜度的眼镜。

3. 单眼云雾验光法

单眼云雾法是在屈光检测中经常被使用的验光方法。单眼云雾验光法有两种形式；一种是正镜度递减式云雾定性法；另一种是负镜度递进式云雾定量法。两种形式的雾视法既可以单独应用，也可以联合应用。下面以轻度单纯性屈光不正为例，介绍这两种形式联合应用的具体方法。

（1）正镜度递减式云雾定性法 进行检测前，首先在被测眼前加入+4.00DS（或+3.00DS）球镜片，适应15min。在非自主性调节得到控制后，不间断地逐渐减少被测眼前的镜度。减少镜度后视力提高，被测者为低于+4.00DS（或+3.00DS）的远视眼和近视眼；视力不提高反降低者为≥+4.00DS（或+3.00DS）的远视眼。当加入+4.00DS（或+3.00DS）镜度时，已经被减去后，视力还在提高者则肯定是近视眼。

（2）负镜度递进式云雾定量法 在加入+4.00DS（或+3.00DS）球镜片的基础上，逐渐增加凹球面镜片，直至矫正视力达到1.0（或1.2）为止。被测者的屈光矫

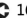

正镜度等于预先加入的＋4.00DS（或＋3.00DS）与新加入镜度的代数和。在进行定量检测操作中，验光师一定要注意以下 3 个问题。

① 镜片的加入应当是连贯的不可以有间歇，以免调节干扰的发生。

② 检测操作始终令被测眼处于去雾的状态。

③ 镜度调整的速率，验光师可以根据具体情况确定。对屈光矫正镜度较高的被测者，可以采用先高后低的办法进行，但是检测的结束动作一定是 0.25D。这样就可以在最大程度控制调节的基础上获得较理想的屈光矫正镜度。

4. 双眼云雾验光法

双眼云雾验光法，是在双眼均使用＋4.00DS（或＋3.00DS）球镜片进行雾视和不使用遮盖片的条件下，对双眼进行的屈光矫正镜度的检测。具体操作程序如下。

① 双眼同时雾视＋4.00DS（或＋3.00DS）15min。

② 右眼实施负镜度递进式云雾定量检测。

③ 左眼实施正镜度递减式云雾定量检测。所谓正镜度递减式云雾定量，就是在定性检测的基础上，继续递减正镜度直至被测者的矫正视力达到 1.0（或 1.2）为止。

④ 直至双眼均达到最佳矫正视力。

这里要说明两点：第一，也可以采用右眼实施正镜度递减式云雾定量检测，左眼实施负镜度递进式云雾定量检测；第二，这种双眼雾视验光法特别适合于在比较明亮的环境实施。这种双眼同时的操作以使用综合验光仪最为方便实用。

三、双色试验

双色试验的检测中使用的验光镜片，是由红、绿两种颜色的两只镜片组成，因此又叫作红绿试验。当然，在屈光检测中使用两种颜色镜片不仅仅是指红、绿两种颜色。

1. 双色试验检测原理

当平行光通过透镜时，将会产生两种像差：一种是单色像差；另一种是颜色分离像差。前者俗称为球面像差，后者俗称为球面色差。

（1）球面像差 球面像差是指光线垂直通过透镜时，距离光学中心越远，出射光偏折的程度越较大；反之，出射发生近光发生偏折的程度就会相对较小（图 6-2）。

（2）球面色差 球面色差是指光线通过透镜时，会因透镜三棱镜作用，产生颜色的分离：波长较短的光（如绿光）会在距离镜片相对较近的点聚焦；波长较长的光（如红光）则会在距离镜片相对较远的点聚焦。这就是球面透镜的色散现象。图 6-3(a) 中为光线透过凸透镜产生色散的情景的示意，图 6-3(b) 为光线透过凹透镜产生色散的情景的示意。

（3）双色试验的基本原理 不管是人们的眼球，还是透镜，都会有色散现象。人

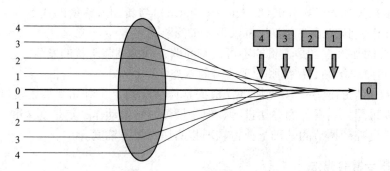

图 6-2 球面像差发生示意

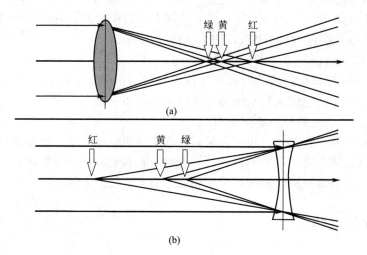

图 6-3 球面色差产生示意

们的眼通过虹膜将大部分晶状体遮挡，因此使色散与像差明显减小。当将镜片置于眼前时，镜片的色散与像差就会毫无干扰的进入眼球直至视网膜。那么，验光是以什么颜色的光作为屈光矫正镜度的基准呢？在眼-视光学领域，当前是以钠黄光作为计量基准的，这是因为，钠黄光与白光的折射率基本是一致的。只要屈光矫正镜度正确，被测者在加用红色镜片与绿色镜片时，其清晰度就应当是一致的（或绿色稍微清楚一些，这是因为绿色光的焦点距黄色光的焦点要比红色光的焦点距黄色光的焦点要近一些）。

人眼可见光的光谱颜色及波长范围如表 6-1 所列。据有关计算，可知红色光与蓝色光在眼屈光系统的主光轴上所形成的焦点的距离约为 1.00D。红色光焦点与蓝色光的焦点距黄色光的焦点均约为 0.50D。绿色光居于蓝色光的焦点与黄色光焦点之间，因此，绿色光焦点与黄色光焦点之间的距离约为 0.25D。橙色光的焦点则居于红色光的焦点与黄色光的焦点之间，橙色光的焦点与黄色光的焦点之间的距离也约为 0.25D。这样看来，红色光与蓝色光、橙色光与绿色光应是最合理的两对双色试验用光的搭配形式。红色光与蓝色光之间的修正镜度约为 0.50D，橙色光与绿色光间的修正镜度约为 0.25D。而红色光与绿色光之间的中间值约为 0.375D，其最合理的修正镜度应分别约为 0.50D、0.25D。这就是当前使用红、绿镜片进行检测时，以两种颜色一样，或绿色稍清晰作为判定修正标准的原因所在。

表 6-1　光谱颜色及波长范围

颜色	波长范围/nm	颜色	波长范围/nm
红	620～780	绿	500～530
橙	590～620	蓝	470～500
黄	560～530	青	430～470
黄绿	500～530	紫	380～430

2. 双色试验在单眼检测中的应用

双色试验检测法，既可以应用于单眼屈光检测，也可以应用于双眼屈光检测。在实际验光中，以单眼屈光检测中的应用为普遍。

（1）目的　精确调整、校准球面屈光矫正镜度。

（2）应用实施　验光师在应用双色试验进行球面屈光矫正镜度的调整与校准时，应注意以下两个方面。

① 时间。在单眼屈光检测中，有两次需要使用红、绿镜片对球面屈光矫正镜度进行调整与校准的时刻。这两次双色试验分别称为第一次红绿试验和第二次红绿试验。

第一次红绿试验：即使用球面验光镜片检测出球面屈光矫正镜度之后。

第二次红绿试验：即使用柱面验光镜片检测出球、柱联合屈光矫正镜度之后。之所以要进行第二次红绿试验，是因为在球镜检测时，往往容易发生球镜度的轻度的过矫现象，这是由少量的圆柱面镜度以等效球镜形式进入球面镜度之中的缘故。

② 红绿试验中镜度调整的基本方法。

a. 镜度的调整原则。从图 6-4、图 6-5 中可以发现使用红色验光镜片清晰时，应是用凹球面透镜将焦点向后移动。使用绿色验光镜片清晰时，应是用凸球面透镜将焦点向前移动。使用多大屈光度的验光镜片进行修正呢？实际验光工作中，约定使用 ±0.25D 的验光镜片进行修正，判定标准是：两种颜色条件下视标的清晰度一致，或绿颜色条件下稍清晰。

b. 红、绿验光镜片的使用技巧。在实施检测时，红、绿验光镜片相互替换必须做到：使视标在被测者的知觉方面留下清晰的印象，红、绿验光镜片替换的速度要快。这是保证红绿试验能够在被测者最佳的视觉分辨状态下进行精确调整所必须要做到的。

③ 两次调整的具体方法。

a. 第一次红绿试验中的调整。在球镜度检测完毕，进行圆柱面镜度检测之前所进行的红绿试验，被称为第一次红绿试验。这次红绿试验只需对球面镜度进行调整。使用红色验光镜片看到的视标比使用绿色镜片明显清晰时，需加用凹面球镜

（−0.25D）对屈光矫正镜度进行精确调整（图 6-4）。反之，则需用凸面球镜（＋0.25D）对屈光矫正镜度进行精确调整（图 6-5）。

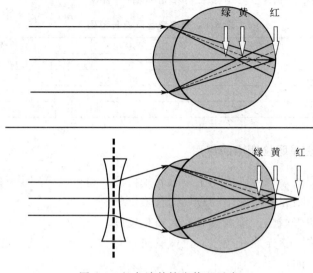

图 6-4　红色清楚镜度修正示意

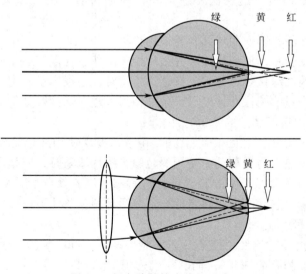

图 6-5　绿色清楚镜度修正示意

　　b. 第二次红绿试验中的调整。第二次红绿试验是指在对圆柱面镜检测完毕之后进行的红绿试验。球镜度的调整方法同第一次红绿试验。所不同的是：需要将修正的球面镜度进行等效镜度处理，并加入到圆柱面镜度之中。

　　例如，红绿试验前的矫正镜度为−2.00DS−0.50DC×180°，红绿试验绿色清楚。经加用＋0.25DS后，红绿清晰度一致，最终修正镜度为−1.75DS−1.00DC×180°。

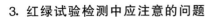

3. 红绿试验检测中应注意的问题

（1）每一次红绿试验不宜超过 2 次　在对红绿试验进行表述时，往往会讲：这项检测一定要达到两种颜色一致（或绿颜色稍清晰）为止。然而，这里传递的信息不够准确。倘若被测者仅存在±0.125DS 的偏差时，这项检测就会出现没有检测终点的现象。遇到这种情况，就不要再进行第三轮次的试验，直接依据负镜度减去、正镜度加上的原则进行处理就可以了。

（2）红绿试验中修正值不应超过±0.50DS　当红绿试验中调整的镜度一般最常见的是±0.25DS，有的被测者可能会达到±0.50DS。当修正镜度超过±0.50DS 时，说明前面对球面镜度、圆柱面镜度的检测存在偏差。这是需要请被测者在适当休息后，再重新进行检测。

（3）应用红绿试验进行的是对球面镜度的精确调整　所谓精确调整显然是指对屈光矫正镜度进行±0.25～0.50DS 的调整，超过这一限度就失去了精确调整的真实意义。当然，在以 0.25D 为递进之镜度体系中，±0.25DS 的镜度调整才可以称得上最精确的镜度调整。

红绿镜片还可以应用在双眼视功能的检测中。

第三节　圆柱面镜度检测

关于被测眼散光程度的检测，单纯使用主观插片法也是可以完成的。但是，要想通过主观检测方法精确检测被测眼的圆柱面屈光矫正镜度，就应当借助于辅助验光镜片及散光表的使用。

一、裂隙片检查法

1. 裂隙片

验光箱里的裂隙片（图 6-6）的镜框与镜片箱中的其他镜片镜框的大小是一致的。尽管实际应用中的裂隙片的裂隙宽度不一定相同，但以长度为 20mm，宽度为 2mm 的裂隙最为多见。

2. 应用裂隙片检测的目的

应用裂隙片进行检测的目的，在眼-视光学中就是要对被测眼进行散光的定性，对圆柱面屈光矫正轴位与镜度进行定量检测。

裂隙片还可以用于光学虹膜切除的适宜方向进行定位。这种检测是在应用睫状肌麻痹剂的基础上，将裂隙片放置在眼前并旋转裂隙片，请被测者比较各个方向上的视力对比状况。获得最好视力时裂隙所在的方向，就是实施光学虹膜切除的适宜部位方向。

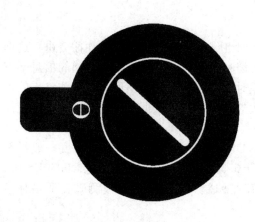

图 6-6　裂隙片

3. 裂隙片的检测

裂隙片使用最为频繁的是对屈光不正中的散光成分进行检测。这种检测可以分成以下三个层次。

（1）散光定性　所谓散光定性，是对被测眼是否存在散光的情况进行确认。这种检测是在单眼检测的条件下进行的。

① 裂隙片的使用。将裂隙片置于被测眼前，并在被测者额面上旋转裂隙的方向，并请被测者对经裂隙看到的视标的清晰度进行比较。

② 对比结果的判定。

a. 在裂隙处于各个方向时所观察到的视标清晰度均一致的话，说明被测者为单纯性球面屈光不正。

b. 裂隙处于各个方向的视标的清晰度存在不一致的话，就说明被测者存在散光成分屈光性质为复性屈光不正。这种清晰度不一致的情况有以下三种形式。

Ⅰ. 倘若视标最清晰的子午线与视标最模糊的子午线相交为 90°，清晰—模糊程度成渐进变化，被测者的散光为正交形式散光。这种散光是最常见的散光形式。

Ⅱ. 倘若视标最清晰的子午线与视标最模糊的子午线相交的角度＜90°，清晰—模糊程度成渐进变化，被测者的散光为斜交形式散光。这是一种比较少见的散光形式，这种散光可以通过镜度形式的转换，转换为正交形式的散光矫正镜度予以矫正，但矫正效果要比正交形式散光差一些。

Ⅲ. 若各条子午线所见的视标在清晰—模糊程度上有变化但没有明确的规律，被测者就应当是不顾规则散光。一般情况下，这种散光使用普通眼镜矫正的效果较差，应考虑使用硬性隐形眼镜进行矫正。

（2）散光的定轴　使用裂隙片进行散光的定轴，是在对散光定性的基础上，对正交形式散光、斜交形式的散光进行的第一种定量检测。在进行这一项测量时，裂隙片的方向只要旋转 90°（图 6-7）就可以涵盖清晰—模糊程度渐进变化的规律。在检测中旋转裂隙片的工作，有的验光师习惯上交由被测者操控。然而，旋转裂隙方向还是由验光师操控比较好。被测者自己调节时，往往会出现转了一圈又一圈，最后最清楚的位置和最

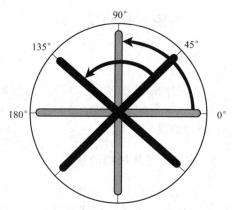

图 6-7　正交散光裂隙旋转 90°

模糊的子午线却难于确定了，这可能和反复比较导致分辨敏感度下降（视觉分辨疲劳）有关。

被测者看得最清楚的子午线方向就是被测眼散光矫正轴所在方向的位置。与这条线呈正交方向的，被测眼观察到的最模糊方向就是圆柱面矫正度所在的方向。

（3）散光的定度　应用裂隙片进行圆柱面矫正镜度的检测，是对被测眼散光成分进行的第二种定量检测。这是在以第一种定量——圆柱面镜矫正轴的基础上进行的圆柱面镜的第二次定量检测。具体检测方法如下。

① 使用球面与圆柱面透镜进行联合检测的形式。以裂隙最清楚的子午线为裂隙放置的方向为准，使用球面透镜进行检测，逐渐增大所使用的屈光度，直至达到最清晰分辨视标的程度。再将裂隙片的裂隙方向旋转 $90°$，使用圆柱面镜进行检测，此时应将圆柱面镜的轴放置在原分辨最清晰的方向上，逐渐增大到能够最清晰分辨视标的程度。此时所使用的球面透镜度和圆柱面透镜度，就是被测眼的屈光矫正镜度。

② 使用球面透镜进行检测的形式。依据上述检测顺序，也可以通过单纯使用球面透镜进行检测。在分辨最清晰的的子午线上所获得的屈光矫正镜度即为被测眼的球面屈光矫正镜度。而在分辨最模糊的子午线上再累加上的屈光镜度，就是被测眼的圆柱面屈光矫正镜度。

③ 使用圆柱面镜透镜进行检测的形式。在对被测眼进行检测中，也可以通过单纯使用圆柱面镜度进行检测。使用单纯圆柱面透镜进行检测须注意两个问题：a. 验光镜片的轴一定要放置准确；b. 检测出来的结果一定要经过翻方——镜度转换后才可以记作处方上的矫正镜度。

4. 使用裂隙片进行检测应注意的事项

① 使用常规验光箱中的裂隙片，一般只适用于对被测眼进行散光的定性与散光轴位的定量检测。对被测眼进行屈光矫正镜度的检测，最好选用裂隙宽度为 2mm 的裂隙片。否则，检测出来的屈光矫正镜度就容易出现偏差。

② 裂隙片的使用，必须是在能够对视标进行分辨的情况下进行的。倘若被测眼难于分辨视标，则需先预置一定量的球面镜度，使被测者的矫正视力达到 0.6~0.8 之后再进行相关的检测。

③ 使用 1mm 检测所检测到的屈光矫正镜度，一定要在撤去裂隙片后，再进行必要的修正调整，才可以确定最终的屈光矫正镜度。

二、散光表法

使用散光表进行检测是最基本的一项验光技能。因此，这项检测是验光师必须掌握的一项技能操作。

1. 散光表检测概述

进行各种关于散光成分的屈光检测项目，都可以借用散光表提高检测的速度。而且经典的屈光检测程序也是使用散光表来对圆柱面镜度进行定性、初步定轴的。因此，了解散光表、熟悉利用散光表进行检测的方法，并将这种方法应用于实际的屈光检测中，是每一个验光师都应当掌握的知识与技能。

（1）散光表　实际屈光检测中，被使用的散光表品种是很多的。但是从读取散光周围方向的方法看，有以下两种。

① 不能直接读出散光轴位的散光表。如图 6-8 所示就是不能直接读出散光轴位，需要通过相应的计算才能得到散光矫正轴位的散光表。这种散光表的特征是数字大小按顺时针排列，以 90°为 12 点，以水平方向为 9 点、3 点。

② 可以直接读出散光轴位的散光表。如图 6-9 所示是可以由被测者直接读取出散光矫正轴位数字的散光表。这种散光表的特点是以水平方向作为 0°、180°。

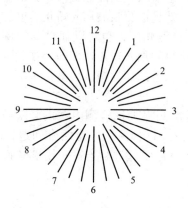

图 6-8　需要进行轴向计算的散光表　　　图 6-9　可以直接读出轴向的散光表

（2）应用散光表检测的条件　应用散光表进行检测，其最基本的条件就是被测者必须能够分辨出线条的方向，能够对线条的清晰度进行视觉辨别。能够分辨散光表线条的视力是多少呢？据有关报道及广大验光师在实际验光中的体会，一般认为被测者的单眼视力需达到 0.6～0.8。这项检测应在明视条件下进行。对于被测者来说，应当了解检测中需要比较的内容和应当报告的情况，这就需要验光师有必要在检测前向被测者说明检测的要领。

2. 散光的检测操作

（1）定性　使用散光表进行是否存在散光的定性的判断，是非常简单的一种方法。只要被测者报告线条在清晰程度上有差异，就说明被测眼存在散光。倘若各线条清晰程度是一致的，就说明被测者为单纯球面屈光不正。

（2）定轴　被测者看得最清楚的线条所指示的方向，就是被测眼散光矫正镜的轴位所在的方向。例如，被测者看到如图 6-9 所示 30-30 这条线最清楚，被测眼的散光矫正轴位就是 30°。

（3）定度　散光轴位一经确定，就可以用已经确定的轴位为基础，通过逐渐加大圆柱面镜的镜度进行镜度的检测。当被测者报告各条线的清晰度一致时，所使用的圆柱面透镜的镜度就是被测眼的圆柱面矫正镜度。

3. 散光轴位的计算

倘若，使用的散光表不能直接读出散光轴位的方向，就必须通过计算的办法来求得被测眼的轴位方向。

（1）公式法　公式法，是一种最为简洁的，根据最清晰子午线方向的放射线来确定圆柱面屈光矫正镜的轴的方位角度的方法。这种方法最大的优势就是可以通过心算，直接读出圆柱面屈光矫正镜的轴的方位角度值。

公式为 $A=30\times n$，式中的 n 为较小的钟点数。

例：被测者看得最清晰的放射线为 3～9 时所在的方向，A 是多少？

$n=3$，经计算，$A=30\times 3=90°$。

（2）查表法　查表法，是第二种根据最清晰子午线方向的放射线来确定圆柱面屈光矫正镜的轴的方位角度的方法。这种方法比公式法要稍微复杂一些，但是也属于较为直观的方法。只要被测者报告出最为清晰的子午线的钟点数值，验光师就可以根据这个数值在表 6-2 中直接查找到被测眼圆柱面屈光矫正镜的轴方位角度和柱面镜度所在的方向。这种方法尽管查找方便，但使用者相对较少。

表 6-2　散光表钟点读数及其对应的矫正度所在方向及其轴位

被测眼所看清晰的钟点数	散光盘的固有角度	被测眼的对称轴的钟点数	矫正柱镜轴的方向	需矫正柱镜度方向	被测眼所看清晰的钟点数	散光盘的固有角度	被测眼的对称轴的钟点数	需矫正柱镜度方向	矫正柱镜轴的方向
1:00	60°	2:00	30°	120°	7:00	240°	7:00	120°	30°
1:30	45°	1:30	45°	135°	7:30	225°	7:30	135°	45°
2:00	30°	1:00	60°	150°	8:00	210°	7:00	150°	60°
2:30	15°	12:30	75°	165°	8:30	195°	6:30	165°	75°
3:00	0°	6:00	90°	180°	9:00	180°	12:00	180°	90°
3:30	345°	5:30	105°	15°	9:30	165°	11:30	15°	105°
4:00	330°	5:00	120°	30°	10:00	150°	11:00	30°	120°
4:30	315°	4:30	135°	45°	10:30	135°	10:30	45°	135°
5:00	300°	10:00	150°	60°	11:00	120°	10:00	60°	150°
5:30	285°	9:30	165°	75°	11:30	105°	3:30	75°	165°
6:00	270°	9:00	180°	90°	12:00	90°	3:00	90°	180°
6:30	255°	8:00	15°	105°	12:30	75°	2:30	105°	15°

注：散光表的固有的角度：以圆周角的方式予以表示。

通过被测者报告看得最清晰的钟点数值，经查表确定被测眼圆柱面屈光矫正镜柱镜轴的方位角度的方法。只要被测者报告出钟点数，验光师就可以通过查表，找到相应的圆柱面屈光矫正镜柱镜轴的方位角度和屈光矫正度所在的方向。在实际操作中，验光师往往更乐于让被测者报告散光盘上半圆的钟点数（9：00；9：30；10：00；10：30；11：00；11：30；12：00；12：30；1：00；1：30；2：00；2：30；3：00）。

（3）对称法　对称法，是第三种根据最清晰子午线方向的放射线来确定圆柱面屈光矫正镜柱镜轴的方位角度的方法，这种方法是一种非常简洁、方便的方法。使用对称法所确定的圆柱面屈光矫正镜柱镜轴的方位角度是负柱镜形式的矫正轴位，这种柱镜形式与手动综合验光仪的柱镜形式的设置恰好一致。

① 一般判定程序。使用对称法确定圆柱面屈光矫正镜柱镜轴的方位角度，首先，需要确定看到散光表最清晰的放射线处于哪一个象限；其次，需要确定该象限的对称轴位所在。下面以被测者报告散光表的上半部钟点数为例，来看这种方法的判定条件。

a. 确定清晰的放射线的位置。如图 6-10 所示，将散光表的上半区分成两个象限。散光盘的左侧象限为 9～12 点中点区间象限；而散光盘的右侧象限为 0～3 点的钟点区间象限。

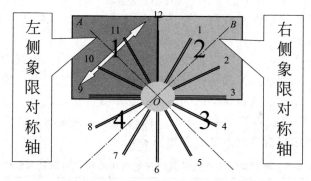

图中的1～4分别代表散光表的第1～第4象限位置

图 6-10　散光表左、右半爿对称轴示意

b. 确定对称轴。将散光盘的左侧象限依双向箭头所指的方向进行对折，就会得到该侧象限的对称轴 *OA*，恰好位于 10：30（135°）处。

同理，散光盘的右侧象限的对称轴 *OB* 恰好位于 1：30（45°）处。

② 负柱镜形式散光矫正轴位的确定方法。应用对称法确定被测眼圆柱面屈光矫正镜柱镜轴的方位的程序有三个步骤。

a. 确定最清晰的放射线在哪一侧象限。这一步骤，是由被测者报告，验光师根据报告的数据来确认被测者所看到的最清晰的放射线的象限位置。

b. 确定对称轴。象限位置一旦确定，象限的对称轴也就会随之确定。如被测者报告所看到的最清晰的放射线为 2：00，其象限位于右侧，其对称轴自然就是 *OB*。

c. 确定负柱镜形式散光矫正轴位。根据对称原则，最清晰的放射线为 2：00 时，以 *OB* 为对称轴，与其对称的 1：00 子午线方向就是被测者圆柱面屈光矫正镜负柱镜形式柱镜轴所在方位。

（4）算术求差法　算术求差法，是第四种根据最清晰子午线方向的放射线来确定圆柱面屈光矫正镜镜轴的方位角度的方法，这种方法同样是一种非常简洁、方便的方法。通过算术求差法所确定的圆柱面屈光矫正镜的轴的方位角度也是负柱镜形式的矫正轴位，同第三种方法一样，所获得的矫正轴位也与手动综合验光仪的柱镜形式的设置一致。这种方法实质上和对称法的检测原理是相同的，对称法是其几何学的表现形式，而算术求差法则是其算数学形式。

① 判定条件。应用算术求差法判定被测者圆柱面屈光矫正镜柱镜轴的方位，同样需要确定：a. 清晰的放射线所在的象限；b. 确定所在象限的对称轴。

② 计算公式。当被测者报告看到散光表最清晰的放射线所在的钟点数值后，验光师就可以根据公式，计算被测者圆柱面屈光矫正镜柱镜轴的方位。

$$公式为 A = C - B$$

式中　A——被测者圆柱面屈光矫正镜负柱面形式柱镜轴所在的方位；

　　　C——象限和数；

　　　B——被测者报告的最清晰放射线所在的钟点数值。

用于计算的象限和数在不同的象限是不相同的。散光表上半部左侧象限的和数为21，右侧象限的和数为3。散光表的第三象限的和数为9，第四象限的和数为15。也就是说散光表的第2、第3、第4、第1象限的和数分别是3、9、15、21。

③ 负柱镜形式散光矫正轴位的确定方法。

a. 确定最清晰的放射线在哪一侧象限：其操作方法，与对称法完全相同，在此不再赘述。

b. 确定计算象限和数。

Ⅰ. 12：00～3：00 钟点范围：在第 2 象限，计算使用的象限和数为 3。

Ⅱ. 3：00～6：00 钟点范围：在第 2 象限，计算使用的象限和数为 6。

Ⅲ. 6：00～9：00 钟点范围：在第 2 象限，计算使用的象限和数为 15。

Ⅳ. 9：00～12：00 钟点范围：在第 2 象限，计算使用的象限和数为 21。

c. 确定负柱镜形式散光矫正轴位。根据被测者报告的散光表最清晰的放射线的钟点数值，及其所在的象限所应使用的象限和数进行计算，就可以得到被测眼圆柱面屈光矫正镜负柱镜形式柱镜轴所在的方位。

在对散光轴位进行初步判定时，因习惯的不同、接受职业培训和训练方面的差异、从业单位多年形成的操作模式的不同，验光师所使用的方法也会不同。这些方法本身并无优、劣之分。只要在实际的屈光检测中能够发挥最充分检测效能，做到能够客观的检测被测眼的屈光状况，获得应当使用的圆柱面屈光矫正镜柱镜轴所在方位，这种方法就是好的方法。

三、交叉圆柱面镜检测法

应用交叉圆柱镜进行圆柱面镜的检测是一种对圆柱面矫正镜进行精确检测的方法。这种方法在劳动与社会保障部《眼镜验光员职业标准》中，已经列入眼镜验光员（初级）的技能操作范围之内。因此，只要从事验光工作就需要掌握这项检测技能。

1. 交叉圆柱面镜概述

使用交叉圆柱面镜进行检测，就要首先了解什么是交叉圆柱面镜，操作的基本条件及基本的操作方法。只要了解这几个方面的知识与内容，就可以有效地使用交叉圆柱面镜进行圆柱面屈光矫正镜轴与度的检测。

（1）交叉圆柱面镜　交叉圆柱面镜简称为交叉柱镜。验光师又习惯于将其英文词汇的字头"JCC"作为这种检测用验光用辅助用透镜的简称。

从光学透镜意义上说，交叉圆柱面镜是一种混合散光镜片。例如，±0.50D 的交叉圆柱面镜，以旋转手柄方向为 90°时，其镜度就是：$+0.50DC \times 45° - 0.50DC \times 135°$，或$-0.50DC \times 45° + 0.50DC \times 135°$，其球柱面联合镜度形式为：$+0.50D - 1.00DC \times 135°$。

交叉圆柱面镜的镜度，一般有 3 种设置形式：±0.25D、±0.50D、±1.00D。其中手持式交叉圆柱镜最常使用的是：±0.25D、±0.50D。而综合验光仪上设置的一般为±0.25D。

从光学透镜上考察，交叉圆柱面镜在屈光效能方面是一只正、负镜度等值的混合散光镜片。从结构上考察，这种检测用镜就是在这只混合散光镜片上加了一个可旋转的手柄。这个手柄恰好成为正圆柱镜形式的轴和负圆柱面镜形式的轴夹角的角平分线。即手柄所在的方向与镜片的正、负轴均为 45°。

（2）交叉柱镜检测的适应对象　适宜使用交叉圆柱面镜进行检测的对象为中、低程度的散光。这类被测者获得较好视力的机制是：通过将物象最小弥散圈调节到视网膜上来获得的。

对于具有高度散光（≥2.50DC）的被测者，使用交叉圆柱面镜并不能取得满意的效果。这是因为被测者视觉选择的办法是选择一条固定的焦线在视网膜上成像，而将另一条焦线永久置于模糊状态。这种选择模式是在其较长期的视觉适应实践中形成的，一经形成就会被固定下来，成为一种视觉选择的惯例。因此，这种被测者在使用交叉圆柱面镜时，将会按惯例进行选择，交叉圆柱面镜检测中所创建的弥散圈也就不能发挥作用。

（3）交叉圆柱面镜检测的基本方法

① 基本屈光检测条件。进行交叉柱镜的检测的最佳时机，是在单纯球面镜度精确调整治后，即第一次红绿试验之后。此时，被测眼正处于调节放松的、最佳检测状态下。

② 检测的基本方法。使用交叉圆柱面镜进行检测，最基本的方法就是将交叉圆柱面镜放置在被测者眼前，以 2(1～3)s 的速率进行翻转（图6-11）。请被测者分辨通过两面观察到的视标的清晰程度是否相同。检测目标就是通过交叉圆柱面镜旋转轴方向的调整和圆柱面镜度的调整，使通过两面观察到的视标的清晰程度一致。

检测的顺序为先轴后度。即先检测圆柱面镜的矫正轴位，后检测圆柱面镜的矫正镜度。

③ 交叉圆柱面镜的预检。在正式检测之前，我们可以对被测眼进行预检。将交叉圆柱面镜的负轴置于被测眼垂直位，上下移动交叉圆柱镜，被测者看到的物象也上下移动，动作方向呈逆动，说明被测眼的负柱镜轴位在水平方向。此时，将交叉圆柱

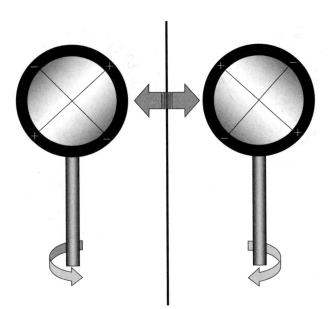

图 6-11 交叉圆柱面镜的结构与旋转操作示意

面镜水平移动，物像则会呈水平方向的顺动，这也可以验证被测眼的正柱镜轴位在垂直方向。倘若被测眼的负柱镜轴位在垂直方向，正柱镜轴位在视平方向，则物像的移动形式恰恰相反。

2. 精确调整圆柱面镜轴的方向

在此，需要特别向读者说明一点，在叙述交叉圆柱面镜的使用方法时，是以 90°和 180°作为基本方向的，其意义是为了叙述方便。

（1）交叉圆柱面镜的放置方法 将交叉圆柱面镜如图 6-12 所示放置在被测眼前，这种水平放置圆柱面镜的手柄方法在操作上较为方便。放置后，交叉圆柱面镜的正轴与负轴恰好"骑跨"在预测的矫正轴位上。

（2）轴位的精确调整 翻转交叉圆柱面镜，并请被测者报告在通过交叉圆柱面镜两面所看到视标的物像的清晰度是否一样。

被测者报告两面清晰度一样时，说明被测眼圆柱面矫正镜的矫正轴与交叉圆柱面镜手柄的方向一致（180°）。

倘若被测者报告两面清晰度不一样，则说明预估（预测）的轴位存在偏差。

① 轴位修正原则。对于轴位偏转的修正必须遵循的法则是同符号相追。

例 1，被测眼初检镜度为－2.00DS－1.00DC×180°。经交叉圆柱面镜检测被测者报告图 6-12(a) 比图 6-12(b) 清楚，说明理想的圆柱面矫正轴位应在 180°轴的顺时针侧。

例 2，倘若被测眼初检镜度为＋2.00DS＋1.00DC×180°。被测者报告图 6-12(a) 比图 6-12(b) 清楚，说明理想的圆柱面矫正轴位应在 180°轴的逆时针侧。

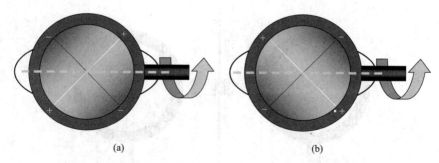

(a)　　　　　　　　　　　　　(b)

图 6-12　矫正散光轴位时，交叉圆柱面镜放置与操作示意

这里需要说明的是，在手动综合验光仪上因只有负圆柱面透镜。因此，使用交叉圆柱面镜进行轴位调整时，一律向负轴方向旋转。又因为综合验光仪交叉圆柱面镜的负轴一律用红点标记，故将轴位调整表述为"追红"。

② 轴位修正方法。进行轴位修正时，一般采取"进 5 退 2"的方式。也有人将这种方法称为"进 10 退 5""进 1 回半"。但是，"进 10 退 5"的选值略显偏大，而"进 1 回半"是个比较实在的表述但不便于理解，"进 5 退 2"则比较贴近实际操作。

上文中例一，可以先把手柄方向调到 175°，再翻转交叉圆柱面镜。倘若报告两面清晰度一致了，说明被测眼的屈光矫正轴为 175°。假如被测者报告图 6-12(b) 比图 6-12(a) 清楚，就须将手柄方向调回到 177°。如此调整交叉圆柱面镜手柄的方向，翻转比较，至两面清晰度一致。两面清晰度一致时，交叉圆柱面镜手柄所在的方向就是被测眼圆柱面矫正镜的轴位方向。

使用交叉圆柱面镜进行轴位调整的精度是很高的，有经验的验光师可以使检测精度达到 ±1°。

3. 精确调整圆柱面镜矫正度

(1) 交叉圆柱面镜的放置方法　当被测眼理想的圆柱面矫正轴位已经确定，就可以对被测眼进行圆柱面矫正镜度的精确调整。精确调整圆柱面矫正镜度，交叉圆柱面镜的放置如图 6-13 所示。必须使交叉圆柱面镜的一条轴与被测眼的理想轴的方向"重合"。交叉圆柱面镜翻转后，另条轴也将会与理想轴的方向"重合"

(2) 轴位的精确调整　检测方法仍旧是通过手柄翻转交叉圆柱面镜，请被测者报告在通过交叉圆柱面镜两面所看到视标的物像的清晰度是否一样。

被测者报告两面清晰度一样时，说明被测眼圆柱面矫正镜的矫正度基本正确。

倘若被测者报告两面清晰度不一样，则说明被测眼圆柱面矫正镜的矫正度不准确，需要进行调整。

① 修正圆柱面镜度的原则。对于圆柱面矫正镜矫正度的修正，必须遵循的法则是同轴重合则加，异轴重合则减。

例 1，被测眼初检镜度为 — 2.00DS — 1.00DC×180°。经交叉圆柱面镜检测被测者报告图 6-13(a) 比图 6-13(b) 清楚，此时检查圆柱面镜的负轴与理想的矫正负轴

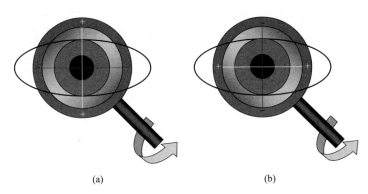

(a)　　　　　　　　　　　(b)

图 6-13　矫正散光镜度时，交叉圆柱面镜放置与操作示意

重合，属于同轴重合，则需要加－0.25DC。

　　例 2，倘若被测眼初检镜度仍为－2.00DS－1.00DC×180°。被测者报告图 6-11（b）比图 6-11（a）清楚，此时检查圆柱面镜的正轴就与理想的矫正负轴重合，这种重合自然是异轴重合，就需减－0.25DC。

　　② 修正圆柱面镜度应当注意的问题。

　　a. 镜度调整中，是否要增加圆柱面镜度，要根据加上后矫正视力的变化来定，倘若加上后矫正视力下降，就不需要加。而加上后视力得到提高就应当加。

　　b. 同样道理，是否要减少圆柱面镜度，也要根据减去后矫正视力的变化来定，倘若减去后矫正视力下降，就不能减。减去后视力得到提高就应当减。

　　c. 倘若，无论是加，还是减，矫正视力没有变化时，则应尝试球镜度与圆柱面镜度进行联合等效球镜的调整来处置。

　　d. 交叉圆柱面镜的选择：散光较弱者应选用±0.25D 的交叉圆柱面镜；散光较强者应使用±0.50D 的交叉圆柱面镜。

第四节　基础规范验光程序

　　验光到底要遵循什么样的程序，并没有统一的规定。尽管行业中有一个大家基本认可的模式，但在细节上，不同的单位和部门还是存在着或多或少的差异。在本节中，将汇集当前实际验光中验光师乐于使用而又经常使用的程序，以便读者根据自己的情况进行选择与参考。

一、公认的验光模式

1. 行业中认可的检测项目

进行验光需要有哪些步骤呢？这些步骤应当包括从最初对接待被测者开始，经过各项检测，开具处方，直至送走被测者为止。这是一个连续的过程，这一过程尽管可以有节奏的变化，但是不以中断的。从这一过程看，验光应当包括 8 个步骤，包括：

① 接待初检；

② 屈光检测；

③ 双眼平衡；

④ 单视确认；

⑤ 行走试戴；

⑥ 开具处方；

⑦ 瞳距测量；

⑧ 恭送顾客。

2. 各个检测单元的检测内容

在各个步骤中，都应当包括哪些检测项目呢？这些项目应当是验光中必不可缺少的检测项目。

第一部分，接待与初检。

（1）接待。

（2）初检　四字。

① 望：外眼，年龄等。

② 问：了解验配镜原因。

③ 查：原镜质量检查。

④ 测：视力（远，近，矫正）。

（3）分析　被测情况（人，眼，镜）。

① 检：被检眼屈光度。

② 试：行走试戴。

③ 量：测量瞳距。

④ 送：恭送被测。

以上四个字是后续检测步骤的基本纲领。

（4）眼的特殊检查

① 眼底镜检查：必要时。

② 角膜曲率检测。

③ 裂隙灯检测。

④ 角膜地形图检测。

后三项检测是进行隐形眼镜验配时，应当检测项目，其中角膜曲率、裂隙灯是必检项目。

第二部分，屈光检测。

屈光检测的总纲为定性、定量、平衡。

（1）客观屈光检测。

① 电脑验光；

② 检影验光。

(2) 主观验光法　远用、近用。

① 主观总原则：先球后柱；先轴后度；勿忘平衡。

② 主观验光程序。

a. 球镜度：

Ⅰ. 雾视：0.1～0.3。

Ⅱ. 递增法、递减法。

Ⅲ. 双色试验：0.8～1.0。

b. 柱镜度：

Ⅰ. 散光盘：0.6。

Ⅱ. 交叉柱镜精确定轴：骑跨。

Ⅲ. 交叉柱镜精确定度：叠轴。

c. 双色试验：

Ⅰ. 球镜调整。

Ⅱ. 球-柱镜度调整。

第三部分，双眼平衡。

(1) 双眼同视。

(2) 视线分离。

(3) 双眼雾视。

(4) 平衡调整。

第四部分，双眼单视确认。

(1) 远视力。

(2) 近视力。

(3) 立体视觉检测。

(4) 斜视、隐斜视、弱视检测。

第五部分，行走试戴。

在模拟情景中的调整。

第六部分，开具处方。

第七部分，测量瞳距、戴镜指导。

第八部分，恭送顾客。

以上就是行业内认可的验光操作中应当检测的项目。这些项目尽管尚未能反映验光的全部内容，但假如验光师确实能逐步予以实施检测的话，应当说就是一个相当系统的检测过程了。

二、经验验光方法与程序

眼-视光学界的专家、学者在验光实践中积累了大量的经验。总结出了一些验光操作的程序方法，尽管这些方法有其自身的局限性。但是，必定在特定的范畴内有提纲挈领的价值，对验光师的某一部分、甚至全过程的技能操作具有一定的指导作用。这些方法中，以六步验光法、五轮验光法、常规 12 步验光法和美式 21 步验光法最为著名。在此进行简单介绍。

1. 五轮验光法

五轮验光法是朱学敏先生总结出来的对单眼进行屈光矫正镜度检测的一种方法。这种方法将检测分为五个检测层面，每一层面的检测称为一轮，因此，这种方法就被称为五轮验光法。五轮验光法又分为常瞳五轮验光法和扩瞳五轮验光法两种，两种方法检测的程序相同。

（1）五轮验光法的检测内容

第一轮：确定球面镜矫正镜度。这一轮检测是对被测眼球面镜矫正镜度进行检测。具体方法如下。

① 根据检影检测结果设定试戴眼镜架上的球镜度。

② 应用"顺比"和"横比"的方法检测出最佳视觉效果的球面矫正镜度。所谓"顺比"，是指使用同符号镜度相邻的两只镜片（即 $-0.25DS$ 和 $0.50DS$）进行视觉分辨力的比较。所谓"横比"，就是指使用绝对值相等符号相反的两只镜片（即 $-0.25DS$ 和 $+0.25DS$）进行视觉分辨力的比较。

第二轮：确认被测眼又无散光。这轮检测的目标就是确定被测眼是否存在散光成分。具体检测方法如下。

① 减少试戴眼镜架上镜 $0.50DS$。

② 选用与球镜度符号相同的 $0.50DC$ 进行置入测定。

③ 旋转镜片座，使圆柱明镜至少在 90°、180°、45°、135°上反复旋转。如发现某个方向上加入 $0.50DC$ 视标更清楚时，说明被测眼存在散光。

倘若，在各个方向上加用 $0.50DC$ 都不清楚，去掉 $0.50DC$。再加入 $0.50DS$ 时视标更清楚，说明被测眼没有散光。检测则到此结束。

第三轮：确定圆柱面矫正镜的轴向。使用交叉圆柱面镜进行圆柱面镜度的检测，方法与上文中交叉圆柱面镜检测法相同。

第四轮：确定圆柱面矫正镜的镜度。用同符号 $0.50DC$ 进行圆柱面矫正镜度的检测。每次加上 $0.50DC$ 好，就需加入。直至加入视力不增反下降时，换用 $0.25DC$ 加入，好则加入，不好则将换用的 $0.25DC$ 撤去。

第五轮：等效球镜调整。这一步检测的目的是将可能用球面镜度等效处置的圆柱面镜度予以恢复。选用与试用的圆柱面矫正镜相反符号的验光圆柱面镜，令其轴垂直于屈光矫正轴上。倘若加入后更清楚，就说明存在圆柱面镜度有被等效球镜代替的现象。此时，应依照减小球面镜，增加同符号圆柱面镜度（$2×DS$）的方式进行处置。

通过以上五轮验光法确定的被测眼的屈光矫正镜度，还需要使用上述第三、第四轮的方法进行核对。

（2）五轮验光法的局限性　五轮验光法只是针对单眼屈光检测提出来的验光方法。因此，其自身有其特定的局限性，这些局限性包括以下几点。

① 检测结果不能反映被测者双眼的视觉状态是否均衡。验光师在应用这种方法时，应补充双眼视觉平衡项目内容的检测。五轮验光法加入屈光平衡检测后，从操作的完整性而言，称为六轮验光法更加合理。

② 五轮验光法无法反映验光的全过程。按前述 8 个步骤考察（接待初检、屈光检测、双眼平衡、单视确认、行走试戴、开具处方、瞳距测量、恭送顾客），五轮验光法只对屈光检测一个步骤进行了描述，按六轮验光法计算也只能是对两个步骤进行了描述。

从五轮验光法的这些局限性来看，尽管这种方法不能反映验光的全过程，但是对于一名初学验光的人来说，尽快了解单眼验光的过程，熟悉验光方法是有很大帮助的。

2. 六步法

六步法是使用 6 个屈光力值相等、性质不同的镜片，依次放置在已经基本确定的屈光矫正镜片前，根据被测者主观感觉、视力的变化，对镜度进行精确快速调整的一种方法。这 6 只镜片可以分成以下三组。

① 球镜片组：+0.25DS、-0.25DS；

② 垂直轴柱镜组：+0.25DC×90°、-0.25DC×90°；

③ 水平轴柱镜组：+0.25DC×180°、-0.25DC×180°。

从以上分组看，前两组实际上是一组镜片，两组镜片的差异仅仅是轴位方面的差异。

当已经检测出被测者的屈光矫正镜度后，就可以及时进行"六步法"的检测。检测中，依组顺序试用 6 只镜片，选用加入后视觉效果最佳的镜片值添加到原屈光矫正镜度中，作为配镜度数。倘若，加上后的视觉效果不好的话，则保持原屈观光矫正镜度不变。

3. 常规 12 步验光法

这是一种近几年在业内常会提及的一种验光方法，也是常常会被一些眼镜店作为店堂装饰、营造气氛而张贴。各家眼镜店在应用中，所使用语句、步骤都会有一定的调整。尽管语句、步骤不尽相同，但张贴出来的验光程序、规范，都是由常规 12 步验光法演化而来。

（1）常规 12 步验光法的内容：

第一步，问诊；

第二步，电脑验光仪测试；

第三步，眼底检查；

第四步，裸眼视力检查；

第五步，插片视力矫正检查；

第六步，散光检验；

第七步，红绿对比测试；

第八步，双眼平衡测试；

第九步，瞳距测量；

第十步，适应性测试；

第十一步，阅读视力检查；

第十二步，确定处方。

（2）评述　常规 12 步验光法是一个比较全面的基础验光程序，基本可以适应常规验光的需求。但是，这种方法忽视了检影验光和双眼视功能的检测，这是验光师在实际验光中应当注意的问题。

4. 21 步验光法

21 步验光法，是由金井昭雄在 1986 年向我国介绍的一种验光方法。这种方法原本只称为 21 步验光法，而后不知何故就被称为"美式 21 步验光法"了。

"美式 21 步验光法"是当前眼镜行业中比较感兴趣的一种验光方法。但是，每一次验光都依据 21 步验光法进行验光，可能很难做得到。有一些验光师之所以津津乐道于美式 21 步验光法，可能与相当多的验光师对这种方法还不太熟悉有关。

21 步验光法的具体检测项目如下。

① 眼部检查（眼病、眼底）。

② 角膜曲率检查。

③ 远方习惯性水平眼位检查。

④ 静态检影。

⑤ 动态检影。

⑥ 中距离（1m）检影检查。

⑦ 远用主觉验光（BCVA）。

⑧ 远方诱发性水平斜视眼位检查。

⑨ 远方实际集合力检查。

⑩ 远距离水平正融合力检查。

⑪ 远距离水平负融合力检查。

⑫ 远距离垂直眼位检查：

a. 视远垂直分离斜位检查；

b. 视远垂直控制力检查。

⑬ 近用斜位检测：

a. 近用习惯性水平眼位检查；

b. 诱发习惯性水平眼位检查。

⑭ 交叉圆柱镜检测：

a. 分离式交叉圆柱镜法；

b. 双眼交叉圆柱镜法（FCC）。

⑮ 诱发性斜位检测：

a. 视近诱发性交叉圆柱镜水平眼位测定；

b. 视近诱发性水平眼位检查。

⑯ 正相对集合：

a. 视近最大正相对集合力检测；

b. 视近正相对融像力。

⑰ 负相对集合：

a. 视近最大负相对集合力检测；

b. 视近负相对融像力。

⑱ 近距离垂直双眼分离斜位检查：

a. 视近垂直分离斜位检查；

b. 视近垂直控制力检查。

⑲ 最大调节幅度（AMP）测定。

⑳ 正相对调节（PRA）测定。

㉑ 负相对调节（NPA）测定。

美式 21 步验光法的特点：对于美式 21 步验光法，验光师有必要了解这种验光方法到底有哪些特征，这些特征才是验光师最应当消化与吸收的实质内容。通过美式 21 步验光法所涵盖的项目，这种验光法有以下几个特征。

① 强调动态检影的检测。动态检影是 21 步验光法中第一个值得关注的特征。当前，我国的验光师在验光中进行检影，大多是在被称为必要的时候予以实施。因此，通过检影验光进行初步检测的相对较少，这也就使验光中的动态检影缺失，这显然是对解决戴镜者的戴镜后的动态视觉考察不足。这是验光师亟需注意的一个问题。

② 对眼位的检测。整个验光程序中，对眼位的检查占据 11 项检测项目（18 项检测内容）。占整个验光程序 21 步的 52.4%，占据所有项目的 64.3%。这是否会与美国人眼的视光学特征有关呢？如今并不能确定。但是，21 步验光法对眼位的重视程度，验光师们还是应当予以借鉴的。

③ 对相对调节与相对集合的检测。21 步验光法还特别强调了对相对调节力与相对集合力的检测。显然这对戴镜者在各种视距条件下的舒适矫正视觉是有极大的帮助的。

美式 21 步验光法只反映了对双眼屈光检测方面的内容，对于整个验光过程（即对接待初检→屈光检测→双眼平衡→单视确认→行走试戴→开具处方→瞳距测量→恭送顾客）的反应还是不够全面的。因此，美式 21 步验光法只能是对屈光检测→双眼平衡→单视确认这三个步骤的细化，并非是验光过程的全部。正确认识美式 21 步验光法，从中找到尚属薄弱的环节，予以借鉴并应用到验光实践中，这才是验光师应当做的事情。

第七章 ▶▶▶▶ 双眼视功能检测

双眼视功能是涉及双眼视觉定义与条件，双眼视觉分级与生理，而且也同眼的调节与集合密切相关的眼的感觉与知觉功能。这是眼-视光学近年来比较重视的一个课题。一名验光师，倘若对于这方面的知识还比较陌生，也就无法使自己的验光及能操作达到最高的境界。

在本章中将对双眼视功能进行最简捷的描述，并对眼位检测、调节功能检测、集合功能检测进行最为基本的介绍。在这两部分的基础上简要介绍双眼视功能分析方法与处理原则。需要在此说明的是，本书的主旨是描述技能操作的基本程序及其必要的相关知识，对相关的理论基础内容只能采取最大程度简化的办法。

第一节 双眼视功能概述

双眼视功能，是指与双眼注视相关的眼的视觉与双眼的协调功能。至少应当包括：眼的运动与眼位、眼的调节与集合、双眼视觉三个方面。本节仅就这三个方面进行基本的介绍。

说到眼位，就必然会想到眼的运动。当双眼的运动处于同步状态时，眼位就不会发生异常。任何原因引起的双眼不同步运动都将会导致眼位的异常。也就是说，眼位与眼的运动密切相关。

一、眼的运动

人眼的运动有三类：第一类为双眼的同向运动；第二类为双眼的异向运动；第三类为双眼注视状态时的微动。

1. 双眼同向运动

双眼同向运动是指在保持头位不变的情况下，对运动着的无限远的目标注视时所进行的视轴平行的，眼球转动矢量相等方向、相反的双眼的共同运动。双眼同向运动是依靠双眼的配偶肌的共同来完成的。配偶肌必须具备在眼球运动中在转动方向、转动幅度、收缩效能的一致性和同步性。配偶肌有六组（表7-1）。

表 7-1　眼外肌在同向运动中的配偶肌分组一览表

转动方向		左转	右转	左上转	左下转	右上转	右下转
配偶肌	左眼	外直肌	内直肌	上直肌	下直肌	下斜肌	上斜肌
	右眼	内直肌	外直肌	下斜肌	上斜肌	上直肌	下直肌

双眼的同向运动也是有一定限度的，它只有在双眼视野的左眼与右眼的公共视域，即双眼单视视野中才能实现。当两眼的某一对配偶肌失去运动的一致性时，就会出现双眼的复视。当配偶肌失去运动同步性之时，也会出现双眼的复视，或出现注视前的暂时性双眼的复视。

2. 双眼异向运动

双眼异向运动是指在保持头位不变、双眼注视方向不变的情况下，对前后运动着的目标注视时所进行的双眼对称，眼球转动矢量相等、方向相反的双眼的共同运动。从运动分类来说有三种：水平异向运动、旋转异向运动、垂直异向运动。从转动方向看有六种：内转，外转，内旋、外旋、左上右下、右上左下。异向运动中所使用的配偶肌见表7-2。

表 7-2　眼外肌在异向运动中的配偶肌分组一览表

异向运动分类		水平异向运动		旋转异向运动		垂直异向运动	
转动方向		内转	外转	内旋	外旋	A	B
配偶肌	左眼	内直肌	外直肌	上斜肌	下斜肌	上直肌	下直肌
	右眼	内直肌	外直肌	上斜肌	下斜肌	下直肌	上直肌

被使用最多的异向运动是水平异向运动，其次是旋转异向运动，在近距离活动中这两种运动会同时发挥作用。而垂直异向运动在正常的生理状态中是不会发生的。在屈光检测中，验光师对异向运动给予最大程度关注的是水平异向运动，其次是旋转异向运动。对垂直异向运动关注点是：要对被测者给予手术建议。

3. 注视状态下眼的微动

在注视状态下，眼球并非绝对不动，这时的眼是有细微的眼动存在的。这种眼动是以快速的、短距离、间隔时间不恒定的形式出现的。这样的眼动有三种形式，这三种眼动形式在意义上是不相同。

（1）震颤　震颤是一种不规则、频率较高（30～70 次/s）、运动幅度较小（20″）的眼球运动。

（2）烁动　烁动又叫作闪动和微量型扫视眼动。这种眼动较震颤的频率要低（1

次/s)、运动幅度要大（几分视角）。

（3）漂动　漂动常被称之为偏移。应当说"偏移"是用词不当，眼动是一种往复的运动，偏移并无往复的含义。这种运动出现在烁动之前，是一种较慢的、不规则的、偏移量较大的往复性运动。

以上三种眼动都是在人眼注视中的非自主性眼动。其中烁动、漂动应当是两种精细的扫视运动。这种精细的扫视运动，原则上不应使视像偏离视中心凹，当视像偏离视中心凹时，研究会发生烁动或漂动，以此来修正视像的偏离。

二、眼位

1. 正常眼位

人的正常眼位有两类：一类是注视眼位；另一类是休息眼位。注视眼位有 3 种，即第 1 眼位、第 2 眼位、第 3 眼位。休息眼位也有 3 种，即绝对性休息眼位、生理性休息眼位和功能性休息眼位。

（1）注视眼位

① 第 1 眼位：又叫作正视眼位、解剖学眼位、原在性注视眼位。这种眼位是在头部正直并保持双眼单视状态时的眼位。居于此位置的眼有两个明显特征：a. 注视目标在无限远；b. 没有眼位偏斜现象。

② 第 2 眼位：又叫作副眼位、副在注视眼位。这个眼位是眼球围绕 X 轴或 Z 轴转动所到达的眼位。这种眼位是一种以单一眼外直肌收缩运动为主，引发眼球向上、向下、向左、向右单向运动所达到的眼位。

③ 第 3 眼位：又称作为斜眼位。眼向鼻侧上象限区域或下象限区域；向颞侧上象限区域或下象限区域转动所呈现的眼位就是第三眼位。如图 7-1(b) 所示箭头所指示的方向，就是典型的第三眼位。

医学上，注视眼位通常是指以上三种眼位。在眼视光学领域不但要考虑看远的问题，也要考虑看近的问题。因此近注视眼位也就成为必须给予关注的问题。当目标方向不变，但注视距离发生变化时，两眼必然发生对称性眼球的转动。当观察者的注视目标由远及近发生变化时，双眼将从第一眼位向第三眼位（鼻侧的下象限）转动，转动的力量来源于双眼的内直肌、下直肌和上斜肌。双眼从第一眼位向第三眼位转动所要达到的眼位是进行中距离注视或近注视的眼位。近注视眼位是观察者看近距离目标时所使用的眼位。就近距离而言，最近的距离当然是指近点距离。但从屈光矫正的角度看，最具实际意义的近距离则是指人的舒适阅读的距离，这一距离一般是指 30cm 的阅读距离。在这一距离条件下所使用的眼位就是近注视眼位。

（2）休息眼位　所谓休息，自然是不工作蓄积精力与体力，时刻准备工作的状态。也就是说，不以注视对象为目标的眼的状态就是眼的休息状态。眼的这种状态是在排除意志作用下、在客观生物因素（由眼的结构所决定）或主体生理因素（由神经机制所维系）参与下，保持两眼视线平视眼位的状态。这时的眼位就是休息眼位。

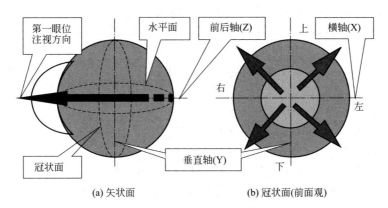

图 7-1　眼球的解剖学方向轴与剖面的方位的示意

① 绝对性休息眼位：即解剖眼位。此种眼位是在单纯客观生物因素作用下的眼位，是在所有的眼外肌完全脱离了神经控制下的一种状态，即在脱离了生物张力控制下的一种状态。此种状态下，双眼均呈 20°外转并轻度上转。这种眼位在屈光检测中是见不到的。

② 生理性休息眼位：又叫作比较性休息眼位。是在保持最低生物张力状态下的一种眼位。最低生物张力状态是人仅具有反射性眼肌张力的最低生命活动状态，这种眼位的状态双眼均呈 10°～20°外转并轻度上转。这种眼位验光中也是很难见到的。

③ 功能性休息眼位：又被称为相对性休息眼位、非注视性眼位、非融像性眼位。这种眼位，是人在清醒状态下，睁开双眼不注视任意目标时的眼位状态。此时的眼位处于基本保持两眼视线的平行正视状态。

2. 异常眼位

异常眼位有两类：一种是隐斜视；另一种是显斜。显斜是显而易见的，

（1）屈光不正与眼位异常　与屈光不正关系最为密切的就是隐斜视、青少年高度远视眼的内斜视。

一般来说，近视眼合并外隐斜视的较为多见，远视眼大多会合并内隐斜视。存在隐斜视的被测者，一般都会合并不同程度的视觉疲劳。这种症状的发生大多与长时间、高专注性用眼有密切关系。这种非特异性症状会在适当休息、睡眠之后消失或减轻。这是验光师在验光中必须要给予关注的问题。

验光师在屈光检测中需要关注的另一个眼位问题是：青少年高度远视眼合并的内斜视。通常情况下，这类被在注视远距离目标时斜视并不一定明显。但在注视近距离目标时，往往会明显加重。这类被测者常常会有比较严重的视力障碍。

（2）不同类型隐斜视的症状特征

① 内隐斜视。隐斜症状发生时间：往往发生在持续双眼视线平行之时，一旦发生症状持续的时间相对较长。

a. 头疼部位：一般为全头疼痛，休息、睡眠可以减轻。

b. 双眼视觉：距离感觉差；立体视觉功能低下，甚至缺乏。

c. 注视特点：偏好近距离视物；喜好将目标定位在比视线略高的位置，在这一位置上，可以适当降低双眼视时的集合力。

② 外隐斜视。隐斜症状发生时间：常发生在近距离工作中，常感到上睑沉重、困顿欲睡。休息后可缓解。

a. 头疼部位：常局限于额部及眼球后部。

b. 双眼视觉：在日常工作疲劳之时，常有间歇性复视现象。

c. 注视特点：多无长时阅读习惯。

③ 垂直隐斜视。视像干扰现象发生时间：远、近距离工作都会发生，但以近距离工作较为明显。垂直隐斜视是一种比水平性隐斜视，给被测者带来更多疾患痛苦的隐斜视。这是因为两个原因所造成的：其一，人的垂直融合储备力相对较小，难于克服较大的垂直眼位偏差；其二，垂直隐斜视的双眼视像干扰现象，表现在：只要用眼注视就会存在，而且以阅读距离最为明显。

a. 头疼部位：全头疼痛。

b. 双眼视觉：双眼视物不清，有可能发生双眼视像的干扰现象，但很少发生复视。缺乏立体视觉。

c. 注视特点：视物时，头部常常采取稍稍上扬姿态进行注视。

④ 旋转隐斜视。症状特征：头痛，视觉症状并无明显特征，这就是旋转隐斜视的最大特征。往往会将这些症状归结为神经官能症的表现。对一些屈光不正已经得到比较充分的屈光矫正但仍有视觉疲劳的主诉，眼外肌检测未能发现不平衡，应考虑被测者存在旋转隐斜视的可能。

在眼-视光学屈光矫正中，对隐斜视的合理处置是减少视觉疲劳的一个重要课题。

三、眼的调节

1. 眼的调节

眼的调节是为适应视距的变化，眼自动改变晶状体凸度增大眼的屈光力，使目标再次成像在视网膜上达到清晰明视状态的眼的生理活动。也可以说，眼的调节是在视距改变时，由于模糊的视像所诱发的一种眼的生理适应活动。当观察近距离目标时，睫状肌收缩睫状环直径缩小，悬韧带张力松弛，晶状体变凸，屈光力增大。当注视无限远的目标时，睫状肌松弛睫状环直径扩大，悬韧带被拉紧，晶状体因牵拉而趋于扁平，屈光力减小。

图 7-2 为眼的调节的示意图。一名正视眼注视无限远时，晶状体较扁平恰好可以成像在视网膜上。当其注视近处一点时，晶状体不做调节仍维持扁平状态，近处 (A) 来光就会成像在视网膜之后的 A'，当经过调节时，晶状体将适当变凸屈光力得到相应增大后，A 就会在视网膜上成像，这就是调节的作用。

（1）物理调节与生理调节　眼的调节作用是由两种作用机制来完成的。晶状体的

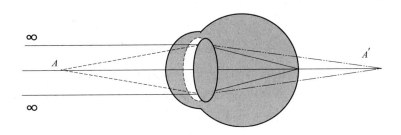

图 7-2　眼的调节示意

变形表现的是物理性调节，这种调节可以通过屈光力来测量。睫状肌的收缩作用反映的是生理性调节，这种调节的力量是以肌度来表示的。注视 1m 的目标时，人们的眼就会使用 1.00D 的调节力，注视 0.5m 的目标，人的眼就应当付出 2.00D 的调节力。1 个肌度可以产生 1.00D 的调节力。但是，在调节中到底使用了多少物理调节，又使用了多少生理调节，当前在眼-视光学的实际检测中尚无进行区分、定量这两种调节的办法。但是，这种分类对理解、处理屈光矫正中所存在的调节问题是有一定帮助的。

在发生老视眼以前，这两种调节是处于生理机能的均衡状态中的，因此就不会发生视近的问题。当人的年龄增大，晶状体逐渐变硬可塑性降低超过一定限度时，就会导致阅读困难。尽管此时生理性调节作用变化不大，但是却无法克服晶状体物理性调节力的低迷状态，此时生理性调节的作用只能在视觉疲劳程度上有所表现。

(2) 验光中需要关注的调节　在验光过程中，需要关注哪些被测者的调节问题呢？严格来讲，所有被测者的调节都应当得到验光师的关注。但是，最需要关注的应当有以下几类被测者。

① 远视眼，尤其是、中高度远视眼。远视眼的调节力大于正视眼和近视眼，因此视觉疲劳发生也就更容易、更频繁。

② 人的身体虚弱时，也包括一些睫状肌肌力不足的被测者。这类被测也会因持续过度使用睫状肌的收缩力而导致高张力性视觉疲劳。

③ 应用睫状肌麻痹剂者。使用睫状肌麻痹后，眼的生理性调节作用被暂时性取消，也会表现为视近无作为状态。

④ 有视觉疲劳主诉的被测者。有些被测者发生视觉疲劳与年龄有关，如老视眼。但是，有些被测者则不一定与年龄有关，如高度远视眼，可能会在 30 岁之前就发生阅读困难的问题。将后者称为老视眼是欠妥的，充其量也只能将其称为老视现象。对这样的被测者，使用"成年阅读困难、成年视近能力降低"来表述这种现象更加合理。

2. 调节名词

(1) 调节力　眼在调节时发生的适应性改变所使用的生物性力量。眼-视光学中的调节是指由晶状体凸度改变所产生的眼的屈光力变化。眼-视光学认为，人眼在注视某一点所使用的调节力可以用以下公式求出：

$$屈光不正眼的调节力 = D + \frac{1}{d}$$

上式中的 d 为以 m 作计量单位的视距，D 为被测者的完全远用屈光矫正镜度。

当计算结果为负数时，注视眼没有调节力可以付出，只能获得模糊的视像。当计算结果大于注视眼所能付出的调节力时，也只能获得模糊的视像。

（2）调节远点　当人眼处在调节静止状态所能看到的最远一点。

（3）调节近点　人眼使用最大调节力状态能看到的最近一点。

（4）调节范围　调节远点与调节近点间的距离就叫作调节范围。这一范围是人眼明视觉可以得到清晰视知觉的范围。

（5）调节广度　调节广度又叫作调节幅度。调节广度是指，注视调节近点与注视调节远点所使用的屈光力之差。这是人眼在视觉调节中所能支付的最大调节力。验光师在这个方面应注意两点：

① 人眼的调节广度是存在个体差异的；

② 随年龄的逐渐增大，人眼的调节力也会呈现出生理性减退。

3. 关于双眼调节

当前，在讲究个性化的服务中，有一些验光师也在近用附加正镜度的处理上引入了这一概念，在给被测者设计渐进眼镜矫正方案中常有将远用矫正镜度设计为 0.00D，而将左、右眼的近用附加正镜度设计为不同正镜度的做法。目前所知道的最大近用附加正镜度差为 2.00D。这种镜度设计方案在单光老花镜配制中是无可厚非的。但是，在配制双光眼镜与渐进眼镜时，这种方案则是不可取的。这是因为，只要被测者的双眼是处于同视状态，两眼所具有的调节力就应当是均衡的。倘若一名正视眼被测者，左、右眼的近用附加正镜度分别为＋1.00D 和＋2.00D，被测者屈光的最大可能如下。

远用屈光矫正镜度：L—0.00D；R—＋1.00D。

双眼的近用附加正镜度为＋1.00D（BE）。

在这里，不能断定两眼的近用附加正镜度有差异就是不对的。但是，却可以说，近用附加正镜度的差异要比人们想象得小。遇到这种情况，验光师首先要做的不是考虑个性下设计的问题，而是要对被测者的远用屈光矫正镜度进行复检，对远用屈光矫正镜度（特别是远视眼）的忽略，是导致双眼近用附加正镜度差异过大的最常见的原因。

四、眼的集合

1. 眼的集合

水平异向运动的内转在屈光学中，通常更习惯于叫作集合。集合可以分成能动性集合和反射性集合两类。能动性集合是指人在主观意识的作用下，双眼（双眼视轴）向鼻侧偏转的水平异向运动。这种集合，一般出现在儿童玩耍游戏时。其功能是可以通过后天的模仿学习、指导训练使之习得和强化的。应用能动性集合，可以进行睫状肌和眼外肌的训练，我国现在也有应用这种能动性集合进行青少年近视眼的预防和控制的资料。

2. 集合的名词

（1）集合远点　当眼注视远处的目标时，集合作用趋于静止状态时，被注视的点就是集合远点。

（2）集合近点　双眼发挥最大集合作用所能看到的最近一点就是集合近点。

（3）集合力　表达双眼集合作用程度的概念就是集合力。双眼会聚时，两眼视线所夹的角就是集合角（图7-3）。集合角的传统计量方法是以视距为参照量的，计量单位叫作 Ma（米角），$Ma = \dfrac{1}{视距}$。但是，这种计量方法未能精确的反应集合力的实际值。例如，瞳距较大的人与瞳距较小的人，在注视 1m 距离的目标时所使用的集合角都是 1Ma，但瞳距较大的人所付出的实际集合力的值显然要比瞳距较小的人要大。因此，人们设计了以下两种集合力的计量方法。

① 三棱镜度计量法。

$$集合△ = 10 \times \dfrac{PD}{d}$$

式中，PD 为远用瞳距；d 为注视点到双眼旋转中心距中点的距离。

② 圆周角计量法。又叫作厘弧度计量法，是以双眼会聚时两眼内转角度之和来表示的。

在实际工作中，使用传统计量方式的较多，三棱镜度计量法使用的人相对较少，而圆周角计量法则很少有人使用。

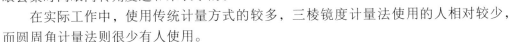

图 7-3　集合角

3. 集合的分类

反射性集合是一种生来就具有的功能。当然，在刚出生时，这种能力只能以一种潜能的形式存在。这种能力是在出生后 2 周～6 个月这一时期就会逐渐发展起来的。反射性集合是一种非自主性的、以神经生理反射为表现形式的生物性视觉活动。反射性集合可以分成以下四种。

（1）张力性集合　当人们把视觉的方向定位在无限远（∞）时，也就不会发生针对视距变化的集合。此时，以内直肌为主的眼外肌的张力作用所产生的集合作用就叫作张力性集合。产生张力性集合的原因一般归结为：眼外肌的综合张力以较高的内直肌张力为表现形式，使双眼所产生的从绝对性休息眼位向生理性休息眼位偏移的运动势能。张力性集合的势能与人的年龄有关。儿童的张力性集合的势能非常强，这就是儿童比较容易发生调节性内斜视的原因所在。

（2）融合性集合　屈光不正引起调节与集合的矛盾时，双眼就会存在集合差异。存在集合差异并不一定出现复视，这是因为人们的视觉活动中存在着一种克服集合差异，使物像保持在双眼视网膜对应区的调整眼球位置和视轴角度的生理反射性活动的能力，这种神经反射性的活动所呈现的作用就叫作融合性集合。融合性集合表现为两种：正融合性集合、负融合性集合。

① 正融合性集合。正融合性集合，又叫作正融像性集合。当被测者有双眼的集合力不足，或有外隐斜视时，集合差异的信息就会传入神经中枢，从而启动反馈性正融合性集合生理机制，实现视像的反馈性融合。

② 负融合性集合。负融合性集合，又叫作负融像性集合。当被测者有双眼的集合力过度，或有内隐斜视时，集合差异的信息同样会传入神经中枢启动反馈性负融合性集合生理机制，实现视像的反馈性融合。

当被测者的双眼集合出现异常时，并不一定出现显斜。只要他具有足够的融合性集合力就不会有显斜的表现。

（3）调节性集合　调节性集合，是在注视近距离目标时，伴随眼的调节力的增大而发生的非自主性集合。调节性集合不受局部使用缩瞳药产生的调节的影响。调节性集合与调节的比例通常被称之为 AC/A。测定 AC/A 对确定斜视的处理方案具有重要的意义。正常的 AC/A 值为（$4 \pm 2^{\triangle}$）/1D。对于高 AC/A 值的内斜视被测者，应使用近用正镜度附加的办法，或实施手术予以矫治。

（4）近感性集合　近感性集合，又称作接近性集合、精神性集合。近感性集合是在注视近距离物体时，由心理因素引起的一部分集合力，具体表现为 2°～3°。在屈光检测中，被测者的过度紧张或过度关注眼前的检测仪器和设备，常会导致这种集合与近感性调节同时发生。

五、双眼视觉

双眼视觉是人眼视觉功能中最高级别的视觉功能。也是眼-视光学所要研究的非常重要的课题。验光师进行屈光检测，也是以达到对视觉这一层次的检测作为最终目标的。

1. 双眼视觉的条件

（1）单眼视功能　实现双眼视觉必须具有一定的单眼视功能。包括：
① 单眼视力必须达到 0.4 才能实现双眼视觉；
② 单眼必须具有正常的注视能力；
③ 单眼具有足够宽的视野范围。

（2）双眼成像的比较　在这一方面有两个指标。即：

① 双眼像的大小大体相同；

② 双眼的屈光参差程度≤±2.50D。

（3）双眼视的生理基础　实现双眼视觉的生理基础有五项，包括：

① 双眼必须具备适当的注视能力；

② 双眼的鼻侧视野必须有足够的重合范围（图7-4）；

③ 双眼的视网膜的正常对应；

④ 正常的双眼运动；

⑤ 具有正常的双眼融像功能。

被测者的双眼只有达到以上三个方面的条件，才能够实现双眼视觉。在验光中进行立体视觉检查时，应当在具有这些方面条件的被测者中进行，否则检测双眼立体视觉的就没有任何意义。

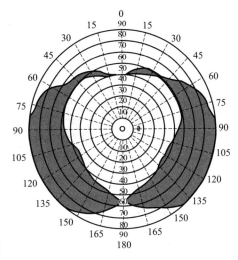

图 7-4　双眼视野

2. 双眼视觉的生理机制

（1）双眼的视觉方向　视网膜作为一个面向空间投射时，是有鲜明方向性的（图7-5）。视网膜黄斑部（F）的视线则指向正前方（F'）。视网膜的上部（K）则投射向空间视野的下方（K'）；而视网膜的下部（H）则投射向空间视野的上方（H'）。同理，视网膜的颞侧将投射向空间视野的鼻侧方；视网膜的鼻侧将投射向空间视野的颞侧方。这是由眼的结构与光的直线传播定律所决定的。通常情况下，人们将视网膜分成四个象限，即鼻侧上部、鼻侧下部、颞侧上部、颞侧下部。

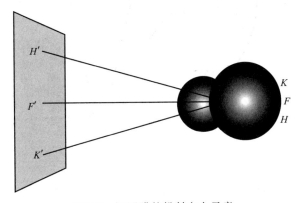

图 7-5　视网膜的投射方向示意

（2）视网膜的对应　人在注视时，双眼有着相同视觉方向。人们将具有相同方向的双眼视网膜的点称为视网膜对应点。外界事物只有同时投射在双眼的对应点上，才能被人们的视神经中枢知觉为一个映像。倘若，外界事物不能同时投射在双眼视网膜的对应点上，人们的视神经中枢就无法知觉为一个映像，就会被知觉为两个像。如图7-6所示为双眼视网膜对应点在平面视野上的示意图。

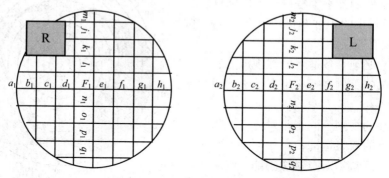

图 7-6　双眼视网膜上的知觉对应点

（3）双眼单视圆　以双眼的结点和注视点作为三角形顶点作一个圆，这个圆就是单视圆（图7-7），单视圆上所有的点在双眼的视网膜上都有其相互对应的点。因此在单视圆上的点不会导致复视。不同的视距就会有不同的单视圆，因此单视圆的数量是无限的。

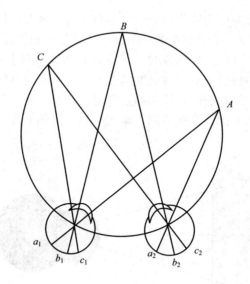

图 7-7　单视圆

按单视圆的原理来解释人们的双眼视觉像是有一定困难的，人们是没有清晰的双眼视像的，而是处于复视之中的。1885年帕努姆发现的帕努姆空间理论恰好弥补了单视圆的这一不足。在单视圆界内外一定区域内不但不会出现复视，而且成为双眼融合与立体视觉形成生理基础。如图7-8所示为单视圆内外帕努姆空间的示意图，图中箭头所指示的方向则是产生复视的区域。如图 7-9 所示的是不同视距的视圆界。

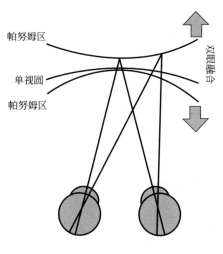

图 7-8　帕努姆空间

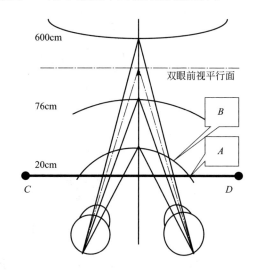

图 7-9　不同视距的视圆界

（4）双眼的融合　双眼融合有两种机制：一种是知觉融合；另一种是运动融合。

① 知觉融合。这是一种以视网膜对应关系和帕努姆空间为生理基础的融合机制。是由视觉神经中枢将两眼相同及相似的视像进行综合，并融合成一个完整的视知觉像。

② 运动融合。运动融合是指两眼视像偏离对应点时，双眼通过运动使双眼视像重新回到对应点，重新恢复双眼完整视知觉像的作用机制。

知觉融合是双眼融合的生理基础，这种融合提供的是瞬间融合。运动融合是双眼融合的反射性机能，这种融合是持续的融合，而双眼的运动则是保持完整的视知觉像的条件。

3. 双眼视觉的分级

双眼视觉一般分成 3 个层级。即同视知觉、双眼融合、立体知觉，又可以依次称其为：第 1 级立体视觉、第 2 级立体视觉、第 3 级立体视觉。从认知心理学角度看，这 3 级立体视觉应当分别相当于感觉、表象、知觉这三个层面概念。

（1）同视知觉　是指双眼视像经过大脑的综合处置为同一知觉像的生理功能。例如，将图 7-10 中的栅栏、大象分别投射于被测者的左、右眼，同时知觉正常者将会知觉到大象在栅栏内的视像。

（2）双眼融合　又简称为融合。是指将两眼略有差异而又性质相同的视像综合为一个完整表象的能力。根据检测目的，可以分为周边控制点（图 7-11）、中央控制点（图片差异表现在中央）、垂直控制点（图片中的图形成垂直排列）。

（3）立体知觉　是指在双眼视像在准确融合基础上所形成的具有良好层次和深度

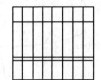

图 7-10 同视知觉画片

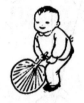

图 7-11 融合检测画片

的——具有三维空间向量的知觉图像。这是以双眼同视知觉、双眼融合为基础的发展起来的一种等级最高的独立视觉功能。

六、调节与集合的协调

1. 调节与集合的协调

正视眼在进行注视时始终保持着调节与集合两种功能的协调关系。也就是说，在注视任意距离的目标时，所使用的调节力与集合力都是相等的。如注视 1m 距离目标，必然要使用 1D 的调节力和 1Ma 的集合力；而注视 2m 距离目标，必然要使用 2D 的调节力和 2Ma 的集合力。但是，屈光不正的眼在注视目标时，就表现出两者的不协调，这种不协调表现是：使用的集合力没有改变，而调节力则发生了明显的不同。

近视眼所使用的调节力会相应较小，如 −1.00DS 的近视眼，注视 1m 距离目标时调节为零。而远视眼所使用的调节力会相应较大，如 +1.00DS 的远视眼，注视 1m 距离目标时调节为 +2.00D。两者在调节与集合上都呈现了不协调。这种不协调只有在得到光学矫正，使镜-眼处于人工正视状态时，才能恢复正常的调节与集合的协调关系。从克服屈光不正调节与集合的不协调关系看，屈光不正眼得到光学矫正应当是合理的，得到完全性屈光矫正更是附和眼的正常生理现实的。

2. 相对调节

在保持一定集合的情况下，减弱（或加强）调节作用，仍能把物体看成为单一物体的功能叫作比较调节。被测眼所能运用的调节作用就是相对调节。相对调节分为以下两种。

（1）正相对调节　即超过集合作用的剩余调节量。

（2）负相对调节　即低于集合作用的不足调节量。

3. 相对集合

在固定调节作用的条件下，减弱（或加强）集合作用，仍能把物体看成为单一物体的功能叫作比较集合。被测眼所能产生的集合作用就是相对集合作用。相对集合可以分为两种：

（1）正相对集合　即超过调节作用的剩余集合量。

（2）负相对调节　即低于调节作用，可以松弛下来的集合量。

第二节　眼位的检测

在标准验光程序中，眼位的检测、调节功能的检测、集合功能的检测是双眼视功能检测中的三项重要内容，检测眼位则是列在第一位的。但是，在我国现实的验光中，这三项检测内容的排序为：调节功能，集合功能，眼位，眼位的检测被排在了最后。而后两项检测又成为容易被忽略的检测项目。

一、遮盖试验

在眼位检测中，使用频率相对较高的是遮盖试验和马氏杆检测法。两种方法中，又以遮盖法最为简单。尽管遮盖法在检测精度上相对较低，但因其简单实用，这种方法作为一种眼位的定性检测具有明显优势。遮盖试验法有两种，一种是遮盖-去遮盖法，另一种是交替遮盖法。两种方法都可以应用于显性斜视和隐性斜视的检测。但实际操作中，前者更多应用于显性斜视的定性判定，后者多用于隐性斜视的判断。

进行眼位的检测时，应当注意要对被测者的视远眼位和视近眼位分别进行定性检测和定量分析。一般而言，视远眼位是在 6m 视距进行检测（而我国远视力是在 5m 进行检测，视远眼位在 5m 视距进行检测也可以）。视近眼位一般来讲，是在 0.4m 进行检测的（而我国近视力表设计的检测距离是为 0.3m，视近眼位也可以考虑在这一距离进行检测）。

1. 遮盖-去遮盖法

应用遮盖-去遮盖法进行眼位检查的要点有以下几点：

① 请被测者注视正前方的视标。

② 对被测者的一只眼进行遮盖，并观察未遮盖眼的运动。

③ 去除遮盖，对被测者双眼的运动进行观察。

遮盖时注意：必须对正前方来光进行充分遮挡。习惯于用手进行遮挡，需注意指尖存在缝隙可能会影响检测结果。检测结果有以下四种变化（表7-3）。

表7-3 遮盖-去遮盖检测及结果判定

操作及运动观察			眼位、斜视眼判定	
遮盖眼		未遮盖眼	眼位判定	其他判定
遮盖	去遮盖			
斜眼：不动	转回固视位	不动	隐斜视	
斜眼：不动		不动	单眼共同性斜视	遮盖眼为斜视眼
运动		运动	共同性斜视	不遮盖眼为斜视眼
不动（或转动）		不动（或转动）	共同性斜视	可能为交替性

① 如不遮盖眼一直维持固视，另一眼在遮盖时呈现倾斜，不遮盖时又转回固视眼位者为隐斜患者。

② 如不遮盖眼不动，被遮盖的斜眼也不动。证明遮盖眼为斜视眼，此眼为单眼性共同性斜视，不遮盖眼为常态固视眼。

③ 如两眼均呈现运动，则证明为共同性斜视。非遮盖眼为斜视眼，故当健眼未被遮盖时，会迅速恢复固视位。而去遮盖时，此眼又回至斜视位。

④ 如两眼有时均不转动，有时又同时转动。亦证明为共同性斜视，其斜视可能为交替性的。

2. 交替遮盖法

应用遮盖-去遮盖法进行眼位检查的要点有以下几点。

① 请被测者注视正前方的视标。

② 对被测者的一只眼进行遮盖，并观察未遮盖眼的运动。

③ 迅速转向另一只眼的遮盖，并观察未遮盖眼的运动。

在交替遮盖中，未遮盖眼没有运动的为正眼位。倘若未遮盖眼发生内转的被测者，说明被测者为外隐斜视或显性外斜视。未遮盖眼发生外转的被测者，说明被测者为内隐斜视或显性内斜视。当未遮盖眼向下转动时，被测者为上隐斜视或显性上斜视。

3. 遮盖法的定量分析

使用遮盖法进行检测，倘若结合三棱镜的应用，就可以对眼位进行定量检测。在应用三棱镜检测时，一定记住：

① 三棱镜顶的方向与眼的偏斜方向一致。

② 外隐斜的正常值：

a. 远距离外隐斜为 $1\pm2^{\triangle}$；

b. 近距离外隐斜为 $3\pm3^{\triangle}$。

二、马氏杆检测法

倘若被测者没有显性斜视，验光师就应当对其进行隐性斜视的检测。进行隐性斜视检测最常用的方法是马氏杆检测法。

1. 检测原理

马氏杆检测镜片，是一只由并排的透明圆柱所构成的镜片。镜片有两种颜色：无色和红色。一般多使用无色马氏杆镜片。

通过马氏杆镜片观察点状光，会看到一条线。这条线与马氏杆圆柱的方向成正交状态。这是因为圆柱镜的横截面具有对光的屈折作用，而圆柱镜的长轴方向则没有屈折力。因此，通过马氏杆镜片只能将点状光看成为一条与圆柱镜横截面一致的一条线。这就是应用马氏杆镜片进行检测的基本原理。

2. 检测与判定

应用马氏杆进行隐斜视的检测，有两种使用方法：一种是单眼应用；另一种是双眼应用。单眼应用一般使用无色马氏杆，双眼应用马氏杆多采用无色与红色马氏杆。综合验光仪进行马氏杆检测，一般习惯用无色马氏杆检测水平隐斜视，红色马氏杆镜片一般应用于垂直隐斜视。倘若综合验光仪上双侧都设置有马氏杆镜片，还可以借助于马氏正切尺进行隐斜视的快速判定。在此，仅介绍常规单眼使用马氏杆镜片检测隐斜视的方法。

(1) 应用须知　应用马氏杆检测应做到以下三点。

① 屈光条件。使用马氏杆镜片进行检测，要在进行屈光矫正之后进行。原则上屈光矫正镜度应使用完全屈光矫正镜度。最低条件也需达到能清楚分辨目标点、线的视力条件。

② 检测条件。进行检测的房间不能过于明亮，至少应保证投射光点的境界必须清晰。

③ 镜片放置。验光师在放置马氏杆时，一般都会选择放置在右眼。检测时，左眼前一般不放置功能型镜片。如图 7-12(a) 所示。

(2) 检测与隐斜判定　检测中的习惯是：先检测水平方向的隐斜视，然后再检测垂直方向的隐斜视。

① 水平隐斜视的检测。镜片的圆柱镜长轴方向放置在水平位方向，投射光点视标，请被测者报告所看到的像。

a. 报告点与线重合，说明被测者没有隐斜视 [图 7-12(c)]；

b. 线在点之左，被测者为外隐斜视 [图 7-12(b)]；

c. 线在点之右，被测者为内隐斜视 [图 7-12(d)]。

② 垂直隐斜视的检测。镜片的圆柱镜长轴方向放置在垂直位方向，投射光点视标，请被测者报告所看到的像。

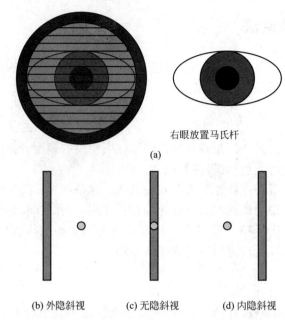

右眼放置马氏杆

(a)

(b) 外隐斜视　　(c) 无隐斜视　　(d) 内隐斜视

图 7-12　应用马氏杆进行水平隐斜检测

a. 报告点与线重合，说明被测者没有隐斜视 [图 7-13(c)]；

b. 线在点的上方，被测者为左上隐斜视 [图 7-13(b)]；

c. 线在点的下方，被测者为右上隐斜视 [图 7-13(d)]。

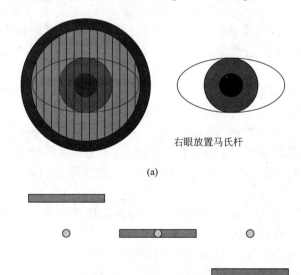

右眼放置马氏杆

(a)

(b) 左上隐斜视　　(c) 无隐斜视　　(d) 右上隐斜视

图 7-13　应用马氏杆进行垂直隐斜检测

在此，请注意：左上隐斜视也可以称为右下隐斜视，右上隐斜视也可以称为左下隐斜视。但是，在眼-视光学中约定俗成：只称上隐斜视，不叫下隐斜视。

（3）隐斜视的定量检测　用马氏杆进行隐斜视的定量检测，需配合三棱镜。根据隐斜视的性质，在单测眼前应用三棱进行测定，恰好使点、线重合的三棱镜度，就是被测者隐斜视三棱镜度值。

三、综合验光仪检测法

使用综合验光仪进行眼位检测的频度相对较低，这是因为：这种设备在中、小城镇的普及程度不尽人意，有一些验光师认为使用这种设备进行双眼视功能检测非常复杂。关于使用综合验光仪进行双眼视功能检测的问题将在本章第五节中进行专题介绍，在此不再赘述。

第三节　调节功能的检测

调节功能、集合功能是双眼视功能检测中重要的检测内容。这两项检测与视近工作质量与舒适程度有关。从调节功能看，检测项目应当包括：调节幅度、调节融合力、调节灵敏度和相对调节五个项目。

一、调节幅度测量

调节幅度又叫作调节广度、调节强度等。调节幅度的检测方法有四种，即移近法、镜片法、公式法和查表法。验光师在实际工作中，一般是选择前三种方法中的一种，第四种方法使用者较少。使用移近法与镜片法进行调节幅度的检测一定要注意以下几个问题：

① 需要在应用完全屈光矫正镜度的基础上进行；

② 检测的初始距离为 0.3～0.4m（具体使用距离应以近用视力表的设计视距为准）；

③ 检测时应使用近用附加照明。

以上几个问题，是进行调节幅度检测中必须要注意的。当这些条件存在偏差时，监测将出现偏差。如屈光不正者不进行屈光矫正的话，这项检测可能就无法进行；又如不使用完全屈光矫正镜度，就会出现：因正镜度过大调节幅度增大和正镜度不足调节幅度减小的偏差。

1. 移近法

移近法是通过被测者注视视标的逐渐移近，达到增大目标光对眼的发散程度，从而来刺激被测眼调节的发生，来测定调节幅度的检测方法。移近法的检测的程序如下。

（1）右眼调节幅度检测　对被测者的左眼进行遮盖，请其用右眼注视近用视力表，注视的视标行，通常为远视力表最佳视力行的上一行视标。在保持被测者对视标的注视中逐渐移近视标，直至被测者报告持续模糊为止。记录最后可以清晰分辨视标的距离。

（2）左眼调节幅度检测　遮盖右眼，请被测者用左眼注视近用视力表。按上述方法，检测并记录左眼最后可以清晰分辨视标的距离。

（3）双眼调节幅度检测　双眼去遮盖，再次对双眼进行检测并记录双眼最后可以清晰分辨视标的距离。

（4）计算核定调节幅度　将距离换算成为屈光镜度值，并记录。

2. 镜片法

镜片法是在固定视距的情况下，通过在被测眼前增加正（或负）镜度来放松（或刺激）调节进行检测并直接取得调节屈光镜度值的方法。视距一般会选择 $0.3\sim0.4m$。镜片法的检测程序如下。

（1）右眼调节幅度检测　遮盖左眼，请被测者用右眼注视近视力表，注视的视标行，应为远视力表最佳视力行的上一行视标，请被测者报告视觉的状况。被测者报告的视觉状况有以下两种情况。

① 可以清晰分辨。说明被测眼的调节力，至少具有 2.50D。此时，验光师应在被测眼前以 $5\sim10s$ 的间隔时间进行 $-0.25D$ 的递进量负镜度的递增，直到被测者报告视标已经持续模糊。核定最后可以清晰分辨视标时所加入的负镜度值。所加入负镜度的绝对值与初始视距倒数之和，就是被测眼的调节幅度。

② 分辨不清。说明被测眼的调节力不足 2.50D。此时，验光师就应在被测眼前同样以 $5\sim10s$ 的间隔时间加入镜片，但加入的应是正镜度镜片（递进量为 $+0.25D$）。直到被测者报告视标已经持续模糊。核定最后可以清晰分辨视标时所加入的正镜度值。初始视距倒数与所加入正镜度的差，就是被测眼的调节幅度。

（2）左眼调节幅度检测　遮盖右眼，请被测者用左眼注视近视力表。按上述方法，检测、核定并记录左眼的调节幅度。

（3）双眼调节幅度检测　双眼去遮盖，再次按上述方法，对双眼进行检测、核定并记录双眼的调节幅度。

3. 公式法

对被测者进行调节幅度的考察还可以根据 Hofstetter 公式法进行推算，这组公式一共有三个，最常使用的是最小调节幅度。

$$最小调节幅度 = 15 - 0.25 \times 年龄$$
$$平均调节幅度 = 18.5 - 0.3 \times 年龄$$

最大调节幅度＝25－0.4×年龄

4. 查表法

查表法，是核定不同年龄的被测者的近点距离与调节幅度的最简捷的方法，但这种方法又是验光师不太乐于接受的方法。原因是：验光师恐怕这种方法中需要查阅的行为会给被测者带来不佳的感觉年龄与近点距离、调节幅度对照表见表 7-4 所示。

表 7-4　年龄与近点距离、调节幅度对照简表

年龄/岁	近点距离	调节幅度	年龄/岁	近点距离	调节幅度
10	0.07m	14D	40	0.22m	4.5D
20	0.10m	10D	50	0.40m	2.5D
30	0.14m	7D	60	1.00m	1D

二、调节反应测定

调节反应是指被测眼在进行注视中，从一个目标向另一目标转移时所发生的调节作用。当由远距离目标→近距离目标转移注视时，反应时间约为 1s，这种注视转移所需的时间被称为调节紧张时间；而由近距离目标→远距离目标转移注视时，反应时间为 0.5～0.6s，这一注视转移时间被称为调节松弛时间。调节反应的变化反应是：被测者在双眼注视状态下调节反应的微差状态。这种微差状态有两种。调节反应量小于调节刺激量的现象叫作调节迟滞（调节落后），调节反应量大于调节刺激量的现象叫作调节超前（调节亢进）。不管是调节滞后，还是调节超前，都是屈光矫正的微差状态。对调节反应的检测有两种：一种是视网膜镜动态检影；另一种是十字格栅视标检测。那么，有哪些原因会影响调节反应呢？这是必须要说明的问题。

1. 影响调节反应的因素

关于影响调节反应时间的因素，可以归纳为以下几类。

（1）注视时间　近距离注视时间越长调节松弛的时间就会越长。这就是长时间阅读导致视觉疲劳，以致由近距离注视转为远距离注视时会有一短暂模糊时间的主要原因。

（2）年龄大小　40 岁以下的人调节反应是迅速而稳定的。40 岁以上的人的调节紧张时间会有一定的延长，延长的时间为 1～2s。

（3）瞳孔直径　瞳孔越小，调节反应越迅速；反之，则会相对较慢。与这一原因有关的还包括以下几点。

① 屈光状态。远视眼调节反应时间会缩短，近视眼的反应时间则会延长。重度近视眼调节反应时间甚至可以延长到 2s。这就是高、重度近视眼在屈光手术后对近距目标分辨时间延长的原因所在。

② 照明条件。照明条件良好，调节反应迅速；反之，调节反应就会相对缓慢。这与瞳孔大小有一定关系。

③ 药物作用。如交感神经兴奋剂会使调节紧张时间延长，交感神经麻痹剂则相反。这可能都与瞳孔大小的变化有关。

(4) 调节幅度　这里说的调节幅度是指在一次调节中所使用调节力的变化程度。调节力变化的程度越大，调节反应时间就会延长。

(5) AC/A 比值　内斜位的眼一般 AC/A 比值都会较高，常会有调节滞后；而外斜位的眼 AC/A 比值则会较低，往往会调节超前。未经矫正的远视眼，会存在调节滞后；而未经矫正的近视眼，常会存在调节超前。

(6) 棱镜效应　戴用屈光矫正眼镜，也会因选择眼镜架不合理、配制调整不当而导致调节反应的变化。当所戴用的眼镜集合作用过大时，就会加强调节反应；反之则会降低调节反应。在实际工作中，常常会有戴用新眼镜略感不舒适，稍经戴用就会适应的现象，就是对棱镜效应所致的调节反应变化与适应的过程。

2. 动态视网膜镜测定

首先要说明的是，进行这项检测需使用完全性屈光矫正镜度。使用检影镜进行动态检影有以下两种方法可以选用。

(1) 距离调整法　又叫作诺特氏检查法。这种方法是通过在综合验光仪的近用杆上所设置的视标，来作为被测者的注视目标。检测方法如下。

① 令被测者阅读近用杆上所设置的近用视标。

② 检测者在近用视标的后方，用检影镜对被测眼瞳孔进行水平快速扫描，并确定影动方向。

③ 调整检测距离，确认中和距离。观察到的影动为逆动时，检测距离应缩短；反之，检测距离应延长。当达到中和时，记录检影镜在近用杆上的位置。

④ 核定调节反应量。根据近用视力表的距离与检影镜的检测距离进行计算。

(2) 镜度调整法　这种方法是将近用阅读卡设置在检影镜上作为注视用视标的。这种方法与距离调整法不同的是：前者通过检测距离的调整进行检测操作，而精度调整法则是加入适当的球面镜度镜片来进行检测的。

检测中，光影顺动需增加正性球面镜度镜片，光影逆动则需增加负性球面镜度镜片直至中和，所加入的球面镜度就是被测眼的调节反应量。

(3) 注意事项　在动态检影中一定要注意两个方面的问题：

① 检测速度要快；

② 要对被测者的双眼进行依序检测：一般先检测右眼，再检测左眼。

(4) 正常值　+0.25～0.50D。

3. 调节微差测定

这种检测又称为 FCC 试验、双眼交叉圆柱面镜检查、十字交叉试验、交叉试验。

这是测定调节滞后以较好的方法。这种检测方法，既可以对视远状态进行检测，也可以对视近状态进行检测。前者常被称为远交叉试验，后者则常被称为近交叉试验。在实际验光实践中最常用的是近交叉试验，这一试验无疑是对视近调节微差的测定。

进行这项检测同样要使用完全屈光矫正镜度。从操作意义上讲，这项检测在综合验光仪上进行测定最为方便。

在检测时，需放下综合验光仪的近用杆，并将十字栅格视标（图7-14）调至注视窗中，视距为40cm。被测者双眼前0.50DC交叉圆柱面镜，其负圆柱镜轴置于90°。并将近用中心调整杆拨至集合位。检测的程序如下。

（1）初始注视比较　请被测者注视十字栅格视标，对垂直线与水平线的清晰程度进行比较并报告对比结论。

（2）报告的可能性　有以下两种可能性：

① 垂直线条锐利。适当降低照明度。被测者仍旧报告垂直线条锐利，请复检远用屈光度。

② 水平线条锐利、线条清晰一致。以每一次递增＋0.25DS的速率增加镜度，直至垂直线条比水平线条更清晰锐利位置。

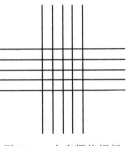

图7-14　十字栅格视标

（3）双眼同减正镜度　逐步同减正镜度，直至垂直线条比水平线条清晰度一样清楚。如果达不到一样清楚，则应选择相对接近水平线条清晰的屈光矫正镜度。

（4）记录增加值　记录检查依据远用屈光矫正处方和检测中所加入的正镜度净值，新加入的正镜度值就是调节滞后的量。调节微差的正常值为＋0.25～0.50DS。

三、调节灵敏度测定

实施这项检测的目的是检测被测者对调节刺激量变化所产生的调节反应能力，即晶状体在单位时间内变焦（调节与松弛）的反应能力，评价形式为单位时间（一般以60s为计量单位）的反应次数。进行这项检测需在完全屈光矫正镜度条件下进行。

1. 检测程序

进行调节灵敏度的测定使用的工具叫作反转镜（图7-15），俗称反转拍。它是由一组固定镜片和一组可以调节光学中心距的镜片所组成的。同一侧镜片的镜度相同，一侧为凸面镜，另一侧为凹面镜，镜度的绝对值相等。反转镜的商品镜度规格有：＋0.25D/－0.25D、＋0.50D/－0.50D、＋1.00D/－1.00D、＋2.00D/－2.00D等。验光中最常用的反转镜的规格为：＋2.00D/－2.00D。使用反转镜进行检测程序如下。

（1）检测前准备　进行这项检测前要做好以下四项准备。

① 在良好照明条件下，将近用视力表置于检测距离。

② 被检测者使用视远完全屈光矫正镜度，并将偏振镜片加于矫正镜度上。

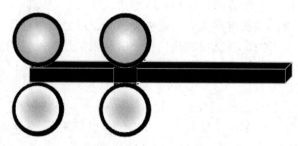

图 7-15　反转镜示意

③ 调整反转镜（±2.00DS）光学中心距以适应被测者的注视需求。

④ 叮嘱被测者，看清楚视标时及时报告。

（2）视近调节敏度测定　近用视标加用偏光片（方向与矫正镜上的偏光方向呈正交状态）。检测操作如下：

① 将反转镜＋2.00DS 侧镜片放置在被测者双眼前，请被测者观察视标。

② 被测者报告已经看清楚，将反转镜立即翻转，令被测者通过－2.00DS 放置在被测者双眼前，请被测者观察视标。

③ 当被测者再次报告已经看清楚时，重复①、②步操作。

④ 核定：翻转周次（①、②计为 1 个周期）/1min。

（3）反转此数＜8 周/1min　被测者可能存在单眼抑制，这使其在文字阅读中出现了中断现象。对这样的被测者应去除检测中所使用的偏光片，进行单眼反转检测。

① 遮盖被测者左眼，重复上述"视近调节敏度测定"中的①、②步操作。

② 核定：右眼翻转周次（①、②计为 1 个周期）/1min。

③ 遮盖被测者右眼，重复上述"视近调节敏度测定"中的①、②步操作。

④ 核定：左眼翻转周次（①、②计为 1 个周期）/1min。

（4）远、近视标交替检测　这是一种不使用反转镜的对双眼灵敏度进行测定的方法。将远用视力表与近用视力表分别置于常规检测距离与位置。告知被测者观察程序如下。

① 注视远用视力表，看清楚远用视标时，随即转为注视近用视标。

② 看清楚近用视标时，随即转为注视远用视标。

将这种转换进行 1min，验光师只需对被测者抬头次数进行计数，就可以得到被测者调节灵敏度的测定值。

2. 结果判定

（1）正常值　一般认为调节灵敏度预期值：双眼正常灵敏度为 8cpm；单眼正常灵敏度为 11cpm。但是，应当注意在＜13 岁时调节的灵敏度要低一些（表 7-5）。

（2）分析与判定　调节灵敏度的测定是在双眼同视的状态下进行的。因此，调节与集合的异常都会对检测结果产生影响。根据这项检测双眼与单眼检测的结果，可以对被测者的视功能情况做出以下判断。

　　① 双眼测试结果正常：说明调节与集合功能正常。

　　② 双眼测试结果异常，单眼测试结果也异常：说明调节有问题。

　　③ 双眼测试结果异常，单眼测试结果正常：说明双眼视功能有问题。

　　根据以上情况，检查验光中的问题，并采取相应对策，这就是检测调节灵敏度的意义。

表 7-5　±2.00D 反转镜调节灵敏度正常 cpm（周）参照值

年龄/岁	单眼标准值/cpm		双眼标准值/cpm	
	正常值	标准差	正常值	标准差
6	5.5	±2.5	3.0	±2.5
7	6.5	±2.0	3.5	±2.5
8～12	7.0	±2.5	5.0	±2.5
13～30	11.0	±5.0	8.0	±5.0
30～40	—	—	9.0	±2.5

四、相对调节测定

　　相对调节的测定是在保持集合力不变的情况下，对被测者增加和减小调节力的能力的考查。检测的目的是为精确老视眼近用附加镜度，也是为分析被测者双眼视功能积累必要的数据。

1. 检测准备

　　① 将近用视力表置于（或悬挂在综合验光仪的近用杆）被测眼前 0.4m，打开近用照明灯。

　　② 使用完全屈光矫正镜度，应使屈光矫正透镜的光学中心位于被测者双眼视近的视线上，老视眼应加用试验性近用附加正镜度。

　　③ 告知被测者注视最佳视力视标行的上一行视标。

2. 相对调节测定程序

　　相对调节的检测，通常先检测负相对调节（NRA），后检测正相对调节（PRA）。

　　（1）负相对调节的测定　在双眼前以＋0.25DS 率递增正镜度，直至被测者报告：视标持续模糊。记录能保持清晰辨识状态所加入的最大正镜度值，这个值就是负相对调节（NRA）量。

　　（2）正相对调节的测定　去掉加入的正镜度镜片，使被测眼恢复到 NRA 检测前的状态。确认视标辨识清楚，请被测者注视最佳视力视标行的上一行视标。

　　在双眼前以－0.25DS 率递增负镜度，直至被测者报告：视标持续模糊。记录能保持清晰辨识状态所加入的最高负镜度值，这个值就是正相对调节（PRA）量。

（3）正、负相对调节正常值 负相对调节正常值与标准差：+2.00D±5.00D；正相对调节正常值与标准差：-2.37D±1.00D。

3. 精确调整老视眼的近用附加正镜度

根据 NRA、PRA 的检测结果，可以评价所加用的试验性近用附加正镜度的偏差程度。评价方法如下。

① NRA＝PRA：说明试验性近用附加正镜度准确。

② NRA≠PRA：说明试验性近用附加正镜度不准确，应对近用附加正镜度进行调整。计算方法如下。

$$Add = add_1 + \frac{NRA + PRA}{2}$$

式中，add_1 为试验性近用附加正镜度。

例如，测定相对调节时，被测者所使用的试验性近用附加正镜度为+2.00DS，测出的结果：NRA+2.00DS，PRA-3.00DS，求被测精确的近用附加正镜度。

$$Add = +2.00 + \frac{(+2.00) + (-3.00)}{2} = +1.50DS$$

被测者应当使用的精确近用附加正镜度为+1.50DS。

第四节 集合功能的检测

集合功能的检测是双眼视觉功能检测的重要内容，在对双眼视功能评价中，调节功能与集合功能的相关数据是两组不可缺少的数据。调节功能的检测，已在上一节中进行了介绍，本节将介绍集合幅度、水平聚散力、垂直聚散力及 AC/A 比值的测定方法。

一、集合幅度测量

集合幅度反映的是被测者集合能力大小的评估指标，最常使用的方法是移近法。这项检测需在完全屈光矫正镜度条件下进行，检测的初始距离一般设定在 0.4m。倘若使用综合验光仪进行检测，应使用纵向排列的视标。如图 7-16 所示为近距离——水平聚散力检测的纵列视标，以保证双眼水平注视的稳定性。

验光师将视标逐渐向被测者方向移近，直至被测者报告出现复视之时，记录此时的距离。并按下列公式进行计算。

$$集合幅度 = \frac{PD(cm)}{d} 或 集合幅度 = \frac{10 \times PD(mm)}{d}$$

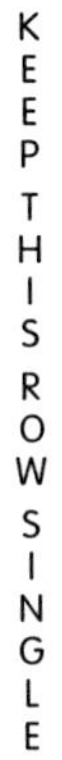

K
E
E
P

T
H
I
S

R
O
W

S
I
N
G
L
E

图 7-16　单列纵列视标

二、水平聚散力测定

水平聚散力检测的是被测者运用水平聚散力补偿物相分离维持双眼单视的能力。这种测定是利用三棱镜对光的偏折作用，使视线分离的办法来进行测定的。这项检测需要在完全屈光矫正镜度和双眼同视的条件下进行。检测分为远距离——水平聚散力测定、近距离——水平聚散力测定。在这里需要特别说明一点，我国台湾地区的同行，也把聚散力称为双眼异向转动。这种聚散力的测定使用综合验光仪更为便利。视标应选择被测眼矫正视力较差眼最佳矫正视力行的上一行的视标作为检测的注视用视标。

聚散力检测的关键是要测定被测者在相应检测中的三个视像的转折点，这三个转折点为模糊点、破裂点、恢复点。

① 模糊点。这一点是融像性集合与调节性集合的分界点。这一转折点的出现，说明被测者的融像性集合力已经全部使用，将动用调节性集合力来维持双眼单视。

② 破裂点。这一点是全部集合力的标志点。这一转折点的出现，说明被测者已经无法通过集合力来维持双眼单视。

③ 恢复点。这一点是被测者重新恢复使用集合力来维持双眼单视的转折点。

寻找这三个转折点，就是聚散力测定的目标。

1. 远距离——水平聚散力测定

进行远距离——水平聚散力的检测要对相关检测设备进行如下选择与设定。

① 将被测眼矫正视力较差眼最佳矫正视力行的上一行的单一视标设置为 5～6m。

② 综合验光仪。如图 7-17 所示在双眼前方放置旋转三棱镜。假如没有综合验光仪，也可以在单侧眼使用旋转三棱镜。没有旋转三棱镜，则直接进入检测。

远距离——水平聚散力检测程序如下。

（1）注视与叮嘱　　请被测者注视远距离单一视标，叮嘱被测者及时报告视像质量的变化。

（2）棱镜递增速率　　以约 $1^\triangle$/s 的速率持续增加底向内的三棱镜度。

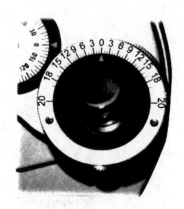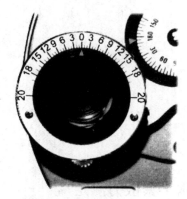

图 7-17　检查水平聚散力旋转棱镜初始设置位置

（3）基底向内（BI）棱镜检测　　确定三个视像转折点。

① 第一次报告：视像开始模糊。记录此时双眼所加入的三棱镜度值之和，这就是模糊点的三棱镜度。继续增加底向内的三棱镜度。

② 第二次报告：视像已经分离，停止三棱镜度的加入。记录此时双眼所加入的三棱镜度值之和，这就是破裂点的三棱镜度。以 $1^\triangle$/s 的速率减少底向内的三棱镜度。

③ 第三次报告：视像再次恢复为单一视像，停止选转三棱镜的操作。记录此时双眼所加入的三棱镜度值之和，这就是恢复点的三棱镜度。

远距离——水平聚散力的 BI 检测中，因被测者应用完全性屈光矫正镜度，远距离注视时调节已经趋近于零，一般不会出现模糊点，只有代表最大负融像集合的破裂点。检测中出现模糊点，说明被测眼应用的屈光矫正镜度存在正镜度过矫的问题，需重新核定远用屈光矫正镜度。

（4）基底向外（BO）棱镜检测检测　　恢复检测初始状态，再次依前述检测的办法，以 $1^\triangle$/s 的速率持续增加底向外的三棱镜度进行检测，并确定模糊点、破裂点、恢复点的三棱镜度。

（5）记录　　将上述检测结果以下列方法记录。

远距离水平聚散力：

BI—模糊点/破裂点/恢复点；

BO—模糊点/破裂点/恢复点。

无模糊点时，记录时应用适当符号（如：＊、x 或 0）予以标记。

2. 近距离——水平聚散力测定

近距离——水平聚散力的检测使用的检测距离为 0.4m。检测中应设定好近点矫正值与近用光学中心距。需要说明的是，这项检测是在视近条件下进行的检测，因此不会出现远距离——水平聚散力 BI 的检测中没有模糊点的情况。具体检测、记录方法与远距离——水平聚散力的检测、记录方法相同，在此不再赘述。

表 7-6 所列为水平聚散力测定的正常值与标准差。

表 7-6　远、近——水平聚散力正常值与标准差一览表

检测方向	检测距离	视像转折点			基底向内		基底向外	
		模糊	破裂	恢复	正常值	标准差	正常值	标准差
水平	远距	√					9	±4
			√		7	±3	19	±8
				√	4	±2	10	±4
	近距	√			13	±4	17	±5
			√		21	±4	21	±6
				√	13	±5	11	±7

三、垂直聚散力测定

垂直聚散力检测的原理与水平聚散力检测的原理相同，所不同的是检测方向，在聚散力的程度上表现为：垂直聚散力明显小于水平聚散力。因此，在检测垂直方向的聚散力时，只采取改变单侧棱镜度的办法进行检测。检测中应当注意以下四个方面。

① 须设置与视距相适应的屈光矫正值和近用光学中心距。

② 在旋转棱镜的设置上，须按照如图 7-18 所示的位置予以设置。

③ 须选用单个视标或水平单行视标（图 7-19）。

④ 被测者在针对远距离——垂直聚散力，或近距离——垂直聚散力的检测的单项检测中，只进行破裂点、恢复点的确认。

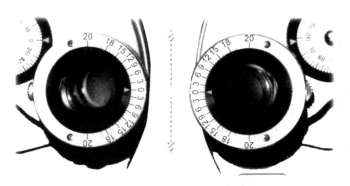

图 7-18　检查垂直聚散力旋转棱镜初始设置位置

Read these Words Letter by Letter

图 7-19　水平单行视标

1. 远距离—垂直聚散力测定

验光师检测远距离—垂直聚散力应使用完全屈光矫正镜度，并遵循以下检测程序。

(1) 注视与叮嘱　请被测者注视远距离单一视标，叮嘱被测者及时报告视像分成两个（行），和再恢复为一个（行）视标。

(2) 棱镜递增速率　以约 $1^\triangle$/s 的速率持续增加右眼基底向上（BU）的三棱镜度。

(3) 基底向上（BU）棱镜检测　确定视像破裂点、恢复点这两个视像转折点。

① 第一次报告：视像已经分离成两个。记录右眼前所加入的基底向上（BU）三棱镜度的值，这个值就是破裂点的三棱镜度，记录此值。

再稍增加基底向上（BU）棱镜度 $2\sim3^\triangle$，以使视像分离更清晰。然后，以 $2\sim3^\triangle$/s 的速率逐渐降低减少基底向上（BU）三棱镜度。

② 第二次报告：视像已经恢复为一个，停止三棱镜度的加入。记录此时双眼所加入的三棱镜度值之和，这就是恢复点的三棱镜度，记录此值。

(4) 记录　将上述检测结果以下列方法记录。

远距离—垂直聚散力：右眼 BU—破裂点/恢复点。

2. 近距离—垂直聚散力测定

近距离—垂直聚散力检测中，应使用近距离屈光矫正处方，或使用习惯的近用镜度。应使用近用光学中心距（使用综合验光仪应将视距调节杆置于内收位）。检测距离为 0.4m。

检测方法和记录方式与远距离—垂直聚散力检测方法和记录方式相同。在此，不再赘述。

远距离—垂直聚散力与近距离—垂直聚散力的预期值相同：破裂点为 $3\sim4^\triangle$；恢复点为 $1.5\sim2^\triangle$。

四、AC/A 的测定

AC/A 的检测是双眼视功能检测中的重要内容。A 为调节，C 为集合。AC/A 即为调节性集合于调节的比值：调节变化 1.0D 时所带动的集合量。AC/A 的单位为棱镜度/屈光度。AC/A 的检测有两种方法：一种是隐斜法；另一种是梯度法。两种方法均需使用完全性屈光矫正镜度。

1. 隐斜法

也将隐斜法叫作远近法。这种方法的检测，是以视远的隐斜量与视近的隐斜量为基础，通过计算来获得 AC/A 的信息的。因此，这种方法是以视远的隐斜与视近的隐斜的检测作为核心检测内容的。

（1）视标　在这项检测中，为了使被测者始终处于稳定的调节状态，一般主张远视力、近视力检测中均应使用 1.0 的视标。

（2）检测

① 远距离、近距离眼位测量。进行这项检测时，必须对三个项目依序进行检测：首先，要对被测者进行视远隐斜度的检测；其次，要对视近隐斜度进行检测；最后，量取被测者正确的瞳距，瞳距值不宜直接采用电脑验光仪所给出的瞳距值。条件许可时，最好使用徐氏视线据测试计或瞳距仪进行检测。

② 检测方法。检测方法大多采用遮盖加三棱镜法进行检测。

（3）AC/A 的计算

① 简单比较。对于 AC/A 最简单的应用方法是简单比较法。这种方法就是将视远隐斜度与视近隐斜度进行比较，得出关于两者的大、小比对结果，并以此得出相应结论的方法。这种计算方式简单，操作亦无需烦琐运算，因此，是验光师比较乐于使用的一种方式。具体分析方法是：

视远内隐斜度＞视近内隐斜度——AC/A 比率偏低；

视远内隐斜度＜视近内隐斜度——AC/A 比率偏高；

视远内隐斜度≈视近内隐斜度——AC/A 比率正常。

② 精确计算。应用隐斜法时，用于 AC/A 计算公式有两个，这两个公式实质上是完全相同的。

$$a. (AC/A) = PD + \frac{a^{\triangle} + b^{\triangle}}{D_n}$$
$$b. (AC/A) = PD + (a^{\triangle} - b^{\triangle})d_n$$

式中　PD——远用瞳距，cm；

　　$a^{\triangle}$——视近隐斜三棱镜度；

　　$b^{\triangle}$——视远隐斜三棱镜度；

　　d_n——以长度单位表述视近的距离；

　　D_n——以屈光度来表述视近的距离。

例如，PD＝70mm，5m 视距检测外隐斜为 $2^{\triangle}$，0.30m 视距检测内隐斜为 $5^{\triangle}$。则：

　　$(AC/A) = PD + (a^{\triangle} - b^{\triangle})d_n = 7 + [5 - (-2)] \times 0.30 = 9.1$

则 AC/A 为 9.1。

（4）注意事项　隐斜法测定过程中，往往会出现调节反应不一定与调节刺激相符的现象，这是调节滞后与焦深的影响。因此，在检测中，验光师需要加强与被测者的交流，或请被测者大声陈述报告内容来分散被测者的注意力，将调节滞后与焦深的影响控制在最小的程度。只有这样，检测的结果才能更为准确。

2. 梯度法

也将梯度法叫作调节梯度法，这种方法是在设定固定检测距离的情况下，通过加入一定球面镜度，以减少被测者的调节力，从而达到减少相应集合的方法来考察：1D的调节到底诱发了多少集合这个问题。正式检测前，一定要设定一个检查距离。对这一距离各类文献中没有明确规定，但在距离计算方面，多以0.40m为常例。这一距离的设定应与屈光矫正的实际相吻合，应与被测者戴用眼镜的应用距离相一致。检测程序共分为两步进行。

（1）初始隐斜度测量　要对被测者使用完全屈光矫正镜度的条件下设定的距离进行隐斜度的检测。

（2）再次隐斜度测量　要在被测者使用完全屈光矫正镜度的基础上，再加入一定的球面镜度的条件下，对被测者进行设定的距离进行隐斜度的检测。

加入的球面镜度是凸透镜时，将减少调节，亦会相应减少集合；加入的球面镜度是凹透镜时，将增加调节，会相应增加集合力的使用。

球镜度的增减幅度为±1.00D。有的人也习惯用±3.00D的增减幅度。

（3）计算

① 计算公式。在梯度法的相关文献中，有两组公式，使用情况与公式如下。

a. 用于附加凸透镜时：

$$(AC/A) = F^{\triangle} - S^{\triangle} ; (AC/A) = \frac{F^{\triangle} - S^{\triangle}}{D}$$

b. 用于附加凹透镜时：

$$(AC/A) = S^{\triangle} - F^{\triangle} ; (AC/A) = \frac{S^{\triangle} - F^{\triangle}}{D}$$

式中　$F^{\triangle}$——即 first$^{\triangle}$、初始隐斜度；

　　　　$S^{\triangle}$——即 second$^{\triangle}$、再次隐斜度。

② 计算。应用梯度法进行检测，对最后的计算，尽管也有公式可以应用，但是验光师在实际工作中，是绝对不会使用公式进行笔算的，因为同口算完全可以解决问题，笔算会产生弄巧成拙的结果。

以上两种方法是在实际工作中，应用最为普遍的。两种方法中，后一种方法因计算简单，则更受青睐。两种方法比较，梯度法检测的数值较隐斜法要低。这是因为隐斜法在检测视近隐斜时，与视远隐斜检测时进行比较，被测者存在近感性集合的影响问题。梯度法是在同一视距条件下的检测，因此近感性集合的影响是不存在的。因此，人们普遍认为梯度法检测的数值应当更接近实际。

第五节　双眼视功能的分析与异常处置

验光师常会遇到在常规眼科检查和屈光矫正正确，甚至是正视眼的被测者，都可能会存在一些非特异的症状，如：看书不能持久，并且伴有头疼、眼痛、背痛、注意力不集中，暂时性视物模糊、甚至复视等。这种情况，通常是双眼视功能存在一定异常的表现。验光师要想使被测者解除这些非特异症状的困扰，获得更加舒适的视觉，就要对被测者的双眼视功能状况进行分析，并根据被测者的视功能状况选择适当的方法进行处置。常用的双眼视功能分析法有图表分析法、莫尔根（Morgan）分析法、视光学扩展分析法和综合分析法四种。本节仅介绍图表分析法。

一、图表分析法

1. 双眼视功能检测概要

图表分析法就是将相关双眼视功能检测数据绘入双眼视功能分析表中，并根据绘制的图表来确定被测者双眼视功能状况的方法。

（1）图表分析法所必需的检测项目　应用图表法对双眼视功能进行分析，必须要获得被测者有关双眼视功能的数据，包括以下 6 项内容。

① 调节幅度。

② NRA、PRA。

以上两项图表分析法中所需要的调节功能检测项目，具体检测请见本章第三节。以下为图表分析法中所需要的集合功能检测项目，具体检测请见本章第四节。

③ 分离隐斜：

a. 远距离隐斜；

b. 近距离隐斜；

c. 近距离（±1.00DS）隐斜。

④ 远距离聚散力：

a. BI 三棱镜；

b. BO 三棱镜。

⑤ 近距离聚散力

a. BI 三棱镜；

b. BO 三棱镜。

⑥ 集合近点：

a. 集合近点；

b . 集合幅度。

（2）双眼视功能的检测顺序　对以上 6 项视功能的检测，其检测顺序不应当是随意的。从视光学原理考虑，实施这些检测应遵循以下规律进行：①先调节，后集合；②先静止眼位，再动态眼位；③先负后正；④先基底向内，再基底向外。

关于调节灵活度的检测，既可以放在负相对调节/正相对调节检测之后，也可以放在全部检测的最后进行检测。实际检测中大多采用后者。见表 7-7 就是这些必需检测的项目在双眼视觉检测中的检测顺序位置。

（3）绘制规则　获得以上检测数据后，就可以根据绘制规则进行分析图表的绘制了。绘制规则有两个方面：一方面是符号的使用惯例；另一方面是图表坐标的意义。

① 符号使用。眼-视光学界对于检测结果在图表中的标记，一律采用的是符号标记的方式，具体标记方式为：隐斜—×；模糊点—○；破裂点—□；恢复点—△。

② 图表坐标。图表的横坐标代表集合刺激量，纵坐标代表调节刺激量，斜线表示视标距离的变化。

表 7-7　双眼视觉检测基本流程及正常值一览表

检测序号	双眼视功能检测项目			正常值	说明
	名称	屈光镜度	辅助用镜		
1	调节幅度	远用	负球面镜	请参见表 7-4	镜片法
2	负相对调节/正相对调节	远用		$+2.00D/-2.50D$	老视:花镜
3	远距-水平(垂直)隐斜视	远用	旋转棱镜	水平:$1^{\triangle}\pm3^{\triangle}$ 垂直:无	老视:$1\pm1^{\triangle}$
4	近距-水平(垂直)隐斜视	近用	旋转棱镜	NLP:$3\pm3^{\triangle}$	老视:$8\pm3^{\triangle}$
5	近距-水平(垂直)隐斜视	近用	旋转棱镜	AC/A:$4\pm2^{\triangle}$/D 垂直:无	+1D 基础上
6	远距-水平(垂直)聚散力	远用	旋转棱镜	BI:$\times/7\pm3^{\triangle}/4\pm2^{\triangle}$ BO:$9\pm4^{\triangle}/19\pm8^{\triangle}/10\pm4^{\triangle}$	
7	近距-水平(垂直)聚散力	近用	旋转棱镜	BI:$14\pm6^{\triangle}/19\pm7^{\triangle}/$ $13\pm6^{\triangle}$ BO:$22\pm8^{\triangle}/30\pm12^{\triangle}/$ $23\pm11^{\triangle}$ 垂直:/$3\sim4^{\triangle}/1.5\sim2^{\triangle}$	
8	近距-融合性聚散力	阅读用镜	反转棱镜	13 周/min	习惯用镜
9	融合性交叉柱镜	远用	交叉柱镜	$0.50D\pm0.25D$	FCC
10	调节灵活度	近用	反转镜	请参见表 7-5	

2. 图表的绘制

（1）需求线的绘制　按下列公式计算出各点对应的调节量与集合量。

公式 1：
$$调节刺激=\frac{1}{视标到眼镜平面的距离/m}$$

公式 2：
$$集合刺激=\frac{PD/mm}{视标到眼球旋转中心的距离/cm}$$

然后将计算出来的不同视距时的调节（D）与集合（△）以坐标点的形式标记在图表中，将这些点连成线，这条线就是需求线。图 7-20 中水平虚线与垂直虚线的交点所代表的就是在 0.4m 视距时调节量（2.5D）与集合量（15△）的坐标点。

（2）调节数据的标记　调节数据的标记包括三项内容。即调节幅度、负相对调节和正相对调节。

① 调节幅度。在图表左侧寻找与检测距离相对应的调节刺激量，并以此点为起始点画一条水平线，这条线就是与检测距离相对应的调节幅度。

② 负相对调节 （NRA）。找到相应检测距离所对应的需求线上的点，然后将所对应的调节度值标记到需求线的下方。

③ 正相对调节 （PRA）。同负相对集合，但需将所对应的调节度值标记到需求线的上方。

图表中水平移动 1 格，代表±10△ 的变化幅度。

（3） 隐斜视值　找到与检测距离相对应的需求线上的点，然后水平移动并在对应点上标记：×。标记时应当注意以下两点。

① 内隐斜应向需求线的右侧移动，外隐斜应向需求线的左侧移动。

② 倘若检测中使用了附加镜片的话，标记点应做相应的垂直调整：附加正镜度，标记点下移；附加负镜度，标记点下移。

图表中垂直移动一行，代表±1.0D 的变化幅度。

（4） 聚散力　这里涉及水平聚散力，需要标记三棱镜基底向内检测的数据和三棱镜基底向外检测的数据两组数据。

① 基底向内 （BI）。在相应的检测距离为基准线，在需求线上相应点的左侧，以10△/格为基数依次标记：模糊点 （○）；破裂点 （□）；恢复点 （△）。

② 基底向外 （BO）。在相应的检测距离为基准线，在需求线上相应点的右侧，以 10△/格为基数依次标记：模糊点 （○）；破裂点 （□）；恢复点 （△）。

（5） 集合幅度　在图表下面 6m 的标尺上找到集合所对应值的点，以此点为基准画一条垂直线。

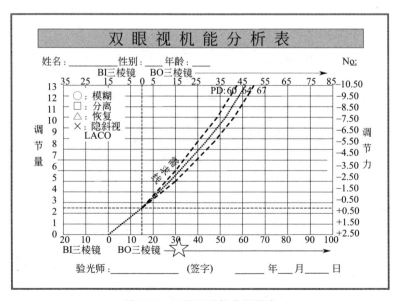

图 7-20　双眼视功能分析图表

（6） 标记双眼单视清晰区

① 远、近 BO 模糊点的连线为 BO 模糊线，其值等于该线至需求线的水平距离。

这时界定某一调节水平的"正相对集合（PRC）"，即表示外隐斜的正融像性集合储备（PFRC）力。该线指引斜线水平距离则为正融像性集合（PFC）。

② 远、近 BI 模糊点的连线为 BI 模糊线，其值等于该线至需求线的水平距离。这时界定某一调节水平的"负相对集合（NRC）"，即表示内隐斜的负融像性集合储备（NFRC）力。该线指引斜线水平距离则为负融像性集合（NFC）。

在绘制图表时，倘若没有模糊点，则以破裂点替代。

BO 模糊线、BI 模糊线、调节幅度线和远距（6m）水平线所构成的接近平行四边形的区域，就是双眼单视觉清晰区。从眼-视光学理论上讲，只要出于这一区域内，调节与辐辏就能满足融像的需要，就可以保证双眼单视的实现。当超出这一范围时，调节的变化就会超出景深的范围（BO 侧：调节增加、导致正集合；BI 侧：调节下降、导致负集合），而出现视力模糊。

至此，双眼视功能分析表已经绘制完成。

3. 图表的分析

对绘制完成的双视功能分析表进行分析，首先要了解图表中线、界的意义：远距离隐斜是分析图表的原点，AC/A 是图表的斜度。图表的上界代表调节幅度，图表的右边界代表正融像性集合，图表的左边界代表负融像性集合（图 7-21）。

例如某被测者，远距 6m 检测结果为 BI：×/7/4；BO：9/19/10。隐斜：$3^{\triangle}$ 外隐斜（$-3^{\triangle}$），求被测者的正融像性集合、负融像性集合、正相对集合、负相对集合、融合储备与需求。

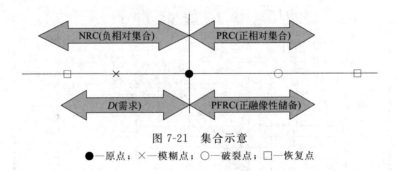

图 7-21　集合示意
●—原点；×—模糊点；○—破裂点；□—恢复点

（1）分析

① 从需求点到 BI 模糊点为负相对集合，到 BO 模糊点为正相对性集合。

② 从隐斜视点到 BI 模糊点为负融像性集合，到 BO 模糊点为正融像性集合。

③ 隐斜视点到需求点位需求值。外隐斜的融合储备等于正相对集合，内隐斜的融合储备等于负相对集合。这是因为：外隐斜需要正相对集合，内隐斜需要负相对集合。

（2）结论　本例被测者的相关数据应为：正融像性集合为 $12^{\triangle}$、负融像性集合为 $4^{\triangle}$、正相对集合为 $9^{\triangle}$、负相对集合为 $7^{\triangle}$、融合储备为 $9^{\triangle}$、融合需求为 $3^{\triangle}$。

4. 分析法则

使用图表分析法对双眼视功能进行分析，需要使用三个水平位双眼失衡的分析法则，这3个法则习惯上方被称为：舍尔德（Sheard's）法则、1∶1法则、珀西瓦尔（Pecival）法则。

（1）舍尔德（Sheard's）法则　这个法则的核心是：集合储备＝2×集合需求。因此，这一法则也可以叫作2倍需求法则。倘若被测者有视觉疲劳，而又不符合这一法则时，可以采用以下方法予以处理。

① 棱镜与球面镜调整。给予一定的棱镜量。所需棱镜量可以用下列公式计算得出

$$P = \frac{2}{3}D - \frac{1}{3}R$$

式中　P——棱镜度；

$\quad\quad D$——需求；

$\quad\quad R$——储备。而且 D、R 数据总是正值。

调整球面镜处方。调整球面镜度同样需要计算，计算中需使用上述计算出的棱镜度。

计算公式为：
$$S = \frac{P}{AC/A}$$

在上述棱镜与球面处方计算中，倘若 $P \leqslant 0$，说明无需棱镜补偿及应符合法则；倘若 $P > 0$，说明需要用棱镜进行补偿。外隐斜需使用 BI 棱镜，球面镜应为负值。内隐斜需要使用 BO 棱镜，球面镜则为正值。并将计算出来的球面镜度与矫正处方中的球面镜度联合。

一般认为，2倍需求法则对外隐斜更加有效。对于内隐斜一般推荐使用1∶1法则。

② 视觉训练。需要将集合储备量增大至需求量的2倍。

（2）1∶1法则　这一法则的应用，要求 BI 恢复值≥内隐斜量。对符合条件者可以使用下列公式计算出补偿棱镜度值。

$$P = \frac{\text{内隐斜} - \text{BI 恢复值}}{2}$$

计算结果 $P \leqslant 0$，说明无需棱镜补偿，倘若 $P > 0$，说明需要用棱镜进行补偿。也可以根据前述方法计算球面镜度的调整值，将其加入近矫正处方中的球面镜度联合。也可以通过视觉训练增加负融像集合能力，使 BI 恢复值≥内隐斜适量。

（3）珀西瓦尔法则　这一法则的核心是：在不考虑隐斜的情况下，特定距离所要求的集合量应当位于正负相对集合险段的中段。因此，也可以将这一法则叫作中段法则。倘若被测者有视觉疲劳，而又不符合这一法则时，可以采用以下方法予以处理。

给予一定的棱镜量。所需棱镜量可以用下列公式计算得出

$$P = \frac{1}{3}G - \frac{2}{3}L$$

式中，P 为棱镜度；G 为正负相对集合中较大一侧的值；L 为正负相对集合中较小一侧的值。

集散结果 $P \leqslant 0$，说明无需棱镜补偿，倘若 $P > 0$，说明需要用棱镜进行补偿。也可以根据前述方法计算球面镜度的调整值，将其加入近矫正处方中的球面镜度联合。也可以通过视觉训练将正负相对集合中较小一侧的值增大至正负相对集合中较大一侧的值 1/2。

二、双眼视功能异常的种类

双眼视功能异常可以分为两类：一类是调节功能异常；另一类是集合功能异常（非斜视性双眼异常）。

1. 调节功能异常的种类

这里所说到的调节功能异常是指：尚未达到老视年龄，而又出现了视力模糊、头痛、眼部不适等调节异常的现象，这种现象一般被称为非老视性调节异常。这种调节异常最常见的有 4 种。这几种调节异常的临床症状特点，双眼视功能的异常及处置对策简要情况如下。

（1）调节不足（图 7-22 中 10） 这种调节异常在症状上的特点是：只要视近就只能获得模糊的视像。被测者还会有视觉疲劳、畏光、流泪以及头疼、乏力等非特异性症状。

① 双视功能检测会发现：调节幅度较低、调节灵活度负镜反应迟钝、PRA 较低。

② 处置对策：

a. 近用附加正镜度矫正；

b. 视觉训练。

（2）调节迟缓 这种调节异常在症状上的特点是：视近作业后的暂时性视近、视远视力模糊。

① 双视功能检测中会发现 调节灵活度降低、NRA 和 PRA 都可能将低。

② 处置对策 视觉训练，以提高调节灵活度。

（3）调节疲劳 这种调节异常在症状上的特点是：视近工作不能持久。近距离工作一段时间后，视力会下降，视近则会表现为模糊、窜行等。

① 双视功能检测中会发现：重复检测调节幅度和调节灵活度均下降、调节滞后，PRA 正常或偏低。

② 处置对策：

a. 视觉训练；

b. 近用附加正镜度矫正。

（4）调节过度　这种调节异常在症状上的特点是：视近工作使视力状态不稳定。经常出现复视与模糊。被测者还会有视觉疲劳、畏光、流泪以及头疼、乏力等非特异性症状。

① 双视功能检测中会发现：调节灵活度正镜反应迟钝、调节超前，NRA 正常或偏低。可能有高度外隐斜。

② 处置对策：视觉训练。

2. 集合功能异常的种类

集合功能异常一共有 7 种，其中集合不足与集合过度各有两种形式，因此集合异常共有 9 种形式。这 7 种集合功能异常中，只有聚散衰弱不涉及隐斜，其他 6 种集合异常都涉及隐斜及 AC/A。可以说，隐斜及 AC/A 就是集合功异常的核心问题。显然解决这一核心问题，棱镜的补偿将是不可忽视的处置手段。

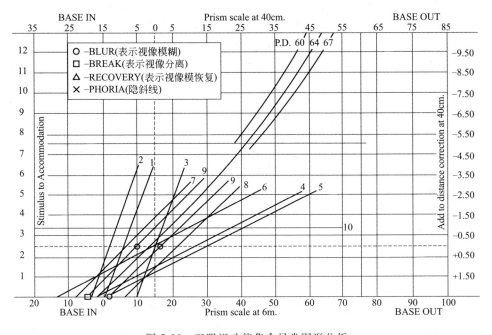

图 7-22　双眼视功能集合异常图形分析

（1）集合不足　集合不足有两种形式：一种为远正位型集合不足（图 7-22 中 1）：看远时的眼位为正位，看近时的眼位为外隐斜；另一种为远外隐斜型集合不足（图 7-22 中 2）：看远时的眼位为外隐斜，看近时的眼位为更高度的外隐斜。

这两种集合不足，都存在视近工作时的眼部不适、头疼、复视与视觉疲劳。远外隐斜型集合不足表现得更为明显。

① 双眼视功能检测会发现：近距外隐斜、PRC 较低、NPC 后退（一般大于 10～12cm）、AC/A 低。

② 处置对策：

a. 视觉训练，加强正融像功能训练；

b. 近距棱镜矫正。

（2）散开不足（图 7-22 中 3）　散开不足最明显的表现是：看远时复视并伴有头疼和眼部不适。

① 双视功能检测会发现：看远内隐斜，看近正眼位（或不显著隐斜）、AC/A 低。

② 处置对策：

a. 首选 BO 棱镜矫正；

b. 视觉训练。

（3）集合过度　集合过度也有两种形式：一种为远正位型集合过度（图 7-22 中 4）：看远时的眼位为正位，看近时的眼位为高度内隐斜；另一种为远内隐斜型集合过度（图 7-22 中 5）：看远时的眼位为内隐斜，看近时的眼位为更高度的内隐斜。

这两种集合过度都会在短时间近距工作以后出现眼部不适、头疼、视力模糊与复视等症状，远内隐斜型集合过度表现得更为明显。

① 双视功能检测会发现：近距内隐斜、PRC 较低、NRC 低、调节正常、AC/A 高。

② 处置对策：

a. 首选近距正镜度附加校正；

b. 视觉训练。

（4）散开过度（图 7-22 中 6）　散开过度表现为远距离注视时会出现复视、头疼、眼部不适等。

① 双视功能检测中会发现：远距外隐斜、AC/A 高。

② 处置对策：

a. 首选远距 BI 棱镜矫正；

b. 调整球镜度；

c. 视觉训练。

（5）单纯外隐斜（图 7-22 中 7）　主要表现为视力模糊和复视。

① 双视功能检测中会发现：视远与视均为外隐斜（两者基本相等）、BO 融像性聚散范围结果的数值较低，加正镜到达模糊点的值较低。

② 处置对策：

a. 首选 BI 棱镜矫正；

b. 调整球镜度。

（6）单纯内隐斜（图 7-22 中 8）　主要表现为视力模糊和复视。

① 双视功能检测中会发现：视远与视均为内隐斜（两者基本相等）、BI

融像性聚散范围结果的数值较低，加负镜到达模糊点的值较低。

② 处置对策：

a. 首选 BO 棱镜矫正；

b. 调整球镜度；

c. 视觉训练。

（7）聚散衰弱（图 7-22 中 9）　主要表现为视近工作出现视觉疲劳。

① 双视功能检测中会发现：BI 和 BO 融像性聚散范围低于正常。

② 处置对策：视觉训练，增加 BI 和 BO 聚散范围。

三、双眼视功能异常的处置

双眼视功能异常是影响被测者获得舒适屈光矫正的重要原因。因此，是否能够正确处置双眼视功能异常就成为衡量验光师技能优劣的一项重要指标。

采取必要措施，正确处理双眼视功能异常根本的目的有以下两个：

① 缓解视觉疲劳及相关视觉症状；

② 增进或补偿视功能的不足。

对双眼视功能异常处理基本上以非手术疗法为主。基本的处理方法有以下三种：

① 球面镜度调整；

② 棱镜度补偿；

③ 视功能训练。

在屈光矫正中应当采取什么样的方法，是采用单一方法还是采用综合方法，都应当根据被测者的年龄、双眼视功能异常的类型及其程度等来确定。在此，仅就双眼视功能异常的处置原则，进行介绍。

1. 球面镜度调整

对双眼视功能异常的被测者，进行球面镜度调整的目的是：通过球面镜度的增减来改善调节的状况，从而达到改变调节性集合、修正眼位异常，使被测者的症状得到缓解。球面镜度调整的基本规律如下。

① 可以选用球面镜度调整方案的应当是：AC/A 比值高的被测者。

② 外隐斜视应附加负镜度，内隐斜应附加正镜度。

在选用球面镜度调整方案时，还有必要参考一些其他检测项目的检测状况，这些情况见表 7-8 和表 7-9。

表 7-8　检测项目状况与附加正镜度矫正选择比较

参照检测项目	宜选用附加正镜度	不宜选用附加正镜度
AC/A	高	低
屈光不正性质	远视眼	近视眼
近距隐斜视	内隐斜视	外隐斜视

续表

参照检测项目	宜选用附加正镜度	不宜选用附加正镜度
NRA/PRA	PRA 低	NRA 低
近距水平聚散度（BO）	正常～高	低
调节反应	高	低
调节幅度	低	高
调节灵活度	负镜不接受	正镜不接受

表 7-9　检测项目状况与附加负镜度矫正选择比较

参照检测项目	宜选用附加负镜度	不宜选用附加负镜度
AC/A	高	低
隐斜视	外隐斜视	内隐斜视
近距水平聚散度（BI）	正常～高	低
调节幅度	正常	低
调节灵活度	正镜不接受	负镜不接受
年龄	＜6 岁	＞9 岁

但是验光师必须清楚，实施球面镜度调整时，在获得比较舒适、协调的双眼视功能同时，也要付出牺牲一定矫正视锐度的代价。倘若，能够用较小的球镜附加达到了改变较大隐斜程度目的，虽然牺牲一定的矫正视锐度但能给戴镜者以更良好的视觉舒适度。这样的做法也是正确的。

假如必须用较大的球镜附加只能达到改变隐斜很小的程度，这样就会使矫正视锐度受到很大的影响，尽管有效但得不偿失。这种方法是不可取的，这正是 AC/A 比值低的被测者不适于应用球面镜度调整的原因。

2. 三棱镜的应用

应用三棱镜是解决集合功能异常的最重要方法。应用三棱镜对双眼视功能进行处置的目的有以下两个。

（1）矫正隐斜　对集合功异常者，应用三棱镜可以减少被测眼对融像性集合力的需求，从而起到缓解症状的作用。通常应用于年龄较大，经视觉训练效果不佳的被测者。也可试用于比较大的水平隐斜、间歇性隐斜以及垂直隐斜。

（2）功能训练　通过应用三棱镜进行功能训练，可以提高双眼的融像能力。这种方法适用于年龄较小，隐斜程度较低的被测者。

但需注意也有应用三棱镜使隐斜增大的情况。这种现象的发生可能与过度依赖三棱镜矫正，忽视功能训练有关。

3. 视觉功能训练

人的生理机能具有一定的适应能力，这种能力在一定刺激条件下会得到一定程度上的改善。视觉功能训练的依据也正在于此。

（1）调节功能训练

① 移动注视法。这种训练法的形式很多，核心是：注视点在矢状面的前后移动。

可以采用注视物体的移动来实现（如推进法），也可以使注视点在设定的不同目标进行移动来实现［串珠法（Brock 氏线法）］。

这种训练方法中，物体的移动可以改进调节幅度、正融像性会聚和近点汇聚能力；多目标注视转换可以改进调节幅度和聚散能力。

② 交替注视法。这种训练方法需要分别设定远用视力表和近用视力表，视标必须包含被测者最佳视力的字符。请被测者看清楚一个远用视标，即刻注视近用视力表；看清楚一个近用视标，即刻注视远用视力表，如此反复进行。这种训练方法可以改善调节的灵活度。

③ 双侧反转镜训练。这是一种增加调节灵活度的有效方法。最常使用的反转镜的镜度规格为＋2.00D/－2.00D。对于最初训练中暂不适应者，可以选用镜度较低的反转镜。

使用双侧反转镜训练中，被测者在集合保持恒定的条件下，来接受调节刺激的连续改变。正镜度镜片作用是减少调节的刺激，负镜度镜片的作用则是增大调节的刺激。在调节刺激的变化中，也必然使调节性集合产生相应的方向相反的融像性聚散力的变化。因此，双侧反转镜的训练不但可以改善调节灵活度，还会同时改善被测者的融像性聚散功能。

训练方法与调节幅度检测方法基本一致。双侧反转镜已有一定的局限性，这种局限性表现在融像性聚散功能对调节的限制。

使用反转镜检测时，还可以用红绿镜片与图片，或偏振镜片与偏振图片进行保持不同聚散水平立体视觉的基础上进行训练。

④ 单侧反转镜训练。倘若使用双侧反转镜训练困难、效果不明显者，则应从单侧反转镜训练开始。这是一种需要遏制双眼融像的训练方法。因此，检测中须遮盖非训练眼。训练中视距仍为 0.4m，选用的反转镜的镜度规格仍为＋2.00D/－2.00D。训练方法与双侧反转镜相同。

（2）集合功能训练　用于集合功能训练的方法与设备种类繁多，在美国至少要有100 多种。这类仪器的生产厂家都会提供相应仪器的训练方法和说明，但是如何选择仪器、如何介绍才能获得被测者理解与配合，如何发挥仪器的最大效能等问题，仍是令应用者倍感困惑的问题。在此，针对以下三个方面的问题进行基本概念性的陈述。

① 内隐斜的视觉训练。

a. 常用训练法。远近训练、融合画片训练、描摹器训练、红绿视屏抑制训练等。

b. 训练目标。

Ⅰ. 单、双眼注视功能训练——→ 调节功能；

Ⅱ. 感觉-运动融合功能训练——→ 消除抑制，提高立体视功能和增大融合范围；

Ⅲ. 集合训练——→ 提高集合灵敏度和耐久力。

c. 训练前准备。

Ⅰ. 充分矫正显性远视（特别是单侧远视）；

Ⅱ. 必要时，给予三棱镜补偿矫正；

Ⅲ. 必要时，给予正镜附加矫正和近用附加正镜度矫正。

d. 训练时间：每天 30min，1.5～2.5 个月为一训练周期。

② 外隐斜的视觉训练。

a. 常用训练法。趋近训练、立体镜、同视机等。

b. 训练目标。自主集合功能训练——→辅助反射性集合不足。

需要说明的是：这种方法改变的是近点距离，被测者在训练一定时间后，主观症状会明显缓解，但隐斜度一般改善不大。

c. 训练前准备。

Ⅰ. 必要时，给予三棱镜补偿矫正；

Ⅱ. 必要时，给予负镜附加矫正。

d. 训练时间：每天 2～3 次，每次 5～15min。训练尽可能在空腹时进行。

③ 感觉-运动融像功能训练。

a. 常用训练法。融合画片移行、伸缩等融合训练。一些专家学者的建议结合自己的现实情况，自己制造训练设备。

b. 训练目标期望值. 感觉-运动融像功能训练目标主要是：扩大融合范围，去除调节抑制，提高立体视觉质量。具体内容如下：

Ⅰ：有 2/3 的集合与 1/3 集合的明确分配；

Ⅱ：又清楚、舒适的双眼单视；

Ⅲ：没有视觉疲劳现象发生。

c. 训练时间：每天 30min，1.5～2.5 个月为一训练周期。

d. 训练注意事项：训练过程完成后 1～1.5 个月要进行必要的复检，复检工作有以下 3 项基本内容：

Ⅰ. 双眼协调功能的检测；

Ⅱ. 训练中有睫状肌调节失调者，要及时对睫状肌进行放松处置；

Ⅲ. 鼓励被测者积极训练，并对训练给予必要、有效的指导。

双眼视觉功能是人的高级视觉功能，双眼协调的视觉功能是实现高级视觉功能的根本保证。双眼视觉功能异常这种现象会给被测者带来诸多不便、苦恼，甚至会带来极大的痛苦。因此，有双眼视功能异常的被测者一定要做到早发现、及时矫治。而验光师作为工作在眼-视光学工作第一线的专业技术工作者，必须掌握能够处置双眼视功能异常技能，随时为这部分被测者提供必要的、有效的知识和技能的服务。

第八章 ▶▶▶▶ 近用视力与老视眼检测

第一节 近用视力与屈光矫正

人眼既要看远，也要看近，这是众所熟知的事实。验光师在验光中也必须正视这一问题。否则，就会顾了远而忘了近，也可能就了近而舍了远。这两种现象尽管都各自解决了一些屈光矫正需求的问题，但显然是不全面的。这一章所要讨论的就是在解决了远距离屈光矫正的基础上，应怎样解决近用屈光矫正的问题。

一、调节力的生理减退的基本规律

任何事物都有一个自然的发展过程，人眼也不例外。从眼-视光学意义上讲，调节力的自然衰退过程是对人眼生理光学和视觉生理影响最重要的一个原因。

1. 调节力减退的规律

根据有关统计资料可以知道，调节力的自然衰退是从 10 岁开始的。10 岁时调节力为 14.00D，到 50 岁时约降低到 2.00D。如图 8-1 所示反映的是随年龄的增大，近点曲线的下降。而远点的变化幅度较小，发生变化的时间相对较晚（60 岁）。近点曲线与远点曲线之间的区域就是调节域。如图 8-1 所示可知年龄越大，调节力越低，近点距离越大，调节范围越小，近距离工作也就越容易发生困难。这也提醒人们：被测者的年龄越大，近视力及近距离屈光矫正的问题也就更需要得到验光师的关照。当然，并不是说人不老，近视力及近距离屈光矫正就不需要关照。只是，前者的问题更突出而已。

2. 屈光不正与调节域的关系

人与人的屈光生理状态不同，调节域也会不同。通常情况下，屈光不正是屈光单元在生理光学搭配上出现变异所导致的一种生理状态，这和人的个子高矮不同是同样的道理。同一年龄的人调节域基本一致，屈光不正对调节域的影响反映在调节域坐标上，则是位置上移与下移。

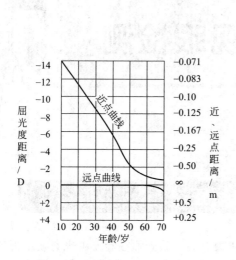

图 8-1 正视眼的调节域示意   图 8-2 屈光不正与调节域的关系

如图 8-2 所示的点虚线为－2.00D 近视眼的远点曲线与近点曲线，与图 8-1 中正视眼的调节域曲线进行比较，均上移 1 格。近视眼的远点位于眼前 0.5m。以 10 岁少年为例，其近点也由正视眼的 0.071m 移近到 0.625m。图 8-2 中的线段虚线为＋2.00D 远视眼的远点曲线与近点曲线，与图 8-1 中正视眼的调节域曲线进行比较，均下移 1 格。远视眼的远点位于视网膜后 0.5m。在远点后移的同时，近点也会后移，仍以 10 岁少年为例，其近点则将由正视眼的 0.071m 移远到 0.083m。

通过对图 8-2 的分析，可得知，屈光不正的性质不但会影响被测远点的位置，也会影响近点的位置，这正是近视眼被测者发生老视现象的时间会推后，而远视眼被测者老视现象的时间又会相应提前的原因所在。假如远视眼达到＋8.00D，20 岁以后就会发生老视现象。倘若是近视眼，在不进行屈光矫正的情况下可能终生都不会出现老视现象。

二、近用视力检测应当注意的问题

通过以上叙述，可得知，近用视力的检测同样是不能忽视的。在现实的验光中，往往会忽视对近用视力的检测与矫正问题，尤其是对青少年近视眼。那么，在屈光矫正中，是如何解决近用视力矫正问题的呢？

1. 屈光矫正时近用视力问题的解决

可能人们会认为，只有年龄较大的被测者才会考虑近用视力的矫正问题。这其实是一种误解。在屈光矫正中，不管对什么样的被测者，都应该对其近用视力矫正进行处理。处理的方法有两类。

（1）使用远用屈光矫正镜度兼顾近用　一般情况下，当被测者是一名年龄较小的人时，通过验光，只会为被测者提供远用屈光矫正镜度。这一屈光矫正镜度将要被作为远、近兼用的矫正镜度来使用的。这是在屈光矫正实践中解决近用屈光矫正的第 1 种方法，也是被使用最多的一种方法。这种方法的应用，显然是建立在被测者具有足够调节力的生理基础之上。不管人们是否认同这种处理方式，但这种方法被普遍应用则将永远是客观现实。

（2）应用近用屈光矫正镜度专司近用　不管被测者的年龄大小，只要面对的被测者是一名调节力不足者，要想单纯通过应用远用屈光矫正镜度来解决远、近兼用的问题是不现实的。对于这样的被测者的近用矫正视力问题，只能通过使用近用屈光矫正来解决。这是屈光矫正实践中解决近用屈光矫正的第 2 种方法。

2. 近用矫正视力的检测与矫正

近用视力的检测方法，与远用视力的检测基本相同，所不同的只是注视视距离、视标的大小和照明条件。对具体的检测在此不再赘述。在这里仅讨论近用视力检测中应当注意的几个问题。

（1）近用矫正视力检测距离的掌握　近用视力检测的距离，有人说是 0.3m，也有人说是 1 尺，在视功能检测中又往往会被强调为 0.4m。那么到底选择怎样的检测视距才合适呢？前述三个数据都是以视力表设计距离和仪器技术参数作基础的。但是，被测者的近用矫正视力是要用在他所处的真实生活、工作与学习环境中。他所处的真实环境与上述数据一致，应用就是正确的。否则，应用上述数据尽管不能说是错误的，但可以肯定：这样的检测距离是不合理的。假如被测者近用屈光矫正镜度是在 0.4m 检测确定的，他却要将镜度用在笔记本电脑的持续写作上，这样的应用显然会有正镜度不足的视觉表现。这是因为应用笔记本电脑进行持续写作的视距通常会小于 0.4m。

综上所述，矫正视力的检测，一定要在被测者真实生活、工作与学习的模拟条件下进行，这才是以人为本的合理做法。只有在这种条件下检测确定的近用屈光矫正镜度才有真正的现实意义。

（2）近用矫正视力检测的必要性　有些验光师在对青少年的验光中，往往会忽视对近用矫正视力的检测。应当说这种做法值得商榷。在现实中，通过近用屈光矫正的第 1 种方法是可以解决近用矫正需求的。但是，验光师所面对的被测者还可能是存在着屈光未知因素（如是否存在调节衰弱）的被测者。检测核实应用远用屈光矫正镜度在近用中的效能，发现被测这种潜在的近用矫正需求者，这应当是验光师在检测完远用屈光矫正镜度后必须要考虑的问题。这就是验光师对所有被测者都要进行近用矫正视力检测的原因所在。

（3）近用矫正视力检测的字符选择　近用视力的检测是验光中需要应用的基本技能，检测所使用的视标也应是再熟悉不过的了。之所以要提出这一看起来近似荒唐的命题，是因为检测用字符的大小与现实的视觉需求是有偏差的。在现实中，人们所阅读书籍的正文主体文字，大多使用五号字、小四号字，有极少的读物会使用小五号字；而近用视力表0.3行的视标的大小相当于小六号字，其0.4的视标则相当于小七号字；高于0.4视力值的视标则没有相应大小的字号与之对应。使用近用视力表检测眼的近距离精确分辨率是正确的，这必定是比较与统计的需求，要使用近用矫正视力1.0、1.2的屈光矫正镜度也未尝不可。但对年龄偏大的老视眼和非精细工作者来说，这样高的矫正分辨精度是否必要呢？这就要依实际情况而定。

① 使用远用屈光矫正镜度，就可以对近用视力表1.0、1.2，甚至1.5的视标进行分辨，无所谓需要不需要，就应当使用这样的矫正镜度。

② 倘若矫正老视眼，使用近用视力达到1.0、1.2屈光矫正镜度，就大可不必了。凡是使用近用视力达到1.0、1.2屈光矫正镜度，都应当有径深过短的感觉，这种感觉经常会成为被测者对眼镜不满意的原因。

③ 在保证验光操作没有问题的情况下，被测者的近用矫正视力始终达不到1.0，也没有必要为之困惑。被测者的视觉分辨率只具有这么大，要想达到1.0，也是不可能的。

通过以上叙述，可以得出：只有适合个体视觉能力与视觉需求的矫正视力，才是被测者应当使用的最合理的矫正视力。

三、近用附加正镜度的作用

提到加光，从事眼镜行业的人都会想到add，普遍称其为下加光。这种称谓实际上是比较片面的。如图8-3所示的镜片的上方就是应用上加光的典型实例。add实际上是addtion的词头，其意义是：附加的。眼镜行业提到附加的光度则是专指近用时的附加镜度，因此叫作近用附加镜度更为合理。而老视眼附加的只能是正镜度，因此叫作近用附加正镜度是顺理成章的事情。

近用附加正镜度有什么作用呢？要从以下两个方面看。

1. 透镜的光学作用

从单纯光学角度进行考察，近用附加 正镜度就是对入眼光线产生一定的会聚作用，使自然光线以适当增大集合效能的形式进入人眼。这就是近用附加正镜度的透镜光学作用。

确切地讲，近用附加正镜度的正镜度是一种相对性的正镜度，是相对于远用屈光矫正镜度的正镜度，即是在远用屈光矫正镜度基础之上的——正镜度的附加，而且是

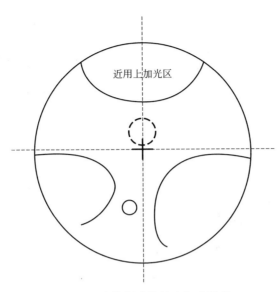

图 8-3 宇航渐进镜片上加光示意

在近距离使用的附加镜度。远用屈光矫正镜度与近用附加正镜度之和就是近用屈光矫正镜度。近用屈光矫正镜的透镜性质，既可以为正透镜，也可以是平光镜，还可以是负透镜。被测者到底应当使用什么性质的透镜，这取决于被测眼的屈光性质、程度和附加镜度的大小的综合屈光状况。但是，近用屈光矫正镜不管使用什么性质的透镜，它在屈光矫正中的绝对正镜效能是不变的。

2. 视觉生理学作用

近用附加正镜度的透镜光学作用，一定要在人眼的生理光学上发生某种效能。否则，他就不会被应用在屈光矫正中。那么，它在生理光学上到底起了什么作用呢？

（1）缩短视距 使用近用附加正镜度，在生理光学上的第一个作用就是可以使视距缩短。这是因为视线经附加正镜度发生了会聚作用，这就能使人们看到更近距离的目标。如图 8-4(a) 所示是在未使用近用附加正镜度时，被测眼看到的是 A。在使用近用附加正镜度后，被测眼本应看到 A 点的视线，经附加正透镜的屈折，就会会聚到 B 点[图 8-4(b)]。这就说明：AB 线段就是使用正镜后视距缩短的长度。这种使视距缩短的作用正是近用附加正镜度矫正老视眼最基本的原理。

（2）减少调节的使用 当不使用近用附加正镜度时，被测者要想将看到 A 点的视线转移到 B 点，就必须进行调节（将晶状体变凸），如图 8-5(a) 所示。倘若，使用近用附加正镜度后，被测者无需使用调节（将晶状体变凸），就可以将看到 A 点的视线转移到 B 点[图 8-5(b)]。这应当是近用附加正镜度在生理光学上的第二个作用，有以下两种作用形式。

① 弥补、替代调节。对于调节力不足（如调节衰弱）、缺乏调节力（80 岁以后

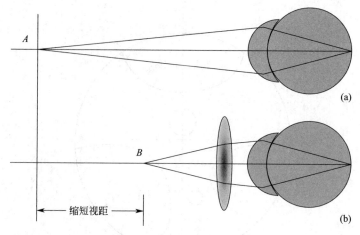

图 8-4　近用附加正镜度的作用——缩短视距

老年人）者，近用附加正镜度所发挥的作用就是弥补或替代调节的作用。正是这种作用解决了这类被测者的视近困难和因调节不足所致的视觉疲劳。

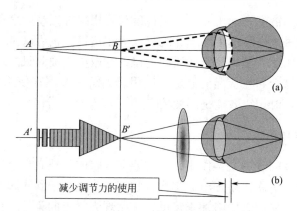

图 8-5　近用附加正镜度的作用——减少调节

② 减少调节力的使用。对于调节力并不缺乏者，使用近用附加正镜度则是为了减少调节力的使用，以便保存更多一些的调节储备。这种应用所期望的作用有以下两个。

第一，为了减少近距工作者高强度案牍工作中的视觉疲劳发生。如使用办公用眼镜提高文案工作人员的工作效率。

第二，减少过度调节诱发的生理变化的可能性。如使用低度凸透镜（单光低度正镜度眼镜、双光眼镜、渐进眼镜）对近视眼预防与控制应用的探索。对这种探索，有两个认识：

　　a. 只要未证实这种方法是有害的，就应当允许有人去探索；

　　b. 近视眼的发生的环境因素学说只要不被推翻，低度凸透镜对近视眼预防与控制价值就有可能被证实。

第二节 老视眼的屈光矫正与检测

老视眼是随年龄的增长所发生的因调节力衰退、近点距离增大而必然出现的一种以视近困难为主的视觉生理现象。老视眼在视觉上的症状会依次表现如下。

① 早期：近距工作需要较强的附加照明（提示老视眼发生的信号）。

② 中期：视觉疲劳（阅读审行、跳字、暂时性视觉模糊）、近距工作不能持久。

③ 晚期：因视近模糊而导致阅读距离的自主性逐渐增大，直至无法阅读。

通常情况下，早期可以算是老视的朦胧期，这是被测者感到困惑和苦恼的时期，这一时期大部分人不会意识到已经发生了老视现象。中期也可以叫作老视的觉醒期，这一时期的被测者经别人的提醒会意识到老视现象的问题，有一部分人会主动接受老视现象的矫正。老视现象的晚期可以称为老视的理性期，这一时期所有的被测者都会使用老视眼镜进行矫正。

一、老视眼的屈光矫正

老视眼的屈光矫正，经常会被认为：仅是一个戴用老花镜的问题。这是不正确。老视眼同屈光不正眼比较，尽管不算是一个复杂的问题，但也不是一个一副老花镜就可以解决的问题。老视眼的屈光矫正至少应当从以下 2 个方面来认识。

1. 老视眼的矫正原则

验光师在对老视眼的屈光检测与矫正方案制订中，必须遵循两个原则：正确的矫远，合理的矫近。

（1）正确的矫远　正确的矫远就是要正确地矫正被测者视远时的屈光不正。这是因为老视眼的正确矫正是以远用屈光矫正镜度为基础的。只有后者正确，才能为前者的正确创造条件；而后者不正确，前者因没有基础就不会准确到位。这就好比在坚实的地基上，建造的房屋组合体一定会被叫作楼、阁；倘若要在水上建造房屋，水上的房屋组合体一定不会被叫作楼、阁，只能叫作舰、船。

假如将老视眼的屈光矫正视为盖楼的话，这座楼的坚实基础就是对远用屈光状态的正确矫正。显然，远用屈光不正的正确矫正离不开规范的验光，这方面的内容，已经在前文中进行了讨论，在此不再赘述。

这里需要特别说明的是，在第一次使用老花镜之时一定要进行验光。未经验光而采用直接购置单光老花镜来矫正老视眼的做法是欠妥的。当然这种做法可能，甚至可以解决一些实际问题。但是，也会存在潜在的一些危害，这种不是建在坚实"地基"上的"房屋"，本身就不是可以长期"生活的居住地"。

(2) 保留全部调节力的 $\frac{1}{3} \sim \frac{2}{3}$ 作为储备　所有人都明白一个道理：做事应当留有一定的余地。对老视眼的矫正也是如此。从眼-视光学的实践看，在对老视眼的视近屈光矫正中，应当为被测者保留全部调节力的 $\frac{1}{3} \sim \frac{2}{3}$ 作为储备是合理的。当然，保存的调节储备越多，其屈光矫正的舒适度也就会越高，保存得越少其效果也会越差。至少应当为被测者保留 $\frac{1}{3}$ 的调节储备，这是保证被测者近用屈光矫正舒适效果最基本要求，是眼-视光学界的共识。

2. 合理的近用屈光矫正镜度

什么是合理的近用屈光矫正镜度呢？使用大家公认的又被屈光矫正实践所证实的方法获得的近用屈光矫正镜度就是合理的。眼-视光学界推荐的计算公式为

$$D_N = \frac{1}{l_f} - \frac{1}{l_n} - (\frac{1}{3} \sim \frac{2}{3}) A_c, \text{ 或 } D_N = D_D - D_n - (\frac{1}{3} \sim \frac{2}{3}) A_c$$

公式中，D_N 为近用屈光矫正镜度；l_f 为远点距离；$\frac{1}{l_f}$ 为远点距离的倒数（即远用屈光矫正镜度）；l_n 为习惯工作距离；$\frac{1}{l_n}$ 为习惯工作距离的倒数——即调节度（习惯工作距离在光学作图与计算中的取值方向均为负数）；A_c 为被测眼的调节幅度；D_D 为远用屈光矫正镜度；D_n 为习惯工作距离必须使用的调节力；公式中的 $\frac{1}{3} \sim \frac{2}{3}$ 表示的是建议使用调节力的比例范围。

眼-视光学界认为：使用 $\frac{2}{3}$ 调节幅度计算出来的 D_N 就是最基本的合理近用屈光矫正镜度。计算出来的屈光矫正镜度与镜度递增级数有偏差时，则要进行必要的镜度修正，修正后的屈光度才是书写在处方上的近用屈光矫正镜度。

例如，被测者，50 岁，远用屈光矫正镜度为 $+3.00DS$，习惯工作距离为 $-0.25m$，被测者的近用屈光矫正镜度是多少？规范的计算过程如下。

已知：$D_D = +3.00$，$l_n = -0.25$（$D_n = -4.00$），查表 $A_c = 2.5$（见表 7-4）。

求：D_N

公式：$D_N = D_D - D_n - (\frac{1}{3} \sim \frac{2}{3}) A_c$

计算：$D_N = +3.00 - (-4.00) - \frac{2}{3} \times 2.5 = 5.333DS \approx +5.25DS$

处方镜度：$D_N = +5.25DS$

倘若被测者为近视眼，$D_N = -0.75DS$。

从以上计算结果看，两者的近用附加正镜度均为 $+2.25DS$。也就是说，只要在

同等的调节幅度条件下，不论被测者屈光性质是近视、还是远视，被测者的近用屈光矫正镜度值都是远用屈光矫正镜度值与一个恒定的近用附加正镜度值的和。

3. 影响近用附加正镜度的因素

提到近用附加正镜度，就不能不涉及影响近用附加正镜度的因素。当人们谈论到这一问题时，总是会提到年龄越大附加正镜度值也越大。应当说，年龄与附加正镜度的关系只是一种现象，而对附加正镜度可以发生决定影响作用的应当是以下两个因素。

（1）调节幅度 从生理学角度看，工作距离确定以后，近用附加正镜度仅与调节幅度有关。一般情况下，调节幅度与年龄存在着一定的函数关系，只要找到两者间的关系，就可以找到近用附加正镜度与年龄的关系，这一关系式如下。

$$D_{add} = \frac{8}{30}(n-40)，或近似计算公式 D_{add} = \frac{1}{4}(n-40)。$$

倘若，按这两个公式进行计算，近用屈光矫正镜度与近用附加镜度都会发生一定程度上的变化。对前例用这三个公式进行了计算，结果列入表 8-1。

表 8-1　D_N 公式、D_{add} 公式和改良 D_{add} 公式计算结果的比较表

屈光性质	远视+3.00D			近视−3.00D		
计算方法	D	D_{add}		D	D_{add}	
		1/4	8/30		1/4	8/30
近用屈光矫正镜度	$+5.33\dot{3}$	+5.500	$+5.66\dot{7}$	$-0.66\dot{7}$	−0.50	$-0.33\dot{3}$
近用附加正镜度	$+2.33\dot{3}$	+2.500	$+2.66\dot{7}$	+2.333	+2.500	$+2.66\dot{7}$
调整后的 D_N	+5.25	+5.50	+5.75	−0.75	−0.50	−0.25
调整后的 D_{add}	+2.25	+2.50	+2.75	+2.25	+2.50	+2.75

当读者看到这张表时，也许就会出现一个问题：这三种方法中哪种方法才是最准的呢？只要大家稍稍回顾一下眼-视光学的历史，就会发现：三种方法提出者都是根据各自的材料对正常眼调节域进行统计平均处理的结果，应当说都具有较高的可信度。但是，具体到某一个被测者，就不一定是准确的，尤其是偏离平均值较大的人，可能哪一种方法都不适用。那么怎样做才能完全适合于具体的被测者呢？方法只有一个：精确测定眼的远点、眼的近点，精确确认工作距离。只有使用这样的数据进行计算才能获得最适用的近用屈光矫正镜度。

那么，这些计算公式还有用吗？应当说，这些公式的实用特性还是客观存在的。这些计算公式的使用可以简化操作程序，但是也需要用精确测定眼的远点、眼的近点、精确确认工作距离和计算作为补充。这才是一名验光师在验光中应具备的观念和态度。

（2）镜眼距离 镜眼距（d）对注视调节力的影响是眼-视光学中最容易被忽视的问题之一。但是这一问题对调节力的影响又是不应当被忽视的，尤其是高度屈光不正矫正。这一问题在隐形眼镜的矫正中，这种影响为零，这是因为 $d=0$。但是，当使用普通眼镜时，$d>0$，这种影响就会发生。就会表现为：在完全矫正的情况下，不同的屈光矫正镜度对同一注视点所使用的调节力就会不同。可以反映特定距离、镜-眼距与注视调节力的关系的公式如下。

$$A_f = \frac{1}{-k(1-2dD_f)}$$

式中，A_f 为屈光矫正后对特定注视点使用的调节力；k 为特定注视距离；d 为镜-眼距离；D_f 为远用屈光矫正镜度。

根据上述公式，对使用 $d=0.012m$ 的眼镜进行屈光矫正后，对不同屈光矫正镜度进行了计算，其中 0.00DS 的注视点调节力为 4.0D($k=25cm$)。其他不同的屈光矫正镜度对 $k=0.25m$ 的注视点所使用的调节力的计算结果如表 8-2 所列。

表 8-2　矫正后 0.25m 视距注视调节力与矫正镜度间的关系 （$d=0.012m$）

远视眼	D_F	+2.00	+4.00	+6.00	+8.00	+10.00
	A_f	4.20	4.42	4.67	4.95	+5.26
近视眼	D_f	−2.00	−4.00	−6.00	−8.00	−10.00
	A_f	3.82	3.65	3.50	3.35	3.22

表中的数据向大家传递了一个有关框架眼镜的信息：对同一注视点，远用屈光矫正镜度越趋近于负镜度，所使用的调节力越小，而越趋近于正镜度，所使用的调节力就会越大。这也就提醒大家：不同的远用屈光矫正镜度发生老视眼的时间是有差异的。而同一年龄、不同的远用屈光矫正镜度合并有老视眼的被测者所要使用的近加镜度也是有差异的。

二、近用附加镜度简单确认法

近用附加正镜度应怎样确定呢？从难易程度进行划分，这些方法可以分为两类：一类是简单确认法（经验法、尝试法）；另一类为精确测定法（蜂窝状视标检测法、近距交叉十字测试法）。

1. 经验法

表 8-3　年龄与老视眼近用附加镜度关系一览表

年龄/岁	40	45	50	55	60	65	70
近用附加镜度/D	+0.50	+1.00	+2.00	+2.50	+3.00	+3.25	+3.50

所谓经验法，就是根据绝大部分人在不同年龄使用近用附加正镜度的基本规律，来确定被测者使用近用附加正镜度值的办法。镜度的选择见表 8-3。这种方法对正视眼并发老视眼的绝大多数被测者，特别是对散光成分比较小的被测者来说，是比较有效的。

使用这种方法最多的是眼镜零售店铺老花镜的销售者，是作为向购买者推荐第1副试戴用花镜的基本方法。销售者在使用这种方法时一定要与试戴法相配合。

应用这种方法选用老花镜的人，一般为正视眼、轻度远视眼并发老视眼者。通过这种方法可以使老视眼被测者获得比较清晰的阅读视觉，眼镜也会令戴用者获得比较舒适的视觉效果——相对于未使用眼镜前。但是，通过这种方法难于保证所选用的眼镜与被测眼在眼-视光学矫正上的合理性。万不得已用这种方式进行老花镜的选择时，验光师一定要告知被测者要亲自试戴，并在专业人士的指导下予以验证，才会取得更加满意的老视矫正效果。

2. 试戴法

试戴法是在选用老花镜中使用最多的一种方法。这个方法，就是请被测者通过对若干副老花镜实际戴用，对各副老花镜的视觉效果进行比较，选择视觉效果最好的一副作为戴用镜的办法。在使用这种方法时应当注意以下两个方面的问题。

（1）试戴法应用的条件　使用这种方法应当在专业人士的指导下进行为宜（除非戴用者自己就是专业人士）。应当注意以下几个条件。

① 合理、易于分辨的镜度差。提供被测者进行视觉比较的若干副老花镜，其相邻镜度差应≥0.50D。选用镜度过小，比较次数又过多时，往往会导致对相邻镜度的老花镜在视觉效果判断的敏锐度。

② 注视目标大小适当。使用这种方法协助戴用者选择老花镜，所使用的注视目标应选择小五号字、五号字和小四号字的读物作为注视目标。对有阅读报纸（如《参考消息》《北京晚报》《老年文摘》等）杂志（如《读者》《奥秘》）习惯的人应选用小五号字的读物；而对于有大量阅读书籍习惯的人，选择五号字的读物作为注视目标就可以了。在试戴法中不建议选用《近用视力表》作为辨别工具。

③ 试戴环境照明应充分　倘若场所较暗，应当使用有效的近用照明灯作为辅助照明。

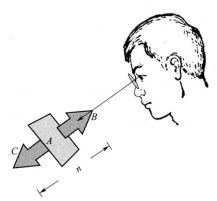

图 8-6　视距调整法示意
注：A 为正常工作视距目标；B 为可以看清但不能长时间注视的视距目标；C 为能分辨的物体的距离；n 可以获得满意视觉的范围

（2）视觉效果的比较方法

① 镜度的更迭以先粗后精为宜：在请被测者试戴中，一定要采取先用镜度差较大的眼镜进行粗选，确定大致的应用范围；再使用镜度差较小的眼镜进行精选的办法进行。这是保持被测者最佳视觉分辨力比较有效的方法。

② 在视距调整中选择试戴镜度。指导被测者进行选择不是被动的，而应当是主动的。验光师在指导中，应当适时调整读物与被测者的视距（图8-6）。当清晰辨认读物的距离过大（>0.3m）时，说明被测者所使用的老花镜的正镜度不足，应换用

较大镜度的老花镜进行试戴；当清晰辨认读物的距离过小（＜0.2m）时，说明被测者所使用的老花镜的正镜度过大，应换用较小镜度的老花镜。这就为加快检测速度，保持被测者最佳的视觉分辨状态创造了条件。

③ 留有余地。在进行老花镜的试戴选择中，一定要注意为被测者选择留有一定调节余地的镜度。这里只介绍最简单的留有调节余地的操作方法。如图8-6所示，当被测者试戴某一镜度的老花镜，倘若既能看清楚 A，也能看清楚 B，我们让被测者在注视 A 点时使用这副眼镜，这就为被测者保留了一定的调节余地，这样使用这副老花镜当然就会舒适。那么，B 点的位置在哪里呢？显然这是关键。除非特殊需要，这个点距注视眼的距离为 0.2～0.3m。这里之所以未给出确切的单一数值，是考虑到不同的被测者，习惯视距不同，该点的位置也就不会一致。因此，验光师要根据被测者具体的习惯视距来确定 B 的所在位置。

在应用试戴法进行老视镜度检测时，还可以用动态检影或近距红绿试验来提高检测的精度。

三、精确测定法

通过前述方法对老视眼进行近用屈光矫正镜度和近用附加正镜度选择与确认，对相当一部分发生老视的被测者都应当是十分有效的方法。但是，随着社会分工的细化和近用工作在职业操作中所占比例的不断增大，也出现了对近用屈光矫正镜度和近用附加正镜度的精度产生了更高需求的现实与可能，这就是在确定近用附加正镜度检测法分类时，将其分为简单确认法与精确测定法的原因。在此，仅介绍眼-视光学专家一致推荐的融合交叉柱镜测定法。

1. 初步检测

在进行近用附加正镜度精确测定之前，一定要做好精确检测前的准备工作。精确测定，就是在不够精确测定值的基础上，对不够精确的镜度值进行处理——调整修正的过程。也就是说，"精确测定"是对初步近用附加正镜度进一步精雕细琢的测定过程。所谓初步检测，就是要寻找到放入到"精确测定"的过程中，能够被精雕细琢的初步近用附加正镜度数值。

表 8-4　根据年龄与屈光状况选择试验性近用附加正镜度参照表

屈光性质 年龄/岁	屈光类型		
	正视眼、近视眼	低度远视眼	高度远视眼
33～37	—	—	+0.75
38～43	—	+0.75	+1.25
44～49	+0.75	+1.25	+1.75
50～56	+1.25	+1.75	+2.25
57～62	+1.75	+2.25	+2.75
≥63	+2.25	+2.75	+3.25

前文中所介绍的经验法、试戴法，以及前一章调节幅度法都可以作为确定初步近用附加正镜度的方法。见表 8-4 中的参数体系，这是一种更为精确的确定初步近用附加正镜度的方法，验光师只要根据被测者的年龄和屈光状况，就能从表中找到与其情况相对应的确定初步近用附加正镜度值。

2. 精确测定

这项检测最好是在综合验光仪上进行。将综合验光仪的镜度设置为：远用屈光矫正镜度；并将交叉圆柱镜（+0.50/−0.50）置于双眼检测位（其负轴位于 90°）；将视距调整杆置于最大集合位。将融合交叉视标（十字栅格视标，即 FCC 视标）悬挂在近距测量杆上，设定距离为 0.4m。确认被测者处于双眼同视状态，并向被测者简要介绍检测方法。

（1）预备检测　这一步检测既可以作为测定初步近用附加正镜度的方法，也可以作为调整初步近用附加正镜度值初步精度的方法。两种应用方法的操作方式相同。不同的是综合验光仪镜度的设置：前者使用的是远用屈光矫正镜度；后者使用的是试验性近用屈光矫正镜度（即远用屈光矫正镜度与初步近用附加正镜度之和）。检测时首先给予近用辅助照明。

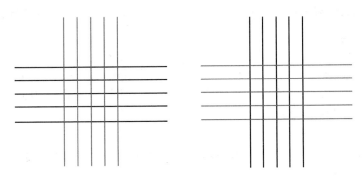

水平线清晰:双眼同时递加+0.25DS,
停止正镜度加入信号:垂直线转清晰

垂直线清晰:降低照明、终结检测。
垂直线始终清晰:复核远用屈光度

图 8-7　融合性交叉柱镜检测镜度调整要点

① 引导注视比较。引导被测者注视 FCC 视标，并报告是垂直线条清楚，还是垂直线条清楚，见图 8-7。

a. 如果报告清晰度是：垂直＞水平。则关闭近用辅助照明，翻转交叉圆柱面镜后作比较。

Ⅰ. 若仍垂直＞水平，测量调节超前量，记录调节超前值并标明：垂直偏好。终止检测。

Ⅱ. 若转为水平＞垂直，或水平＝垂直，则调整附加镜度。

b. 如果报告清晰度是：水平＞垂直，或水平＝垂直，则调整附加镜度。

② 调整附加镜度。双眼同时以+0.25DS 进行递增，直至垂直＞水平。

③ 确定附加镜度。双眼同时减少正镜度（递减＋0.25DS），直至水平＝垂直。

④ 记录 FCC 镜度。确定并记录水平＝垂直时所加入的正镜度值，该值就是可作为初步近用附加正镜度的 FCC 值。

（2）N/P 测定　N/P 测定，即对被测者进行 NRA（负相对调节检测）/PRA（正相对调节检测）。NRA/PRA 测定既可以作为确定初步近用附加正镜度的方法，也可以作为其他检测法所确定的初步近用附加正镜度的验证方法和精确修正附加正镜度的方法使用。关于 NRA/PRA 测定即对初步近用附加正镜度精确修正方法，见后文的内容。

（3）试戴修正

① 模拟阅读试戴。将经精确修正的近用附加正镜度与被测者远用屈光矫正镜度联合并置入试戴眼镜架上，请被测者进行模拟阅读试戴。验光师通过观察与询问，及时了解被测者的戴用的视觉感受，并对近用屈光矫正镜度进行必要的调整。

② 个性镜度修正。个性镜度修正是指根据被测者的习惯阅读距离与姿势、身高与臂长等因素进行镜度的修正。例如，习惯于上身保持垂直方向进行阅读的人，其习惯阅读距离就会偏大，就需要适当减少近用附加正镜度；相反，其习惯阅读距离就会偏小，就需要适当加大近用附加正镜度。身高较高、前臂较长的人，习惯阅读距离也会偏大；相反，其习惯阅读距离就会偏小，显然需要对近用附加正镜度进行适当调整。

3. 确定处方

通过模拟阅读试戴与个性镜度修正后，经被测者再次阅读试戴，没有明显的不舒适感觉，就可以确定：被测者所试戴的最终镜度，就是配置眼镜的近用屈光矫正镜度。此时，验光师开具处方有以下三种形式。

① DV&NV。处方上分别书写：远用屈光矫正镜度、近用屈光矫正镜度。

② DV&add。处方上书写：远用屈光矫正镜度和近用附加正镜度。

③ NV。这种处方只书写近用屈光矫正镜度。

在以上三种书写形式中，使用 DV&add 书写形式的验光师最多。使用 DV&NV 形式者，大多是在强调必须分别配制远用与近用两副眼镜时使用，其潜在建议就是：该被测者不宜选择双光眼镜和渐进眼镜（这类被测者一般都会存在视远与视近双眼视功能的明显差异）。第三种形式仅用于单纯配制和选购老花镜。

四、近用附加正镜度检测应注意的问题

在近用附加正镜度的检测，以及戴用的指导中，验光师应当注意以下两个问题。

1. 视距与镜度

在老视眼的屈光矫正中，视距与镜度之间是有明显的联系的：视距越小，需要使用的近用附加正镜度就较大；而视距越大，需要使用的近用附加正镜度就会相应较

小。也就是说，同样的近用附加正镜度在不同的视距使用其视觉效果是不同的。对于这种视觉效果的差异，几乎所有使用近用附加正镜度者都会明显感觉到，在不适宜的距离使用就会出现视物不清、视觉疲劳等现象。

因此，验光师在进行近用附加正镜度检测时，一定要了解清楚被测者习惯使用的阅读距离，也一定要了解配制这副眼镜的用途。之所以要了解配制眼镜的用途是因为：老视眼阅读需要使用具有近用屈光矫正镜度的眼镜。但是，使用具有近用屈光矫正镜度的眼镜的目的不一定就是阅读。这个道理，验光师必须清楚。

2. 使用范围与近用附加正镜度

当被测者戴上新配制的眼镜后，都会在惯性思维的模式下使用这副眼镜，往往会认为什么地方都可以一览无余。在戴用老视眼镜以前，被测者的远距离视力是没有问题的——这就是人们在生活中多年以来所形成的视觉经验与思维定势。但是，在初次使用老视眼镜时，这种经验失效了。在这种情况下，人们总是期望在自己新的镜-眼视觉模式下找回自己的视觉经验，这种愿望是可以理解的。但在新镜-眼视觉模式下找回视觉经验的愿望又是不可能实现的，即使是使用双光眼镜、渐进眼镜也只能是获得一定程度上弥补而已。双光眼镜必定有一个视野水平缺失（或重叠）的问题，而渐进眼镜也有周边区像模糊的问题。

上述原因的存在，常会引起初次使用老视眼镜的人的咨询。因此，对初次使用老视眼镜的人，验光师都应当给予必要的戴用指导，教会戴用者正确使用老视眼镜的方法，当然也包括告知老视眼镜使用范围。这种指导与告知应当是属于验光师职责之内的服务行为。

第三节　老视眼的屈光矫正与渐进眼镜

一、老视眼屈光矫正方案的制定

对老视眼进行屈光矫正，到底采用什么样的方案？对于准备接受老视眼屈光矫正的人来说并不清楚，在相当大的程度上是要听取验光师的介绍，根据验光师的介绍来确定老视眼屈光矫正方案取向。这样做的方法本身并无不当，但关键是验光师的准备让被测者接受的矫正方案的取向是否适当。

1. 渐进眼镜矫正方案

在当前老视眼的屈光矫正中，有不少验光师会向被测者推荐使用渐进眼镜。这一方案是当前老视眼矫正方案中最为理想的一种。但是，如果说这种方案是一种完美的方案是不妥的。任何事物都会有自身的优点，也会有自己的不足，渐进眼镜也是如此。那么，渐进眼镜到底有哪些优势与劣势呢？其主要的优势与劣势介绍如下。

（1）渐进眼镜在老视矫正中的优势

① 在远距离到近距离的中央视野空间都可以获得清晰的视知觉。

② 镜面外观分界不明显，视觉美观。

③ 没有视野水平缺失（或重叠）现象。

以上三个方面的优势，正是验光师推荐渐进矫正方案时，应当强调的生理光学和心理效应的原因。但是，验光师在推荐这种矫正方案中，应当注意的问题是：不要让被测者产生不现实的期望值。例如，验光师在介绍渐进镜片时，被测者往往会对渐进眼镜清晰视觉产生所有距离、所有方向都有清晰视觉的感受。这种误解的产生很大程度上是由于验光师对渐进镜片的介绍过于片面所致。

（2）渐进眼镜在老视矫正中的劣势

① 渐进镜片的周边区在视觉上的清晰度是较差的。这是因为该区域是屈光度变化相对较大又相对比较集中的区域。

② 中距离与近距离的视野比较狭窄。

③ 镜片水平方向的屈光变化，可以导致双眼扫视运动中的视觉上的"涌动知觉"现象。

以上三种渐进镜片的劣势，是渐进镜片在设计方案中的特征所决定的。如今，人们还没有找到完全消除这三个方面劣势的办法，在推荐渐进眼镜矫正方案时，提到劣势可能就会有好多人不配了。不说又容易产生误解。这是一件很难把握尺度的事情。所以说，对戴用者做好初戴的指导，教会合理的使用就成为实施渐进眼镜屈光矫正的关键问题。

2. 双光眼镜矫正方案

双光眼镜矫正方案也是一种不错的矫正方案。但是它的镜片在视觉外观上有一明显的近用区边界，在这个边界上同样存在视野缺失（或重叠）现象，而且呈现为与子片形态一致的被放大了的视野缺失（或重叠）环。这种眼镜与渐进眼镜比较，其优点是价格相对便宜。但从渐进镜片逐渐普及以来，这种镜片有视野缺失（或重叠）现象、容易暴露年龄过大的问题逐渐被眼镜使用者所发现。因此，当前配制双光眼镜的人比过去要少。

3. 单光眼镜矫正方案

单光眼镜是指用镜片上只有一个单一球面镜度的镜片制作的眼镜。这种镜片有四种形式，即正球面透镜、正球-柱面联合透镜、负球面透镜、负球-柱面联合透镜。使用单光眼镜对老视眼进行屈光矫正的优点如下。

① 价格低廉。

② 视觉垂面的视野范围较大。

③ 通常情况下适应时间较短。

④ 这种眼镜适应范围很大，没有禁忌证。

但是，单光眼镜最大的劣势就是使用不方便，频繁摘、戴，换用眼镜让人感到麻烦。

二、渐进眼镜矫正老视与预防控制近视的问题

1. 渐进眼镜的适应证与禁忌证

（1）渐进眼镜的适应证　渐进眼镜的适应证为：调节不足，老视眼则是应用渐进眼镜的主要对象。在渐进眼镜适应证控制方面，一定要了解以下在最初使用中被测者对渐进眼镜的接受程度上的相关比较信息。

① 近视眼接受率较高，远视眼的接受率相对较差，混合散光者接受率明显偏低。

② 近用附加正镜度≤2.00D 者接受率较高，>2.00D 者初戴接受率有所下降。

③ 戴过眼镜的人接受程度较高，尤其是戴用过老视眼镜者更易于接受，戴过双光镜的被测者接受程度最为良好。

从渐进眼镜实际验、配、适工作的实践看，在最初戴用这种眼镜的人中，有80%～90%的人能够最终达到舒适戴用的目标。

（2）渐进眼镜的禁忌证　就渐进眼镜的戴用而言，并无特别严格意义上的禁忌证。渐进眼镜验配工作中经常说到的禁忌证，应属于相对禁忌证。假如被测者存在以下问题，应做到不向其推荐使用渐进眼镜，这些被测者中对渐进眼镜的接受率是比较差的。

① 双眼屈光参差>±2.00D；

② 双眼散光轴不对称者；

③ 双眼高度参差≥2mm 者；

④ 晕动病；

⑤ 外隐斜及外斜视者；

⑥ 行走中头部摆动幅度过大者；

⑦ 有眼镜适应困难史者。

2. 屈光检测

为被测者配制渐进眼镜，对验光师来说，在屈光学检测方面应当注意的问题包括：远用屈光矫正镜度、远用瞳距及瞳高标记。

（1）远用屈光矫正镜度　对于准备配用渐进眼镜的被测者，必须对远用屈光矫正镜度进行精确的检测，必须获得屈光平衡条件下的被测者双眼的屈光矫正镜度。这是配用渐进眼镜后可以获得相对比较舒适的戴用感受的最为基本的要求。

（2）远用瞳距　渐进镜片上光学平面结构的数据是预先设定的。假如瞳距测量错误，虽然通过镜片远用区域视远不会有什么问题，但是视近时就会使视线落入周边区，使视近的视觉质量下降，还会出现视像涌动现象。测量远用瞳距最好使用瞳距仪进行检测。

（3）渐进镜片的试戴　渐进眼镜的屈光检测中，验光师还应使用渐进镜片的试戴镜片，对被测者的戴用接受程度进行相应考察。

① 让被测者使用渐进镜片的视远区域进行行走试戴；

② 让被测者使用渐进镜片的视近区域进行阅读试戴；

③ 引导被测者在正视前方的条件下，进行远距离到阅读距离的交替注视。根据试戴的主观感觉及接受程度，确定渐进眼镜使用与否。

3. 验光师最常被问及的问题

（1）关于戴用渐进眼镜的适应问题

① 渐进眼镜是否需要有一个较长的适应过程？

答：一定要有一个适应过程。但是这个过程并不长，一般在（7±3）天。倘若适应期长于 15 天，说明不适应，与被测者的适应能力无关。

② 戴用渐进眼镜，有不需要适应期的人吗？

答：有。我国当代屈光学的先行者徐广第先生在戴上眼镜的瞬间，通过头位前后的轻轻摇动来寻找与注视目标相对应的镜片上的位置。被服务的对象中，验光师出现不需适应就可以无任何不舒适感受者是难得一见的。

③ 适应的过程是怎样的？

答：从渐进镜片的特征和人眼的运动规律看，戴用渐进眼镜的以适应的过程就是人眼的运动顺应渐进镜片的光学特征的视觉探究过程。当人眼的运动规律在最大程度上顺应了渐进镜片的光学特征之时，就是舒适戴用渐进眼镜的开始。

（2）关于应用渐进眼镜的验光问题

① 戴用渐进眼镜对远用屈光矫正镜度的要求是什么？

答：戴用渐进眼镜，应给予获得双眼单视的最佳视觉效果的最高正镜形式的屈光矫正镜度。

② 确定近用附加正镜度，验光师应注意什么？

答：关于近用附加正镜度，有的厂家主张给足，有的厂家主张低给。那么到底应当怎样给呢？客观上说，这并不是一个可以绝对化的问题，而是要看你帮助被测者选用的渐进镜片特征而定。有以下两个关键点需要把握住。

a. 渐进通道促短者，可以给予相对较足的近用附加正镜度；

b. 渐进通道冗长者，近用附加正镜度就应当适当低给。

这样处理的原因是，过低的眼位在注视过近的目标时容易引起视觉疲劳，适当降低近用附加正镜度，可以使被测者在 35cm 左右处进行阅读，也就可以避免过度集合引发的视近时的不舒适。

③ 渐进眼镜对瞳距测量的要求是什么？

答：定配渐进眼镜的瞳距，必须保证被测者在视远到视近的注视转换中，被测者的视线轨迹在渐进通道之中。通常情况下，处方上记录的瞳距与实测瞳距一致。但是，当瞳距≥70mm 或瞳距≤50mm 时，则应适当减小或适当增大标称瞳距，只有这样才能保证被测者在视远→视近的注视转换中视线处于最为合理的状态中。

④ 通过减少、去除散光度可以提高渐进眼镜的戴用舒适度吗？

答：可以。但是，这需要戴镜者用牺牲一定程度的清晰分辨力和原态视像效果的代价换取。这样的代价值不值？从经营业绩看，这种做法是可取的；但从视知觉的质量而言，这种方法则显得有些得不偿失。在青少年被测者中这种方法应列为禁忌。

（3）关于远、近用屈光矫正镜度的应用问题

① 初戴者为什么看脚下时会不适应？

答：通常情况下，被测者看脚下目标时，是以眼的调节和适宜的头位变化作为基础的。但是，戴用渐进眼镜后，被测者仍以习惯的头位予以支持，但是眼自然调节的条件没有了，这就形成了戴用者用习惯的头位和阅读镜度观察脚下的目标，也就导致了被测者只能看到被放大的视像。避免这一视像知觉变化的方法，就是教会被测者用渐进镜片的远用区观察脚下的目标。

② 渐进镜片的盲区在哪里？

答：渐进镜片没有盲区存在。有些人所说的盲区，是指周边区（图 8-8）。周边区并不盲，通过这一区域进行注视时，大部分人感觉到的是视像有些模糊。有个别人可能还能感觉到视像有些分离。应当说，这一区域不适于进行双眼的高分辨性注视，应作为中央视区的引导区予以使用。

③ 双眼的近用附加正镜度能达到多少？

答：当前，渐进镜片的近用附加正镜度最高值为＋3.50D。双眼所给予的附加正镜度值应当相等。否则，就容易在视远到视近的视觉转换中，因双眼调节力的不均衡而诱发视觉疲劳的发生。

（4）渐进眼镜使用的视觉效应

① 远用区看东西的感觉是一致的吗？

答：不一致。远用区接近眼镜架的区域存在肉眼可分辨的色散现象。

② 镜片视野的总的景观是怎样的？

答：通过渐进镜片不同的区域看到的景观是不一样的。如图 8-8 所示对不同区域的编号为序，其各部的景观视像如下。

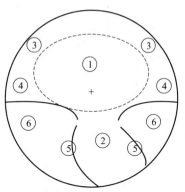

图 8-8 渐进镜片视野景观分区示意

a. ①区是视远用的中央区域，范围最为宽广，该区视像景观正常。

b. ②区是视近用的中央区域，范围较小，该区视像呈现放大景观。

c. ③区为视远用的边缘区的上部，范围狭窄，所看到透视线略呈弓面向下自远方以弯曲形态指向近端上方。

d. ④区为远用区与周边的相邻区域，该区域所见到的透视线呈一条直线。

e. ⑤区是近用区与周边的交界带，一般说交界带的景观境界并不清晰。对于使用短通道和近用区较宽渐进镜片者，这一模糊境界不经提示很难被发觉。

f. ⑥区为周边区，在视野景观上所产生的效应，恰好与③区相反。

③ 为什么使用渐进眼镜躺着看书会不太舒服？

答：这种现象大多出现在已经使用较高的近用附加正镜度的情况下。这是因为，躺着看书时头位的活动度受到限制，阅读视线通过镜片的位置相对较高，这就会使戴用渐进眼镜躺着的阅读者无法正确使用近用区。这就是戴用渐进眼镜躺着看书不太舒服的原因。

4. 渐进眼镜在近视眼控制与预防方面的应用探索

应用渐进眼镜，开展近视眼的预防、控制工作，在从事验光配镜部门是一项被认为有作用，又不适于主动推荐的一种方法。

使用渐进眼镜进行近视眼的预防、控制，是要有一定的条件。也有一些尚未解决的问题，现将这方面的情况简介如下。

（1）预防、控制原理的信度　那么，使用渐进眼镜预防、控制近视眼的原理在信度上有把握吗？从近视眼发生的原因看，环境因素是近视眼发生的重要原因，这是一个至今仍被肯定的认识。在环境因素在近视眼发生上的作用没有被更新之前，使用渐进眼镜，通过减少视近使用调节力预防、控制近视眼是很值得探讨与研究的问题。

（2）近用附加正镜度的取值　现在被称为专为预防、控制近视眼设计的，已经在验配镜工作中经销的渐进眼镜，一共有以下四种。

① 苏拿-MC 近视控制渐进镜片，其近用附加正镜度为+1.50D；

② 宝利徕-GIK 青少年近视控制镜片，其近用附加正镜度为+1.75D；

③ 依视路-好学生渐进镜片，其近用附加正镜度为+2.00D；

④ 万新-"U视"青少年近视控制渐进镜片，其近用附加正镜度为+1.50D。

前两个品牌的配镜十字与近用参照中心的垂直距离为10mm。后两个品牌的配镜十字与近用参照中心的垂直距离为14mm，其中依视路-好学生渐进镜片还有一款为16mm。

以上四种产品，三种近用附加正镜度中，调节力储备较大的戴用者，应当使用近用附加正镜度较高的镜片；反之，则应使用近用附加正镜度较低的镜片。鉴于此，建议如下。

① 对学龄前的低于-1.00D 的近视眼，以使用近用附加正镜度+2.00D 的镜片为宜；

② 对小学生中的正视眼，也以使用近用附加正镜度+2.00D 的镜片为宜；

③ 对6～10 岁的-1.00～2.00D 的近视眼以使用近用附加正镜度+1.75D 的镜片为宜；

④ 对10～14 岁的-2.00～3.00D 的近视眼以使用近用附加正镜度+1.50D 的镜片为宜；

⑤ 对高于-3.00D 的近视眼，可以使用近用附加正镜度+1.50D 的镜片进行控制尝试。亦可以选择超短通道、近用附加正镜度+1.00D 的成年渐进镜片予以试用。

⑥ 对 14 岁以上少年近视眼，可以进行近视发展控制的尝试，可能效果稍差。一般认为，使用眼镜与否对 14 岁以上人的屈光发展影响不大。

（3）应用条件和使用方法　在使用渐进镜片预防、控制近视眼的这项工作，尽管原理相同，但是操作方法却是有差异的。这种差异主要表现在控制条件方面。

① 无限制条件的应用。这种方法的典型报告是李建平、王崴（盐城市中医院）：《渐变多焦镜治疗青少年近视的短期观察》。报告介绍了，应用渐进镜片对 1746 例青少年近视眼进行预防、控制观察实验 1 年后的报告。实验所选择的被观察样本年龄为 6～23 岁，样本的屈光度为 -1.00～$6.00DS$／-0.50～$4.00DC$。使用的渐进镜片的品牌及近用附加正镜度，报告中未提及。实验中，使用渐进眼镜的治疗组 1025 例（男 424 例，女 601 例），使用普通树脂镜片的对照组 869 例（男 424 例，女 445 例）。

结论：对照组中屈光度增加的 60.6%；治疗组仅为 3.9%。年龄小的中、低度近视眼控制效果明显好于年龄偏大、近视程度较高者。

② 设定限制条件的应用。温州医学院对应用渐进镜片预防、控制近视眼进行观察研究认为：渐进眼镜对近视眼的预防、控制是有作用的，这种作用有以下几种倾向。

a. 以低、中度（$-4.00DS$ 以下）近视眼为主要对象。高度近视作用不明确。

b. 伴有内隐斜的近视眼视的具有减缓近视度增长的作用。

c. 伴有外隐斜视的近视眼没有作用。

近视眼中，近距调节力≥集合力者应是配用渐进眼镜的最佳适应症。

（4）应用在现实中的反映　接受应用渐进眼镜进行近视眼预防的被测者比较少，应用于近视眼发展控制的被测者相对较多。绝大部分应用者认为这种方法是有效的，希望继续戴用。

验光师在接待主观反映有效的被测者时，明显感觉到这些被测者对渐进眼镜的作用的认识是一致的：渐进镜片的作用能够将近视发展控制在比较低的程度。

渐进眼镜是近年来发现并应用于近视眼预防、控制实际的一种方法。对这种方法的应用效果的认定尽管尚未统一，但是在有效随访观察条件下继续进行尝试性探索还是有必要的，其原因有以下四个。

① 这种方法的应用被界定为是安全的；

② 从已知近视眼的发生原理看，这种方法应当是有作用的；

③ 应用者的主观反映支持方法有效；

④ 仅仅从降低视近调节这一作用看，至少也应当有降低视疲劳的发生、提高工作效率的作用。

应用渐进眼镜对近视眼预防、控制研究与尝试的最终结果是什么，现如今不可能得出最终的结论。之所以有那么多人去尝试这种方法，是因为这种方法给予人们的是：对近视眼预防、控制工作结果的成功的希望和美好的憧憬。

第九章

瞳距测量

"瞳距"测量，是验光操作程序中一项非常重要的检测。关系到屈光矫正眼镜是否可以准确实现验光师矫正方案和圆满实现被测者配用眼镜目的的一个重要环节。但是这项检测又是最容易被忽视的。

第一节 瞳距、近用光学中心距

本章正文第一个词就是瞳距，但是却是一个加了引号的"瞳距"。这个引号绝非是别出心裁，而是确实有需要甄别的内容。这就得从瞳距、视线距与光学中心距的基本知识谈起。

一、瞳距与视线距

1. 瞳距

（1）瞳距的定义　瞳距是指两眼瞳孔中心的距离。如图 9-1 所示 a 所指的就是瞳距的实际距离的真实位置。

（2）瞳距与测量　在眼科实际检查和验光中，一般不会依据图 9-1 中 a 的方式来测量瞳距的。因为，确认瞳孔中心这个点是有一定难度的，实际检测中一般都是以图 9-1 中 b 的位置来进行检测的，也就是以右侧瞳孔的内缘至另一侧瞳孔的外缘的距离作为瞳距测量的两个基准点的。显然，实际测量中使用的基准测量点，从分辨方面看，显然要比中心更容易确认。

2. 视线与瞳距的关系

人是否通过瞳孔中心来注视目标呢？从严格意义上讲人眼在注视目标时，视网膜视中心凹与注视目标的连线应当是视线，视线与入眼的光线是有一个 4°~5°的夹角的。尽管这一夹角在瞳孔球面上所形成的偏差极小，而偏差是客观的，这就是我国眼屈光学当代的先行者徐广第先生强调视线距这一概念的根本原因。但是，测量视线距需要采用主观方法进行检测，而这种测量仪器至今尚未能在实际中使用，在进行验光时仍然只能使用瞳距这一概念来代替视线距的测量。视线距与瞳距的差异是极其微小的，对屈光矫正产生的差异是可以忽略不计的。也就是说，从视觉生理学而言，验光配镜应当使用视线距，但从屈光矫正效果与实际测量的可能性而言，测量瞳距则更具实际操作意义。

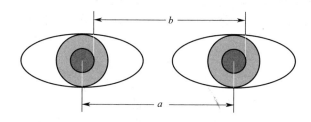

图 9-1 瞳距实际位置与测量位置

二、瞳距与光学中心距

1. 眼镜光学中心距＝瞳距

什么情况下，眼镜的光学中心距等于瞳距呢？应当说只有一种情况：戴镜者看无限远的情况下（图 9-2）。在眼-视光学中人为约定≥5m 就视同于无限远。因此，远用屈光矫正镜度是在 5m 的情况下进行检测与确定的。

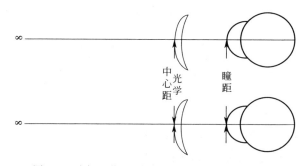

图 9-2 注视无限远时：眼镜光学中心距＝瞳距

但是，人眼必定是看不到无限远的，人们视力所及的距离必定是有限的。人们在注视某一物体时，眼球必定是存在一定程度内转的。因此，一些同行在瞳距检测后，更愿意将瞳距作适当减少再记入验光单中，此种减少一般会控制在 1~2mm。

2. 眼镜光学中心距≠瞳距

（1）普通眼镜的近用光学中心距　眼镜的光学中心距什么情况下不等于瞳距呢？应当说只要不看无限远，眼镜的光学中心距就不可能等于瞳距。这是因为人们在注视有限远的目标时，人们的眼球一定要以眼的旋转中心为轴心做内转运动。眼球只有内转，人们的双眼才会看到有限远的目标。当人们看到有限远的目标时，人们双眼的视线必然是会聚的，两眼视线间的距离，也一定是距离人们双眼越远的位置，距离越小；而距离人们双眼距离越近的位置，距离则会越大。只有放置在角膜上的隐形眼镜才可能有与近用瞳距一致的光学中心距。只要是普通眼镜，其光学中心距一定要小于近用光学中心距。因此，在配制近用眼镜中使用近用瞳距是不合理的。

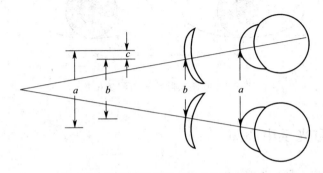

图 9-3　近用瞳距与光学中心距偏差示意

如图 9-3 所示，可以清晰地看出：a 是近用瞳距测量的距离长度；b 则是眼镜近用光学中心距的距离长度。而 c 则是单侧所产生的光学中心与瞳孔中心距离差，而瞳距减去光学中心距一定应当等于 $2c$。$2c$ 到底是多少呢？以 30cm 视近距离计算，对一般人来说，是在正确的远用瞳距的基础上减 5，即远用瞳距－5mm＝近用光学中心距。

多年来，人们认为远用瞳距减 2～3mm，甚至减 4mm 作为制作眼镜的光学中心距数值是不正确的。这样减出来的数据只能是视近时瞳孔中心的距离，与眼镜的光学中心距没有直接关系。

（2）光学中心距的简易计算　如何获得合理的近用光学中心距呢？一是正确测量；二是精确计算。关于测量的问题，将在第三节中予以介绍。在此根据远用瞳距的数据通过计算获得近用光学中心距的常数计算方法。

在测量出来远用瞳距后，如何才能计算近用光学中心距呢？一般以一个分式公式来供计算应用，这样的计算是不可能在验光中予以应用的。验光师从自身身份的角度出发也不愿意采取这种方式。基于此，现将这种公式进行简化，求出不同视距的计算常数。验光师只要将远用瞳距与一定视距的计算常数相乘，就可以得出正确的近用光学中心距。这些计算用常数如表 9-1 所列。

表 9-1　不同视距计算近用光学中心矩离的常数

视距/cm	计算常数	视距/cm	计算常数
25	0.903	50	0.949
28	0.912	60	0.957
30	0.917	70	0.963
33	0.924	100	0.974
40	0.937	300	0.991

例如，一个人瞳距为 70mm，采取减 2mm 的方式近用光学中心距为 68mm，只能适宜注视 100cm 视近距离的需求；减 3mm 时也只能适应约 55cm 视距的要求。而这个人在对 30cm 的目标注视时，所需要使用的近用光学中心距为 64.19mm，注视 25cm 目标所使用的光学中心距仅为 63.21mm。

表 9-1 中 30cm、33cm 应当是最常用的视近距离。25cm、28cm 则是书案工作者最习惯使用的视近距离。而 50cm、60cm、70cm、100cm，又是机械加工业最常使用的视近距离。对于一名比较有做派的被测者，尤其是领导者来说，大家可以想象一下，他在阅读文件与报告时，是使用 30cm 视近距离呢？还是使用 40cm 视近距离呢？应当说，在 40cm 视近距离，手臂伸得长一些时，感觉要好一些。这就说明，当验光师为被测者确定近用光学中心距时，一定要根据其工作性质、特点以及社会的形象需求来确定眼镜的工作距离与眼镜的光学中心距。

第二节　远用瞳距测量

远用瞳距是验光中一定要测量的一个数据，也是定制、装配屈光矫正眼镜所必不可少的数据。对于瞳距测量这项技能操作，不仅验光师应当正确掌握，而且眼镜经营单位与部门所有的与被测者打交道的人员，都应能准确无误的测量瞳距。尽管近年来，我国有关验光师的培训已经具有一定规模，也取得了很大的成效。但在眼镜验配镜行业中还有不少人，暂时尚不能用正确的方法对被测者进行瞳距测量。因此普及正确的瞳距的检测方法还是十分必要的。

一、远用瞳距概述

1. 远用瞳距的基本概念

远用瞳距的定义是：人的双眼在注视无限远距离目标时两侧瞳孔中心的距离。这只是单纯理论意义上的远用瞳距，但从实际检测的可能性而言，精确检测远用瞳距是受到一些条件限制的。若使用瞳距尺进行测量进行考察，可以影响远用瞳距测量精度的原因大致有以下三种。

（1）被测者注视的距离　被测者注视距离越大，所测量的远用瞳距精度就会越高；相反，所测量的远用瞳距精度就会越低。

（2）检测者是否使用正确检测方法　检测方法正确，检测的数据就会越可靠；否则可靠程度就会较差。

（3）检测者与被检者瞳距差的大小　从误差的大小看，检测者与被检者瞳距差越大，误差也就会越大；瞳距差越小，误差也就会越小。

从偏差方向考察，就会发现：$PD_{检测者} > PD_{被检者}$ 时，所测量的瞳距值将会大于被测者的实际瞳距；$PD_{检测者} < PD_{被检者}$ 时，所测量的瞳距值将会小于被测者的实际瞳距。

正是由于以上原因可以对远用瞳距的精度发生或多或少的影响。而这些原因又是随时都存在的客观现实。因此，使用瞳距尺进行远用瞳距测量的记录数据习惯上精确到以毫米为单位的个位。

2. 远用瞳距测量的意义

测量远用瞳距的意义何在呢？就是使被测眼在注视远距离目标时的双眼的视线分别通过眼前透镜的光学中心。如图 9-4 所示为被测者在注视无限远时，双眼视线通过两侧眼镜片光学中心的示意。

图 9-4 中 a 为镜距（又称为镜-眼距，亚洲人一般为 12mm）。如图 9-4(a) 所示为使用凸透镜时，其光学中心恰好落在视线上的情景。如图 9-4(b) 所示为使用凹透镜双眼的视线分别通过两侧镜片光学中心的情景。这两种情景就是戴镜者正常戴用屈光矫正眼镜，在看无限远时的最理想状态。

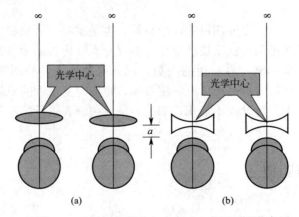

图 9-4　远用眼镜视线与光学中心的两种状态

有人说，准确测量瞳距，磨边装配眼镜需要正确把握瞳距的目的是不使镜片产生三棱镜效应。这种说法并不是完全正确的。在双眼向正前方的远目标注视时，这句话显然是正确的。但是，当被测者注视近距离目标、不通过透镜光学中心进行观察时就不正确。因此，准确测量瞳距不是不产生三棱镜效应，而是准确测量远用瞳距，正确应用正确的远用瞳距，是为了在两只镜片不应当发生三棱镜效应的地方，双眼的视线在注视无限远的目标时分别与两侧镜片的光学中心重合，以达到最大的屈光矫正效果的作用。

当光学中心距与远用瞳距不等时，会导致在看无限远时，镜片的光学中心与视线分离，导致在不应当发生三棱镜效应位置发生三棱镜的效应。

可以产生底向内三棱镜效应的有两种情况：

凸透镜——光学中心距<远用瞳距[图9-5(a)]；

凹透镜——光学中心距>远用瞳距[图9-6(b)]。

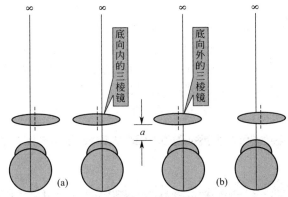

图9-5　凸透镜光学中心偏离视线示意

能产生底向外三棱镜效应的也有两种情况：

凸透镜——光学中心距>远用瞳距[图9-5(b)]；

凹透镜——光学中心距<远用瞳距[图9-6(a)]。

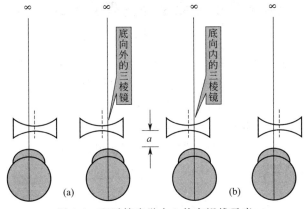

图9-6　凹透镜光学中心偏离视线示意

二、远用瞳距：瞳距尺测量

使用瞳距尺测量远用及近用光学中心距是眼镜行业最基本的操作技能。掌握这项操作技能的作用不仅是为了能够准确测量瞳距，而且可以引导从业人员更深刻地理解：掌握技能操作必须注重操作细节，正确操作与视觉生理现象间的关系。这种对操作的理解观念，是不能用使用瞳距测量仪测量的说法掩饰不会用瞳距尺测量瞳距来获得的。不管有没有瞳距测量仪，掌握瞳距尺的正确测量方法都将是有必要的。瞳距尺的使用，在眼镜行业是非常重视，随时都会发生的使用检测项目，但又是一项最缺少规范的检测。

1. 瞳距尺

瞳距尺的种类很多，如图 9-7(a) 所示为尼康眼镜-香港兴华公司制造的瞳距尺，如图 9-7(b) 所示是由全国眼镜标准化中心与上海宝利徕光学有限公司联合制造的瞳距尺。这是两款比较常见的瞳距尺样式。瞳距尺的基本构造由两部分构成，一部分是单向数列直尺，另一部分是双向数列直尺。另外，有的瞳距尺还设置了角度测量的功能。但从实际检测上看，瞳距尺的最可靠的作用是直尺测量作用。

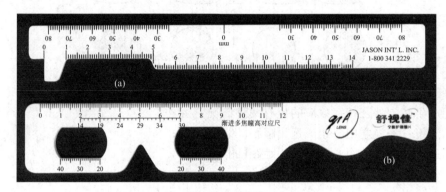

图 9-7　瞳距尺

(1) 单向数列直尺　如图 9-7(b) 所示瞳距尺上方即为单向数列直尺，其标定测量距离为 12～15cm。这一部分的作用是担当直尺的测量。可进行双眼瞳距的测量，眼镜架规格尺寸、镜片的直径和瞳高等的测量。

(2) 双向数列直尺　如图 9-7(a)所示瞳距尺上方和如图 9-7(b) 所示瞳距尺下方均为双向数列支持部分。这一部分一般用于单侧瞳距的测量。

2. 错误的瞳距测量方法

使用错误测量方法所得到的瞳距值，肯定会存在较大的误差。那么，哪些检测方法是错误的呢？以下为几种错误测量方法。

(1) 瞳距尺放置的位置

① 镜-眼距偏差。如图 9-8 所示瞳距尺放置的位置与屈光矫正眼镜所要求的镜-眼距、前倾形式显然不同。如图 9-8(a) 所示的镜-眼距远小于 12mm。如图 9-8(b) 所示的镜-眼距则远大于 12mm。这两种瞳距尺放置的位置都是不正确的。而如图 9-8(a) 所

示是最常见的不正确的测量方法。

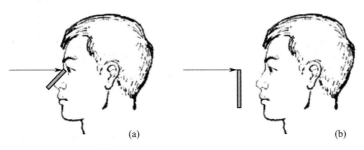

图 9-8　瞳距尺：镜-眼距偏差示意

② 尺面与额面不符。如图 9-9 所示，就是瞳距尺的尺面与双眼额面的正确[图 9-9(a)]与不正确[图 9-9(b)]的位置关系示意图。如图 9-9(b)所示的方法放置瞳距尺就会出现误差，这时所产生误差显然应当是增大的。

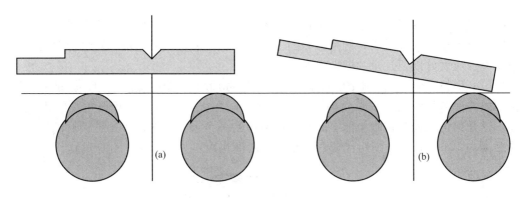

图 9-9　瞳距尺：尺面-额面不符示意

（2）被测者的注视方向　被测者的注视方向不正确是测量瞳距中的又一个容易犯的错误。这是由于验光师对被测者视线的引导发生偏差所致。有不少验光师习惯让被测者注视自己的鼻梁（或鼻尖），也有的习惯让被测者注视自己垂直放置在自己鼻前的手指。此时，被测者的视觉方向的目标只能是眼前 40～50cm，这只能为中近距离，而被测者的双眼一定要发生集合（图 9-10），此时测量的瞳距与远用矫正所需求的瞳距是没有关系的。

（3）检测者的观察方向　有一些验光师是在睁开双眼的情况下，实施对被测者瞳距检测的。这时验光师的双眼视线，如图 9-10 所示的①～①，②～②观察方向。这样所获得的被测者的瞳孔位置的视像，就会以两眼间的一个虚拟眼——中央眼来作为判定的基准。这样验光师检测到的距离只能是 CD，既不是远用瞳距，也不是近用光学中心距，应当是接近真实近用瞳孔中心距离的一个意义不太明确的数据。可以非常肯定地说，双眼同时睁开进行位置观察的验光师，是不可能用瞳距尺检测到被测者正确的瞳孔距离及矫正用光学中心距的。

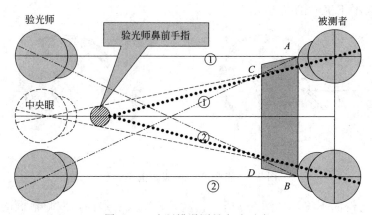

图 9-10　瞳距错误测量方法示意

3. 瞳距测量的要求

大家已经了解了在测量远用瞳距时的不正确方法，只要不使用这些方法，就会在一定程度上避免（或减少）测量偏差的出现。那么，怎样做才能检测到最合理的远用瞳距呢？应做好以下几个关键性操作。

（1）保持瞳距尺与双眼的正确距离　测量瞳距的第一个关键性操作，就是要在测量中始终保持瞳距尺与双眼角膜的距离，都应同屈光矫正眼镜与双眼角膜的距离一致。这是保证屈光矫正眼镜能够比较舒适戴用的一个重要条件，屈光矫正眼镜与角膜的距离为 12mm，那么瞳距尺与双眼角膜的距离也应当为 12mm（图 9-11）。

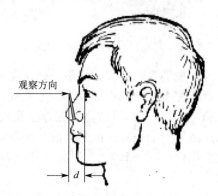

图 9-11　检测镜眼距（$d=12$mm）

（2）保持瞳距尺对双眼的正确倾角　测量瞳距的第二个关键性操作，就是要在测量中，使瞳距尺保持正确前倾状态（图 9-11）。怎样使瞳距尺处于这种前倾状态呢？图 9-12 就是具体的操作手法。

① 将瞳距尺的下缘横放在食指末节与第二节的连接横纹处。

② 将拇指放置在瞳距尺的下缘，此时拇指的前端恰好和食指末节与第二节的连

接横纹处相对。

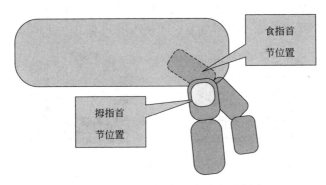

图 9-12　瞳距尺倾角形成手法示意图

　　③ 两指捏紧，食指末节稍钩，自然就会使瞳距尺处于较好的前倾状态。瞳距尺的前倾状态应与屈光矫正眼镜戴用时的前倾角（图 9-13）一致，即 8°~15°。

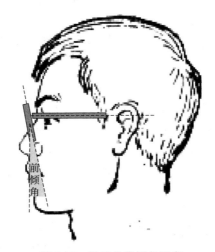

图 9-13　眼镜的前倾角示意

　　（3）保持瞳距尺处于稳定状态　测量中，还必须保持瞳距尺在眼前的稳定状态，这是瞳距检测中第三个关键操作。否则，测量数据也会出现偏差。如何保证瞳距尺与双眼在空间位置的稳定呢？有以下两个操作要点。

　　① 当用拇指与食指捏住瞳距尺之后，只要将同一只手的中指与无名指伸直并贴在被测者的颞部，就可以达到这一目标。

　　② 有些人可能还不能使瞳距尺处于稳定状态时，只能用另一只手的拇指与食指轻轻捏住瞳距尺，同样用中指与无名指抵住颞部，就会使瞳距尺与双眼保持在稳定的空间状态中。

　　（4）一定要用单眼交替直视观察点位　测量方法正确仅仅是为得到正确的瞳距做好了必要的准备。真正要得到这一数据，还需要验光师通过正确视觉方法进行观察，并读取相应的数值。

　　要想读取到正确的数值，验光师必须依照如图 9-14(a) → (b) 所示的单眼交替观察的方法。验光师必须通过单眼观察，才能观察到准确的点。

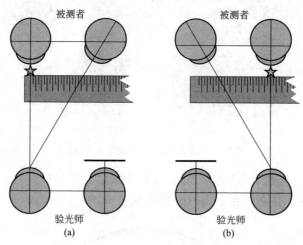

图 9-14　瞳距的测量注视与观察示意

4. 瞳距测量

　　用瞳距尺测量瞳距，因无需使用特殊器械，仅用一把直尺就可以完成操作。相当多的人，都会认为：从一个点量到另一个点是件很容易的事情。应当说，这样的理解过于肤浅。如图 9-15(a) 所示则是对三个点进行观察的示意，对于一个平面上的三个点，不管用两只眼还是一只眼进行观察，确定每个点的位置是不会出错的。但是，测量瞳距所面对的情况要复杂得多。

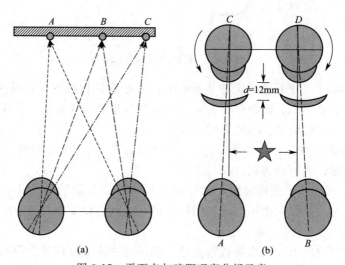

图 9-15　平面点与瞳距观察分析示意

① 检测眼视中心凹的距离（AD）并不一定等于被测眼视中心凹的距离（CD）。因此，两者注视无限远时的视线间距就会不同，其瞳距也就不会相同。因此，验光师在瞳距检测中是不可能用双眼注视到被测眼的 C 点或 D 点的。

② 被测眼的 C 点与 D 点在注视不同距离时，眼球都将以旋转中心为轴心内转或外传。此时，C、D 两点的位置就呈现一定的差异。而这个位置上的偏差，验光师也不可能用双眼注视到。

③ 验光师检测瞳距，是要检测如图 9-15 所示☆号所代表的两条平行视线的距离。怎样确定屈光矫正眼镜的光学中心点是否在视线上呢？只有一个办法，就是检测者的视线与被测者的视线重合。这种视线的重合，只能通过单眼观察的方法才能实现。显然，如果验光师使用双眼注视的方法进行观察，要想使自己的视线与被测者的视线重合是办不到的，除非验光师能对一只眼实施主动控制或者验光师一只眼丧失正常的视觉功能。

通过以上叙述，已经清楚了：在瞳距测量中，所要测到的是被测者在双眼注视时的两眼视线间的距离（图 9-14 中☆号）。假如，测量到的是被测者注视无限远的视线间距，就是被测者的远用瞳距。倘若，测量到的是被测者注视有限远的在眼前 12mm 位置的视线间距，这就是在这一具体视距的被测者的近用光学中心距。倘若这一数据确实是在瞳孔中心检测到的，这一数据才是真正意义上的近用瞳距。

5. 远用瞳距的测量

了解了前文中的概念的意义，就了解了"瞳距"测量的基本原理，认识错误的测量方法。但是，最终还是要落实在实际测量上，对远用瞳距的测量应当有以下几个具体步骤。

（1）做好检测前准备　包括的方面有很多，但在不考虑服务方面，只考虑技能操作的情况下，应当包括坐姿、持尺、控制检测状态等。

（2）进入检测状态　简单说就是要做到相向而坐（或立），检测眼视线与被测眼视线必须处于同一平面上，并保持双方的额面处于平行状态，将瞳距尺稳定的放置在被测眼前 12mm 的位置。

① 确认零点位置。请被测者用双眼注视自己的左眼瞳孔。检测者闭合自己的右眼。根据观察到的被测者右眼瞳孔的内缘（或外缘），确认瞳距起始零点位置的数值。并保持瞳距尺在被眼前的位置恒定。

② 确认瞳距终点位置。请被测者用双眼注视自己的右眼的瞳孔。检测者闭合自己的左眼。根据观察到的被测者右眼瞳孔的外缘（或内缘）所在的位置，确认瞳距测量终点位置所对应的刻度值。

（3）记录瞳距数据　将瞳距测量终点位置的刻度值减去瞳距起始零点位置的数值的差的绝对值就是被测者远用瞳距。

采用上述方法测量到的数据，是当前应用瞳距尺进行测量所能得到的最为精确的数值。

6. 单侧瞳距的测量

使用瞳距尺，如何进行单侧瞳距的测量呢？有人将两眼间距离的中点为基准点进行测量，也有人以眉心为基准点进行测量。这两种说法都没有错误。但是，以这样的基准点测量出来的瞳孔距离的端点，是否可以保证屈光矫正眼镜的光学中心一定会在被测者的视线上呢？应当说并没有百分之百的把握。这是因为在解剖学上正确的数据，并不能保证所配眼镜的镜片的光学中心在戴用中一定会位于视线上。例如，被测者的鼻子不端正、眼的大小有差异等，都会造成数据的准确性不高的情况。

怎样才能保证单侧瞳距的数据，既量的准，也用的准呢？检测单侧瞳距应注意以下两个问题。

① 先选择适当的眼镜架，并针对被测者的面部特征进行戴用调整，并使眼镜架达到最佳的戴用状态；

② 以眼镜架的中点为基准，分别测量被测者左侧与右侧的单侧瞳距。

关于有关的测量要求、测量手法、测量点判定和数值读取，请参阅本节前述远用瞳距测量的有关内容。

三、远用瞳距：瞳距仪测量

对瞳距的测量，还可以使用瞳距仪进行测量。瞳距仪又叫作瞳孔计。是眼镜行业验光配镜部门经常使用的一种检测工具。了解瞳距仪的工作原理和使用方法是非常必要的。

1. 基本工作原理

瞳距仪测量原理如图 9-16 所示，仪器内有一定焦度凸透镜。这一凸透镜位于 A 位时，被测者双眼的视线平行——相当于被测者注视无限远时的情景。当凸透镜位于 B 位时，被测者双眼的视线会聚——相当于被测者注视仪器设定的最小有限远距离（一般涉定位为 30cm，或 40cm）的情景。当凸透镜在（a）（b）之间适当的位置，就会与一定的视距相对应。只要能确定被测者双眼所处的相应位置，并将对准标线对准视窗中瞳孔的中心（或是裂像对准为一个完整的像），就可以准确测量出被测者在注视时所使用的瞳孔中心距。

2. 瞳距仪的基本结构

瞳距仪还通过外部的操作键、视窗等结构，提供了操作与读取数值的便利。仪器在内部设置了观察目标与对准结构，作为操作的参照系。

（1）外部结构　瞳距仪的外部基本结构，如图 9-17 所示，这些结构在仪器检测的底面包括：

① 视距调节旋钮（图 9-17 中 1）：可调距离一般为 30cm 到无限远。

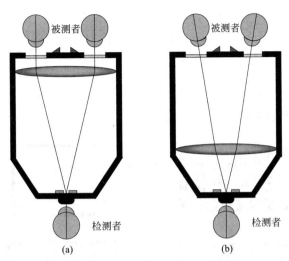

图 9-16　瞳距仪测量原理示意

②　视距读取视窗（图 9-17 中 2）：根据矫正需求，旋转视距调节旋钮，通过监视视窗中的数据来设定相应的视距。

③　左、右对准调节键（图 9-17 中 3-L、图 9-17 中 3-R）。

④　瞳距读取视窗（图 9-17 中 4）：此窗口为左、右瞳距之和数值的窗口。左、右对准调节键的单一调节，或同时调节，都将会对窗口中的数据产生联动效应。

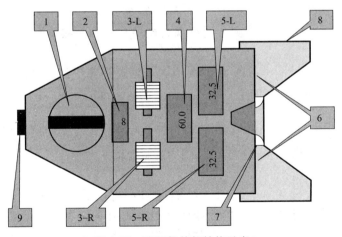

图 9-17　瞳距仪外部结构示意

⑤　左、右瞳距读取视窗（图 9-17 中 5-L、图 9-17 中 5-R）：左、右对准调节键将分别与相对应视窗中数据产生联动。

⑥　被测者左、右眼窥视窗口（图 9-17 中 6）：这是被测者双眼观察如图 9-18(b) 所示注视环的窗口。

⑦　鼻托（图 9-17 中 7）：这是支持在被测者鼻部，保持仪器处于稳定状态的

装置。

⑧ 额托架（图9-17中7）：这是为保持被测者头部稳定的额部支撑架。

⑨ 观察窗口［图9-17中9，该窗口外形如图9-18(a)所示］：这是检测者用单眼观察对准状况的视窗。

（2）内视图形　验光师除了需要了解瞳距仪的表面结构外，还需要熟悉被测者应当注视的图形和对准的方式。

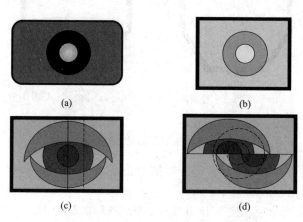

图9-18　内视窗口及对准形式示意图

① 被测者内注视图形［图9-18(b)］：这个图形是由绿色的环和黄色中心圆所构成。在检测中，被测者通过窥视窗口所要注视的就是中心圆的中心。

② 检测者内注视图形：检测者通过观察窗口看到的有被测眼和对准状况。对准方式有两种形式。

a. 垂线对准形式［图9-18(c)］：这种方式是通过调节垂线位置，使其达到位于瞳孔中心来完成对准的。图中的垂直实线，就是已经对准的状况；图中的垂直虚线，则是尚未对准的状况。

b. 裂像合成形式［图9-18(d)］：这种方式将眼分成上、下两个部分，检测者是通过对合上、下两个裂像来完成对准的。图中的眼是尚未对准的状况，图中虚线同心环是对准时角膜与瞳孔所在的位置。

（3）遮挡选择拨杆（图9-19）　又叫作遮挡调整拨杆。这一结构位于瞳距仪检测上面。其作用就是对左、右严禁选择性遮挡。如图9-19所示，黑色拨杆所在的位置为左眼遮挡位置；倘若将拨杆置于对侧则为右眼遮挡位置；如图9-19所示，虚线位置代表处于双眼无遮挡拨杆所处的位置。

3. 使用瞳距仪进行测量时的人-仪状态

使用瞳距仪进行测量时，应保持检测者、被检者与瞳距仪处于良好的检测状态。首先应注意以下相关动作要领，这是瞳距仪正常工作，准确取得测量数据的关键。

① 检查瞳距仪的被测者内视图形是否可以点亮、操作键（或螺旋）与瞳距显示

是否同步。

② 检测者在检测前须通过模拟注视距离调节钮将模拟注视距离视窗中的数值调节到∞的位置。

③ 使自己的眼与被测眼处于等高状态，并将瞳距仪置于平视位。

④ 请被测者与自己共同用双手将瞳距仪保持在两人的眼之间。之所以要让被测者双手扶持瞳距仪有三个目的：

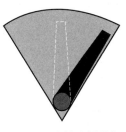

图 9-19　遮挡选择拨杆

a. 使被测者的注意力更加专注；

b. 保持瞳距仪处于稳定的状态；

c. 为检测者调节对准调节键提供必要的方便。

4. 检测程序

在上述人-仪状态下，进行瞳距检测的程序如下。

① 请被测者注视圆环的中心区域。

② 检测者通过拨动位于瞳距仪上方的遮挡拨杆，对左眼（或右眼）进行遮盖。

③ 并通过调节右眼（或左眼）照准调节键，将右眼（或左眼）照准调节键将照准垂线分别对准右眼（或左眼）的瞳孔中心。

④ 检测者通过拨动位于瞳距仪上方的遮挡拨杆，对右眼（或左眼）进行遮盖。

⑤ 并通过调节左眼（或右眼）照准调节键，将左眼（或右眼）照准调节键将照准垂线分别对准左眼（或右眼）的瞳孔中心。

⑥ 将遮挡拨杆置于无遮挡位，在确认照准垂线于双侧瞳孔中心的位置。

⑦ 读取瞳距显示视窗或左眼单侧瞳距视窗、右眼单侧瞳距视窗中的数据。各视窗中所显示的数据就是瞳距、左眼单侧瞳距和右眼单侧瞳距。

四、反光点测量法

反光点测量法，实际上是一种经过改造的瞳距尺测量法。这种方法需要使用笔式手电作为辅助工具。测量中，验光师观察的不再是瞳孔的边缘，而是使用笔式手电作为投射光源，检测者对被测者角膜上的反光点进行观察定位。

如图 9-20 所示，操作中，一般是左手持笔式手电，并将其先后垂直置于自己左眼、右眼的四白穴。打开电源，令电珠发射的光投射到被测者的角膜中央区域。分别用自己的左眼、右眼观察被测者右眼、左眼角膜中央的反光点，以右手持尺，测量确定被测者两眼角膜反光点的距离。该距离就是被测者的远用瞳距。

关于反光点的测量方法的其他注意事项，均同于瞳距尺测量法。

正确测量瞳距对于眼的屈光矫正是非常重要的。倘若在眼镜配制中，不能使用正确的瞳距数值，屈光矫正眼镜的光学中心就会发生偏移现象，这就必然会导致戴用者无法取得理想的屈光矫正效果。戴用者戴用这样的屈光矫正眼镜，就会产生视觉疲

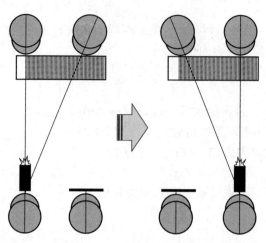

图 9-20　反光点测量法示意

劳，严重者还会出现复视。作为戴用者来说，对于戴用这种光学中心距发生偏差的眼镜所引起的不舒适感觉，将可能会表现为头疼、心烦等一些非特异的症状。

　　对于低度屈光不正或老视眼来说，瞳距测量出现误差导致的光学中心的偏位，只要使用单光眼镜进行屈光矫正的话，一般不会出现明显的戴用不舒适现象，这正是单纯老视眼在购置老花镜时，所购置眼镜的光学中心距往往会大于其瞳距，但仍旧可以获得比较舒适使用效果的原因。当被测者为高度屈光不正，戴用光学中心与双眼生理瞳距不符的眼镜，就会导致戴用的不舒适。而使用复光眼镜时，应用不正确的瞳距数据，则将会产生比较明显的戴用不适。倘若戴用的是渐进眼镜，还会因镜片近用视区的偏位而导致视近视的影像模糊。假如戴用不适比较严重，要想达到预期的矫正与控制效果，也就会难于实现。

五、原戴眼镜光学中心距偏差的处置

　　在实际验光中，经常会遇到被测者原戴用的眼镜的光学中心距与瞳距不符的现象，有个别的眼镜甚至可以比瞳距相差达 20mm。接待这样的被测者，往往会遇到一个选择瞳距的难题。

1. 光学中心距偏差的原因

　　从理论角度讲，光学中心距与瞳距不符有两种形式：即光学中心距＞瞳距和光学中心距＜瞳距。但在眼镜实际配制中，光学中心距＜瞳距的情况极少发生，最多见的则是光学中心距＞瞳距的情况。产生后一种情况的原因一般都与眼镜架的选择不当而且未做光学中心内移有关。当然，光学中心的垂直偏差也可能会发生，这种偏差的产生一般都与定制加工操作失误所致。

　　（1）光学中心的水平偏位　屈光矫正眼镜的光学中心是否会发生水平偏位大多与

眼镜架的选择有关。选择戴用的眼镜架的规格尺寸与被测者瞳距相符时，就如图 9-21 所示，其眼镜的规格恰好为

$$2 \times \frac{1}{2}a + c = \text{PD}$$

式中，a 为镜圈宽的尺寸；c 为镜梁两端的激励尺寸；PD 为远用瞳距。

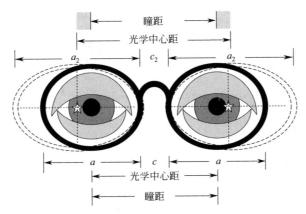

图 9-21 瞳距与光学中心距的关系

倘若，选用的眼镜架的规格尺寸过大，如图 9-21 所示白色虚线的范围，眼镜架的镜圈的几何中心就会位于瞳孔中心（☆号标记处）垂线的外侧。在这种情况下，定制加工中不做光学中心内移处理，就会使光学中心距大于戴镜者的瞳距。

（2）镜片光学中心的垂直偏位　眼镜光学中心的垂直偏位，必然与定制加工、眼镜戴用调整有关。

① 双侧镜片光学中心的同向偏位。指左、右镜片同时向上（或向下）偏移。导致这种偏位的原因有以下两个。

a. 由于镜片磨边加工中光学中心定位过高（或过低）所致。

b. 眼镜鼻托过高（或过低）以及眼镜腿调整不到位所致。这里要说明一点，镜腿调整得不合理一般只能产生光学中心的同时向下偏位。

被测者所使用的屈光矫正眼镜一旦发生同向视平偏位，就会在视知觉上产生地平的倾斜感觉（图 9-22）。凹透镜光学中心下移和凸透镜光学中心上移将会产生远方地平线下降的知觉[图 9-22(a)]；凹透镜光学中心上移和凸透镜光学中心下移则将会产生远方地平线升高的知觉[图 9-22(b)]。

② 双侧镜片光学中心的异向偏位。双侧镜片产生光学中心异向偏位的原因有以下两个。

a. 定制磨边加工不当将导致两侧镜片光学中心高度不一致。

b. 眼镜架戴用调整不当所导致的镜平面不一致（图 9-23）。这两种原因都会导致屈光矫正眼镜产生光学中心的异向偏位现象。

这种异向偏位都会是被测者双眼视像的垂直分离知觉效应。两眼对图 9-23 中的

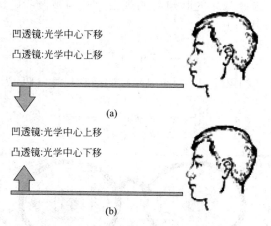

图 9-22　同向偏位的视知觉效应示意

A 分别产生 C 与 B 的视像，戴镜者双眼无法将 C 与 B 融合，这在视觉上也就会出现双眼的垂直复视。

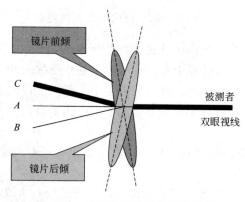

图 9-23　异向偏位的视线偏移示意

（3）镜面角的适当调整　当眼镜架选择适当，镜面角无需调整，两侧镜片的主光轴平行[图 9-24(a)]并将垂直通过瞳孔中心。

倘若，选择的眼镜架过大，磨边加工时只做光学中心内移（磨去镜片鼻侧多余的部分），仍旧以常规的镜面角（170°～180°）作为调整目标的话，镜片的主光轴就无法平行 [图 9-24(b) 的实线]，因此也就无法通过瞳孔中心。这种情况就可能给被测者造成人为的隐斜视现象，严重者将会出现复视。

2. 处理办法

原戴用眼镜光学中心与瞳距不符的情况，特别是戴用这种眼镜已经适应的被测者，常常会给验光师在瞳距值确认方面带来或大或小的麻烦。

（1）光学中心水平偏位的处理　对于因瞳距测量不准等原因所导致的光学中心水

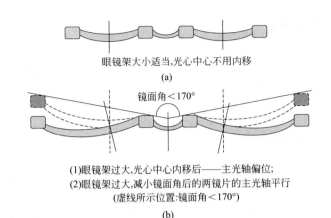

眼镜架大小适当，光心中心不用内移

(a)

镜面角＜170°

(1)眼镜架过大，光心中心内移后——主光轴偏位；
(2)眼镜架过大，减小镜面角后的两镜片的主光轴平行
(虚线所示位置:镜面角＜170°)

(b)

图 9-24　眼镜架过大，经镜面角调整后镜片主光轴修正示意

平偏位，验光师在测量新配制眼镜所使用的瞳距时，一般会在以下三种方法中选择其中一种来测量。

① 尽可能使用正确的瞳距值。对于屈光矫正镜度较低的被测者，应尽可能使用正确的瞳距值，或使用接近于正确瞳距的数值。

② 原瞳距与正确瞳距之和除以 2。这种方式是验光师使用比较普遍的方式。

例如，被测者正确的瞳距值为 58mm。使用的眼镜架的规格为 54□20，未作光学中心移动，其光学中心距应为 74mm。就可以选用(74＋58)÷2＝66(mm)。但是，对于原眼镜光学中心距与瞳距偏差很大，而屈光矫正镜度又较大的被测者来说，运用这种方法获得光学中心距的新数值，并不一定可以获得舒适的戴用效果。

③ 精心测定，寻找最佳的瞳距值。对屈光矫正镜度较大、原眼镜光学中心距与瞳距偏差也较大的被测者，确认瞳距值最好的办法是精心测定，寻找最佳的瞳距值。应当说这是最理想的方法。

(2) 光学中心垂直偏位的处理　因各种原因导致的光学中心垂直偏位，给检测带来麻烦往往会比水平偏位要大。允许修正的幅度也相对较小。对屈光矫正镜度较大、光学中心垂直偏位也较大的被测者，应尽可能采用较接近于原戴用眼镜品位置的修正数据。

第三节　近用光学中心距的测量

尽管业内有相当多的人士，将近用光学中心距习惯上称之为"近用瞳距"。但是，"近用瞳距"的称谓并不能准确表意其概念内涵。这种不准确的表述方式，既容易导致误解，也常常给新入职的人员带来概念上的混乱。因此，建议使用正确的表意名词——"光学中心距（NCD，near centre distance）"。

一、瞳距尺的测量

使用瞳距尺进行光学中心距的测量，是一种比较简单、方便的检测方法。对近用光学中心距进行测量，与远用瞳距的测量既有相同的内容，也存在形式与方法的明显差异。

1. 与远用瞳距测量的异同

与检测远用瞳距相同，近用光学中心距的检测相同，也要在被测眼前 12mm 进行检测，但因分别在视远与视近的视线上，点位并不一致。在观察读取测量数据时，尽管使用单眼观察的方式。但是，远用瞳距测量时要依次使用左、右眼对被测者的右、左眼进行观察；而检测近用光学中心距则需使用同一只眼对被测者的右、左眼进行顺序观察。见表 9-2 则是对涉及远用瞳距和近用光学中心距在生理与检测方面的相关不同点的一览表。

表 9-2　PD 与 NCD 在视觉生理、检测方面相关差异一览表

比较项目		远用瞳距（PD）	近用光学中心距（NCD）
检测 目标	测量点的位置	角膜前 12mm	角膜前 12mm
		在视远的视线上	在视近的视线上
	测量点的距离	＝瞳距	＜瞳距
双眼 视线	形式	平行	会聚（集合）
	距离	等距	与视距呈反比
	注视方向	依次注视检测者的左、右眼	共同注视检测者的观测眼
检测	眼位	观测眼与被检眼呈四边形	观测眼与被检眼呈等腰三角形
	观察目标	同侧眼	双眼
	方法	先后使用左、右眼观察	单眼观察

2. 近用光学中心距的测量

根据以上对远用瞳距和近用光学中心距在生理与检测方面的分析，大家已经清楚，使用远用瞳距的测量方法是不能准确测量近用光学中心距的。要想准确测量出近用光学中心距的数值，必须依照下列检测程序进行检测。

① 与被测者相对而坐，使自己的观测眼与被检测眼的位置呈等边三角形。检测眼与被检测眼角膜连线的距离与应用是近距离一致——戴用近用眼镜所要注视的距离。

② 在按测量远用瞳距的要求持尺的条件下，请被测者双眼注视自己的观测眼。并闭合自己的非观测眼。

③ 用观测眼注视被测者的右（或左）眼瞳孔的内缘（或外缘），并确认计量值（图 9-25 中①）。

④ 保持测量状态，保持瞳距尺位置的稳定，用观测眼注视被测者的左（或右）眼瞳孔的外缘（或内缘），并确认计量值（图 9-25 中②）。

⑤ 计算纪录瞳距值：用公式②－①＝PD 进行计算，并记录值（单位：mm）。

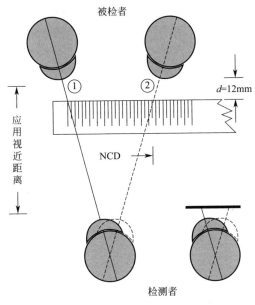

被检者

① ②

d=12mm

应用视近距离

NCD

检测者

图 9-25　NCD 测量示意

二、瞳距仪的测量

使用瞳距仪进行近用光学中心距，是一件相对比较容易的事情。只要在瞳距仪上设置相应的视距，依据测量远用瞳距的方法进行测量，就可以准确测量近用光学中心距的数值。

三、关于瞳距的远、近兼用的认识

眼镜业内的人，经常会谈到瞳距的远、近兼用的问题。在操作中，验光师常常会将远用瞳距的数值进行适当减小，作为远、近距离视距注视时的兼用数值。这种做法并非完全没有道理。但是，对所有的被测者都采取这种处理方式则是不妥的。验光师在对于瞳距的远、近兼用问题的处理上，应当对被测者进行必要的分类。对可以采用兼用的被测者，则试用兼用"瞳距"；对不适于使用兼用"瞳距"的则坚决不可使用，以免给被测者矫正视觉及舒适度方面带来不必要的麻烦。

1. 可能接受兼用"瞳距"者

① 屈光度介于＋2.00～－3.00D 的被测者。

② 瞳距相对较小，而习惯应用视距又相对较大者。

③ 被测者未合并视近集合异常者。

2. 不适于接受兼用"瞳距"者

凡不能归于上述可能接受兼用"瞳距"的被测者，都不适于使用兼用"瞳距"。对于视近工作负担不大的人士，只宜使用远用瞳距。

对视近工作负担比较沉重的人士，配制视远的眼镜，只适宜使用远用瞳距。在进行繁重的近距离工作时，只宜使用以工作距离相适应的光学中心距的近用屈光矫正眼镜，这是提高被测者工作效率的有效方法。

第十章 ▶▶▶▶ 行走试戴与处方

第一节 验光与配镜处方

一、处方上的数据与字符

1. 处方上的数据

（1）屈光度数据　验光、配镜处方上的屈光数据一般由以下两部分构成。

① 球、柱面联合矫正镜度。这是验光、配镜处方上最主要的数据，是发挥屈光矫正作用最关键数据。是由四个数值与符号所构成：球面屈光矫正镜度、圆柱面屈光矫正镜度、分隔符号、圆柱镜轴向。

这组数据通常会写纪录为$-2.00DS-0.75DC\times180°$，亦可将其简化为$-2.00-0.75\times180°$。

这组数据，又可以根据使用的视距分为远用屈光矫正镜度和近用屈光矫正镜度两种。后者也可以使用近用附加镜度的形式予以表述。

② 三棱镜度。这是处方中可以使入射光产生曲折的第二组数据。这组数据有两种表达方式。

一种是直接记为：三棱镜度/底的朝向。如$5^{\triangle}$，BI，即5个棱镜度，底朝内。

另一种方法是以光学中心移动的性欲以表达。如光心各内移2.5mm。

（2）加工装配数据

① 镜片中心的位置数据。这部分数据的作用，就是要确定镜片在镜圈中的位置，为镜片磨边定位提供依据。这组数据主要有以下两种。

其一，瞳距、近用光学中心距：提供的是镜片光学中心在水平方向位置的数据。

其二，瞳高：提供的是镜片光学中心在垂直方向位置的数据。

② 眼镜架戴用调整数据。这部分数据，是眼镜装配完成后对其进行总体整形和戴用调整所需要的数据。这部分数据主要有镜距、前倾角、颞距、弯点长。我国眼镜店尚未将这部分数据列入处方中，这也是眼镜店要求配镜者尽可能亲自来取的原因。这种情况终将要得到改变。

2. 处方上的字符

验光处方上除了书写屈光矫正数据及相关配镜数据之外，验光师还比较习惯于书写一些外文字母与符号（表10-1）。处方上使用外文字母与符号，可以使处方更加简捷明了。

表 10-1　验光、定配处方常用外文字母、符号及原文与中文意义对照表

字符	外文	中文	字符	外文	中文
☆:Rp、R$_X$		请取	★:D	Dioptry	屈光度
Ep		请装配	★:PD	Pupillary Distance	远用瞳距
★:DV	Distance Visual	远用处方	★:NCD	Nigh Center Pupillary	近光心距
★:NV	Nigh Visual	近用处方	★:P、P$_r$	Prism	三棱镜
★:R、RE	Right Eye	右眼	★:△	Prism Diopter	棱镜度
★:L、LE	Left Eye	左眼	★:BI	Base In	底向内
★:BE	Both Eye	双眼	★:BO	Base Out	底向外
☆:OD【拉】	Oculus Dexter	右眼	★:BU	Base Up	底向上
☆:OS【拉】	Oculus Sinister	左眼	★:BD	Base Down	底向下
☆:OU【拉】	Oculus Unati	双眼	★:Add、add	Addition	近用附加镜度
★:V	Vision	视力	CL	Contact lens	隐形眼镜
★:C. V	Corrected Vision	矫正视力	RGP	Rigid Gas Permeable	硬透气隐形眼镜
★:S、Sph	Spherical	球面透镜	VD	Vertex distance	镜距、镜眼距
★:^、∨、∕		联合符号	Ph	Pupillary Height	瞳高
★:C、Cyl	Cylindrical	柱面透镜		Angle Of Inclination	倾斜角、前倾角
★:×		分隔符号	TW	Temple Width	颞距
☆:A$_X$	Axls	轴(向)	LTB	Length To Bend	弯点长

注：1. 表中标★项是处方中最常使用的英文缩写形式；

2. 表中标☆项是某些医务人员进入眼镜行业后，最常书写的眼别的拉丁缩写形式。

验光师可以根据自己的情况，从表中选择适应自己特点和工作环境的相应项目予以使用。

二、处方数据与配镜数据

1. 处方上的数据

当前，我国所使用的验光单的基本形式如图 10-1 所示。那么，验光单上的这些数据是验光中检测到的数据吗？这就要从验光对屈光状态的检测直至确定书写数据的过程来分析。在对被测眼进行的屈光检测中，是验光师向被测眼屈光矫正数据不断接近的一个过程。当检测到这一数值时，验光过程尚未结束，因为这一数据仅仅是被测者自身固有的屈光矫正镜度。但是，这一镜度是否可以直接书写到处方上呢？应当说这是一个不确定问题。被测者使用这一屈光矫正镜度可以获得舒适的矫正效果，这一数据就会被书写在处方上；倘若，被测者使用这一屈光矫正镜度感到难于耐受，这个数据将不会被书写在处方上，验光师将会以这一数据为基础，进行必要调整取得一个被测者能够耐受的、视觉效果相对差一些的屈光矫正数据，这才是验光师书写在处方上的数据。

2. 正确理解处方上的数据

那么，处方上的数据到底是什么，其意义何在呢？这得从验光单上的数据所能发挥的作用来看。

① 当验光师将验光处方最终交给被测者时，验光师就等于告诉被测者：人们相互配合、共同参与的这一次屈光检测工作的过程已经结束。而验光单上的数据就是这项工作的成果。

② 验光处方对于被测者来说，就是处方上所书写的屈光矫正数据，是经过验光师检测与调整，而且经过自己主观认可的数据。被测者认可的有两个方面。

a. 这一屈光矫正镜度未造成视觉与心理上的严重不舒适；

b. 这一屈光矫正镜度所带来的矫正视力状况。

③ 处方上屈光矫正数据的第三个价值就是：可以作为定制新眼镜的依据。这也是验光师推荐给被测者应当使用的配镜数据。

当然，被测者主动要求调整数据则另当别论。假如被测者主动要求：减低镜度、调整散光轴位。调整幅度有限，也是允许调整的。倘若，调整幅度过大，有可能对视觉造成负面影响的话，就应向被测者说明。一般情况下，被测者会接受验光师的建议。假如被测者不接受验光师的建议，眼镜行业的惯例是：按被测者的要求进行眼镜的配制，但配镜者须在定镜单上书写"自要镜度"并签名。

从以上叙述，大家可以了解：验光处方上的数据并不一定就是被测眼的完全屈光矫正镜度。它只能是验光师与被测者在验光过程通过检测在考虑多种因素的条件下，以被测者完全屈光矫正镜度为基础可能已经过适当调整的约定数据。验光师通过阅读验光单上的数据了解被测者曾经的完全屈光矫正镜度，缺乏百分之百的信度。一般情况下，验光单上的屈光矫正数据与被测者所带的眼镜是一致的。因此，所阅验光单，不如直接检查眼镜，检查眼镜应当更为直接和便利。

北京×××眼镜有限公司

姓名：_____ 性别：____ 年龄：____ No：____

裸眼视力		球镜	圆柱镜		三棱镜		矫正视力
			镜度	轴	棱镜度	基底	
远用	右						
	左						
近用	右						
	左						

远用瞳距：____mm　　近用瞳距：____mm

Add：____D　光学中心移动距离：_____mm

验光师：____（签字）

_____年____月____日

图 10-1　我国常见处方样式

第二节　行走试戴对屈光矫正镜度的调整

只要是规范的验光，在进行双眼的屈光检测之后，是一定要进行行走试戴的。这是验光整个技能操作过程中必须要进行的一项操作。不管是采取客观检测法，还是主观检测法，或是采取主、客观相结合的方法，只要对行走试戴予以省略，都同样会造成验光操作过程的不完整。

一、行走试戴的意义

那么，屈光检测已经检测到了完全的屈光矫正镜度，为什么还要进行行走试戴呢？之所以在获得完全的屈光矫正镜度后，还要进行行走试戴的最根本原因就是，这一镜度必定是在验光室这一特定环境下获得的，适合不适合被测者所熟悉的主观生活、工作的环境呢？这是未知的，验光师只能进行猜测。要想真正了解这一情况，就必须让被测者在模拟自身所处环境的条件下进行试戴。而行走在人的活动形式中占据着极其重要的地位，假如人在行走中可以接受某一镜度的话，就不可能会在其相对静止的情况再出现大的问题。这就是验光过程一定不可忽视行走试戴的道理。

二、调整的对象和原则

尽管对所有的被测者，都需要进行行走试戴。但是，什么样的被测者才是进行屈光矫正镜度主要的调整对象呢？这应当从以下几个方面考虑。

1. 有可能需要进行调整的对象

（1）第一次准备接受屈光矫正眼镜进行矫正的被测者　对于未使用过眼镜进行屈光矫正者，常常会对使用完全屈光矫正镜度矫正感到不适应。这是因为被测者对眼的屈光不正状态已经产生了在视觉与心理上的适应，但初次使用完全屈光矫正镜度，这种长期的适应习惯就会被打破。视像就会出现一定的放大或缩小；头部运动时，通过眼镜观察到的视像运动速度也会产生改变，这些都会导致被测者眼镜戴用上的不舒适感。这在第一次接受配镜而且屈光度较高的被测者，这种感觉会更加明显。

（2）屈光矫正镜度变化较大的被测者　当一名被测者，原戴用眼镜使用时间过长，而且在使用期间屈光矫正镜度受换较大（一般人为增加 2.50DS，或增加 1.50DC）者，在接受新的完全屈光矫正镜度时，也会出现类似上述情况的现象，但要比上一类人反应要轻。

（3）多年使用欠矫屈光矫正镜度眼镜已经习惯者　有的人在不正确矫正理念的指导下，始终接受欠矫屈光矫正镜度进行矫正者。被测者在心理观念和视知觉定势的双重影响下，也会对完全屈光矫正镜度采取拒绝的态度，有些人甚至对 0.50D 变化都极其敏感。经向被测者说明解释后仍不愿放弃固有的心理观念和视知觉定势者。

（4）原戴眼镜的镜度明显不正确、轴位明显偏斜的被测者　对于戴用眼镜的屈光度明显错误（甚至有 ±4.00DS 的案例）、圆柱面镜矫正轴向明显偏转的。这种被测者，往往也会对正确的屈光矫正镜度、正确的轴向难以适应。这种被测者对使用原戴眼镜的镜度和轴向也会发生不适应。这种被测大多是由于被测眼与眼镜所构建的特定空间结构和视知觉定势有关。

（5）长期戴用已经明显变形的屈光矫正眼镜者　常常会有一些被测者因使用不当，造成了眼镜的变形，例如，前倾角变成负角、双眼镜距不一致、镜身向一侧偏斜、两侧镜圈高低不一者等。这些情况也会导致被测者对完全屈光矫正镜度和正确的轴位的不适应。

2. 调整的方法

进行屈光矫正镜度、轴向的调整操作的原则是：一定要在模拟试戴中进行调整。在这里必须强调一点，视觉感受是检验屈光矫正镜度合理与否的重要标准。那么怎样在行走试戴中，进行必要的调整呢？行走试戴中进行镜度调整可以采用下述方法。

（1）先轴后度　对于试戴中，感到对完全屈光矫正镜度难于耐受者，被测者可以先将圆柱面矫正镜的轴向进行适当调整的办法进行尝试。通常情况下，圆柱面矫正镜轴向选择向 90°（或 180°）方向调整，一般不选择向 45°（或 135°）方向调整。这是因为人们更习惯接受垂直（或水平）方向的轴向的变动。

通过微调轴向仍难于解决被测者的耐受问题时，就要选择对被测者的圆柱面镜度进行调整，尤其是散光度≥2.00D 时，这一调整的必要性则显得更加突出。镜度的调整方式只有降低一种处理形式。

（2）等效球镜　对经调整减去的圆柱面镜度，应将减去的圆柱面镜度转化为等效球面镜度加入到球面镜度之中，以减少被测眼视像清晰度下降的可能性。但要说明一点，当圆柱面镜度减少的量达到1.00DC时，使用等效球镜维持视像清晰度的效果并不明显。

（3）先柱后球　当经上述方法处置，或被测者仅仅是一名单纯性球面屈光不正时，就只能采取降低球镜度的办法来解决对屈光矫正镜度不适应的问题。

三、调整的目的：解决的现实问题

在行走试戴中，进行屈光矫正数据的调整就是：在有限的环境下，请被测者在模拟自己生活、工作与学习的情景进行体验，验光师在这一期间要对完全的屈光矫正镜度在实际中使用的价值进行评估、调整、再评估、在调整……。最终要达到什么目的呢？调整的目的应当有以下三个。

1. 舒适的视觉

对于屈光不正者来说，配用屈光矫正眼镜最主要的目的当然是提高眼的视觉分辨力。而对屈光矫正视力应当达到什么程度，眼-视光学界的认识并不完全一致。但是，不管屈光矫正达到什么样的清晰程度，有一条准则是不能变的：戴用屈光矫正眼镜所获得视知觉应当是舒适的。当然，这里强调的视觉舒适是相对的。倘若，被测者戴用新的眼镜有时的确会感觉不舒适，这是客观存在的现实。但是，验光师一定要将屈光矫正镜度控制在被测者能够耐受的程度。屈光矫正工作也同其他工作一样，屈光矫正原则只能是屈光矫正工作的指南，而不应当成为教条。

例如，一名高度屈光参差的被测者，在使用普通眼镜进行矫正时是不可能获得所有视距舒适的视觉的，只能使其获得远距离和近距离的舒适视觉，而对中距离则不会很舒适。但是，对这样的被测者，验光师及眼镜从业人员有义务教会被测者合理的使用眼镜，尽可能减少不舒适现象发生。

2. 相对满意的矫正效果

之所以说行走试戴中的调整目的是要获得相对满意的效果，这是针对所有的被测者来说的。倘若被测者使用完全屈光矫正镜度，矫正视力要优于1.0，而戴用又没有不舒适感觉，也就没有必要降低屈光矫正镜度而获取"相对满意"，因为这是没有道理。这样的屈光矫正效果对验光师和被测者来说，当然是绝对满意的。

有一些被测者会因为一些原因使矫正视力无法达到满意的屈光矫正效果。这些原因有：眼球发育异常和创伤、视功能不良、视神经系病变、角膜和晶状体的混浊等。这类被测者的矫正视力一般很难达到1.0。倘若0.8的视力已经是被测眼所能达到的最佳视力的话，0.8的视力是否能达到被测者的满意矫正效果呢？这要看被测者的对自己眼况的认识是否正确。认识正确者，将是满意的，否则只能是相对满意的视觉感受。

3. 提高生活、工作与学习的质量

在戴用屈光矫正眼镜后，一般情况下，被测者视觉分辨力都会得到一定程度的提

高。但是，视力提高并不能作为确定屈光矫正镜度的唯一标准。

例如，有一名验光员在给一名70多岁的−12.00DS近视眼被测者进行验光，通过屈光矫正使视力达到了1.0。可是被测者准备进行行走试戴时，扶着验光椅的扶手竟因头晕未能站起来。这是因为被测者以前戴镜的矫正视力仅能达到0.6，可想而知，这样的年龄、这样高的屈光矫正镜度，结合其对较低屈光矫正效果的长期适应，尽管被测者通过屈光矫正可以获得相当"理想"的矫正视力。但是，"理想"的矫正视力却极大地限制了被测者的行为活动。这样的"理想"矫正视力，显然是不能作为确定屈光矫正镜度的标准的。最后这位被测者对能达到矫正视力0.8的屈光矫正镜度相对比较舒适，而且在行为活动和距离定位方面也没有明显的异常。因此，验光师最后为被测者确定的处方镜度，就是视力达到0.8视力的屈光矫正镜度。

以上事例说明，验光检测是不能以"理想"的矫正视力为唯一目标的。经过屈光矫正后，必须能起到提高生活、工作与学习的质量的作用，最低也应当达到不能干扰生活、工作与学习的作用程度。

四、镜度调整不能解决问题的可能原因

通过调整屈光矫正镜度，大多能解决被测者对完全屈光矫正镜度难于耐受的不适应的问题。但是，戴镜者在最初戴用新眼镜期间，可能还会有个别人来进行咨询和请求解决戴用中的不舒适问题。此时的问题主要有以下三类。

1. 视觉疲劳

在最初戴用新眼镜期间所发生的戴用不舒适，验光师应首先想到被测者可能存在视觉疲劳的问题。这类被测者眼镜的屈光矫正镜度大多偏"毒"，这类症状并不持续，非特异症状的出现多与身体状况下降、眼的高强度负荷有关。高强度视觉负荷，一般会在阅读时间过长、视距过近、字迹潦草、字符过小、照明过强等多种因素作用下发生。

2. 隐斜视

隐斜视是最初戴用新眼镜期间存在戴用不舒适的又一个不可忽视的问题。这类被测者的症状大多在视近时的表现更为明显。症状表现与视觉疲劳相近。但是，隐斜视引起的视觉疲劳现象与视觉疲劳明显的不同点是：只要使用单眼进行观察，视觉疲劳现象就会消失，至少被测者会感到明显减轻。

3. 消费过高

购置的眼镜的价格值超过了被测者对眼镜的消费价格阈值。这种情况往往会发生在服务者过分周到而功利性又较强，而被测者感觉不按推荐进行消费有点对不住这份周到。此时，被测者消费后的心理是失衡的。这类消费者中的绝大多数采取的是：买就买了的态度，他下一次的消费将会选择另外一家店。这类被测者中也会有极少数将采取：最终目的是退眼镜但又不明说，只是一次次的请求服务者解决"戴用"中的不

舒适问题。这种现象虽然是极个别的，但是也提醒大家一定要"量体裁衣"。

第三节　恭送顾客

恭送就是恭送大家为之服务的客人。一般会将这种行为叫作恭送顾客。恭送作为验光操作程序的一个部分，并非只是一个礼貌送客的问题。这里面至少应当包括以下四个方面的问题。

一、眼保健常识的介绍

1. 主要内容

不管被测者是什么性质的屈光不正，都有可能会存在或多或少的用眼不当的问题。因此，验光师有义务对被测者进行爱眼、护眼常识的教育与指导。尽管这方面的内容非常庞杂，各家的说法不尽相同，但大致说是比较一致的，反映在以下三个方面。

（1）讲究健康、合理用眼　列在这些内容第一位的就是用眼的问题。对于任何一个人，不管是不是屈光不正都应当讲究健康、合理用眼。什么叫作健康用眼呢？健康就是讲，一定要在最佳的视觉条件下进行视觉作业。什么叫作合理用眼呢？合理是指视觉作业的时间、强度要适当，不可过度使用。健康、合理用眼大致有以下几个要点。

① 读书写字的视距应合理。一般认为读书写字不应小于 33cm。

② 视屏工作时间不宜过长。连续视屏注视性工作应控制在 1～2h 以内。

③ 保持在双眼与读物相互稳定的状态下阅读。人在运动中，双眼视线是很难保持近距离（阅读）的目标的稳定注视状态的，如行走。在行驶的车辆舟船的颠簸中也是不宜进行精细阅读的。在旅行中绝对不进行阅读，这对好多人很难做到。因为，几个小时、十几个小时或者更长时间，静静坐着则是一件百无聊赖的事情。看看报纸的主、副标题是可以的，但是类似长篇小说类的读物不看更加合理。

④ 在适宜的光照条件下进行观察。在照明条件过强、过弱的情况下都是不宜进行文字，如夏日的阳光下、夜晚的路灯下等。

（2）创建良好的视觉环境　良好的视觉环境，这是一个老生常谈的问题。但实际上又是极容易被人漠视淡忘的。对于这样的环境，所以要使用"创造"这一动词，是因为，当前视觉环境还是不尽如人意的。

① 工作照明适宜。工作照明条件很难做到理想化，但应尽可能做到以下几点。

a. 照明最好采用自然非直射性照明。

b. 对于工作在缺少窗户的房间中的人，应尽可能使用日光灯照明，灯具与桌面的距离应≤1.7m。

c. 对于在夜晚仍需读书与进行书案工作的人，可以选用市面所售的护眼灯进行视近照明。但须注意室内环境也同样需要一定的照明。如图 10-2 所示只有中间区域是明视区，周围室内环境则过暗，对眼的健康同样是有害无益的。

② 读物亮度适宜。所使用的读物应亮度对比适宜、字迹清楚。过白的纸会产生眩目干，模糊的字迹分辨则易产生视觉疲劳，这种材料都不适宜用于长时间阅读。

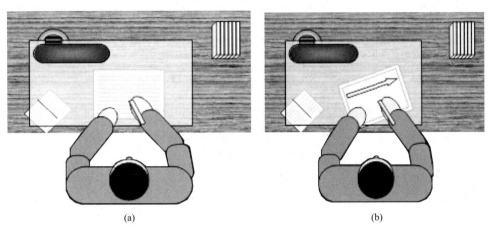

(a)　　　　　　　　　　　　　　　(b)

图 10-2　正常写字体态俯视图

③ 合理视觉姿势。从事任何一项工作都需要正确良好的姿势。这是提高工作效率，也是保持良好的仪表的重要的方法。但是，也要针对具体情况进行具体分析，一定要从实际出发。例如，写字，都说一定要坐端正，如图 10-2(a)所示是写字时体态的俯视图，这应当是非常标准的书写姿势，但是这种标准的姿势却忽略了一个问题：手、笔放在头的正前方，人们的双眼如何看到写的字呢？通过图 10-2，应当会发现书写纸放在写字者的正前方，将手、笔（铅笔、钢笔、圆珠笔等）也置于眼前的正前方，在书写时就无法看到所写的字，这是使用侧视图无法发现的问题。这样说来，可能图10-2(b)所示的应当是更合理书写姿势：不影响注视书写的字，写字方向应以肘为轴的前臂运动方向一致。

④ 注意工作视距。这里说的是近距工作视距。一般而言，近距离工作的视距应控制在 30～40cm。但是，人们在书写时大多都会采用 25～28cm 的视距。不管是什么样的眼，是正视眼，还是屈光不正，即便是配戴了屈光矫正眼镜也应当注意使用合理的视距，倘若戴用了屈光矫正眼镜后不注意视距的合理应用，仍将会对屈光发展产生不良的影响。

⑤ 桌椅尺寸适宜。用于工作、学习的桌椅的高度要与使用者的身高相协调。表 10-2 就是不同身高符合健康卫生标准的课桌、椅的桌面、椅面高度的对照表。购置家庭桌椅时，符合表中的数据成品桌、椅可能很难找到。在这种情况下，购置桌、椅时，符合健康卫生标准的桌、椅合理高度应符合以下条件：

a. 桌面高与椅面高的距离等于使用者坐高的 1/3。

b. 安坐后，肘部与桌面平行，或肘稍高于桌面（1～4cm）。

c. 椅面高等于使用者小腿的高度。在就座时，脚可以在地上放平，大腿与椅面一致。

表 10-2　身高与桌、椅合理高度一览表

序号	身高/cm	桌高/cm	椅高/cm
1	120～129	60	32
2	130～139	64	34.5
3	140～149	68.5	37
4	150～159	73	40
5	160～169	77	43
6	170～179	80～83	44～46

（3）养成良好的生活习惯

① 劳逸结合。在与眼保健有关的方面，尤其要做到以下两个方面。

a. 保证充足的睡眠。熬夜者都会有第二天眼发酸、睁不开眼，甚至发疼的感觉，这实际上就是眼因过劳需要休息进行生理修复的信号。

b. 视屏的视觉作业是当今人们获取知识、进行娱乐的极其重要的活动。而视屏对人眼又是有一定不良影响的。因此，在进行视屏的持续视觉作业时，应尽可能做到以下几条。

Ⅰ. 在进行视屏的视觉作业的每 30～45min 时，休息、望远 5～15min 作为视觉生理的调整间隔。

Ⅱ. 尽可能减少频繁光闪的游戏，尤其是在近距视觉作业之后。应当明确一点：电子游戏是不具备缓解近距工作张力和视觉负荷作用的。

Ⅲ. 少年在视觉上还处于生理发育期，其视觉器官对视屏刺激的耐受程度比成年人要低。因此，在视屏作业时，作业时间应更短一些。

② 营养均衡。这个方面说法很多，哪些是正确的，哪些是错误的，都没有太多证据。但是比较一致的认识就是"四多一少两结合"。

a. 四多。包括以下四项内容：

Ⅰ. 多补充富含蛋白质的食物：鱼、蛋、奶、肉等。

Ⅱ. 多食用富钙食物：奶、豆、蛋、花生、大枣、油菜、小白菜、骨头汤等。

Ⅲ. 多食用富锌食物：黄豆、紫菜、鱼、牛肉、动物肝脏、茶等。

Ⅲ. 多食用富含维生素的食物：奶、鱼、蛋、动物肝脏、蔬菜等。

b. 一少。少吃糖。

c. 两结合。是指饮食结构应做到：

Ⅰ. 主、副食搭配；

Ⅱ. 粗、细粮结合。

③ 增强运动。增强肌体的活动的对眼的作用可能有两个方面：第一，可以强壮体魄，使肌体的应激能力更较强大，可能会使人们的眼有更强大的抵御不良因素影响的作用；第二，参加适当的运动，总会给人们的眼提供一个放松的机会。

2. 原则

对眼的保健来说，尽管方法很多，并非一定要千篇一律。但是，对于眼的保健原

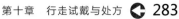

则应当是一致的。

(1) 经常性　首先对于眼的爱护与维护，应当是每一个人经常性的工作。这项工作只有持之以恒才可能发挥有效的作用。

(2) 因地制宜　这项工作的必须因地制宜。否则就会无的放矢。例如，一个在没有窗户的办公室中工作的人，就不能总在工作间隙去实现看远的目标，即便是 45～60min 出来望远 10～15min，恐怕也不是每个人都敢做的事情。

(3) 早发现，早验光，早矫正　关注视力变化，对视力变化应及时发现。对确因屈光变化所引起视力的变化者，应尽早进行验光，并及时接受屈光矫正。已经屈光不正，视力也已经下降，在这样的情况下，不管是从视觉生理的质量来看，还是从生活的质量予以考察，甚至从知识获取对终生职业生涯的影响看，不进行屈光矫正的认识都是不妥当的。

二、屈光复查安排

人们的眼到底应当多长时间检查一次，并无严格的规定。对眼的检测，大多是作为体检的一个附属项目。体检中开展最为广泛的眼的检查项目就是视力检测。近年来，高收费的体检增添了眼底的检查和裂隙灯的检测。但是，至今尚未见到对屈光状况进行常规检测的事例。这种对屈光状况的不经意，显然对眼的健康是不利的。那么，对眼的屈光状况复查应当怎样做呢？有以下两个方面。

1. 正视眼屈光复查

人眼的屈光，终生都处在变化中。只不过有时快，有时慢。有的人变化要大一些，有的人会相对小一些。例如，一名正视眼的少年，在将来极可能会转变成轻度近视眼。怎样才能把握住这样的变化呢？应当说视力检测是一种最简单的方法。但是，要想更精确掌握屈光的变化，只有定期进行屈光检测。

① 对于"正视眼"的屈光检测，应当每 2 年检查 1 次；

② 对于中、小学生（7～16 岁）的屈光检测应每年检查 1 次；

③ 对于青年人"正视眼"应当每 2 年检查 1 次为宜；

④ 对于成年人"正视眼"，检查的间隔时间可以适当延长，可以考虑每 2～3 年检查 1 次，但应当注意视力与视觉上出现的变化。

2. 戴用屈光矫正眼镜者的屈光复查

当屈光不正者戴用屈光矫正眼镜后，并非就一劳永逸了。认为屈光矫正镜度不再发生变化，不管在什么情况下都只能是人们一个非常美好的，但又无法实现的一个愿望。眼的屈光矫正度也不会因戴用屈光矫正眼镜就会停止变化。因此，戴用屈光矫正眼镜同样需要进行屈光矫正镜度的定期复查。

① 对于没有并发症的被测者，可以按前述的时间进行屈光矫正镜度的

复查；

② 对于有斜视、弱视并发症的幼儿与少年应做到3~6个月复查一次，而且最初的几次复检亦不宜超过3个月；

③ 对于接受眼肌训练者进行屈光与调节的复检的时间尽管可以适当缩短，但也不宜2~3天一测。

关于屈光复查必要性的问题，眼镜戴用者的认识比较模糊的。因此，眼镜店通常会在验光单、配镜单与某些宣传册页上印上提醒戴镜者定期复查的文字。这些文字，对相当多的戴镜者可能起不到应有的提醒作用。因此，验光师对被测者戴镜后的屈光复查给予必要叮嘱是十分必要的。

三、眼镜使用常识

1. 正确戴用眼镜

（1）端正戴用眼镜　戴用的眼镜一定要端正，眼镜端正是指：

① 两镜片的镜平面一定要一致。

② 戴用时，两侧眼镜架的镜圈一定要高度一致。

③ 眼镜架镜腿的弯点长要等长，垂长、垂俯角要一致。

④ 镜腿打开后，不管正放、还是反放，都应当四角着地，不能翘角。

⑤ 两侧要对称，鼻脱要平稳的托在鼻梁上。

（2）什么时间戴用　屈光矫正眼镜，从屈光矫正概念上讲应当常戴。不戴的话就不会对屈光矫正有任何益处。经常的摘戴，眼的屈光状态就会处于不稳定状态，眼的调节与集合就将处于不断适应和变化中，这种不稳定的状态对视觉生理的发育与发展有可能会带来某种新的危机。尤其是，伴有隐斜视、弱视的被测者，更应当保持常态状态。例如，青少年远视眼伴有内斜视者，就是应当保持：只要用眼就得使用眼镜的长期戴用状态。

有可以不用常戴的屈光不正吗？从实际戴用的角度看，谁都可以通过不戴来实现这一目标。但是，有道理不用常戴眼镜的最典型例子是：低度近视眼。这种眼在不使用眼镜的情况下，除了视物不清晰以外，不会产生明显的生理改变。

（3）不借用眼镜　屈光矫正眼镜是一种具有明显个性化特征的生活用品。因此，这种物品不适宜借用。尽管尚没有发现过因借用或外借眼镜产生严重不良结果的相关资料，但使用与自己的眼不匹配屈光矫正眼镜，总有点"小脚穿大鞋"（或"大脚穿小鞋"）的感觉。这种情况会不会对未来的眼的发育、发展造成一定的影响呢？尚不能肯定。但是，这种"过劲""过旷"情况，对将来屈光检测可能会带来一定麻烦，这是验光师在实践中深有体会的。

（4）高度宜有备用眼镜　对于具有高度屈光不正的被测者，因尽可能配置一副备用眼镜。以免在眼镜出现损伤、丢失时，影响学习、工作和生活。

2. 眼镜的养护

（1）眼镜的放置　关于眼镜放置的说法，从业者也总结了一些要点。但是，这些要点往往牵涉到个别的专业术语和表述习惯，不经演示戴镜者理解有一定难度，其包括以下内容。

① 眼镜的自身的姿态。镜片凸面朝天。镜腿合上，镜片凸面朝天比较好理解，在此，不再解释。倘若打开镜腿，眼镜的放置应如图 10-3（a）所示；不能如图 10-2（b）所示。因为图 10-3（b）下的放置容易发生眼镜的倾倒反转，容易使镜片磨损和划伤。

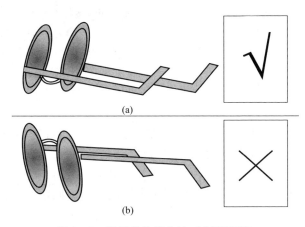

图 10-3　眼镜的放置方法（凸面朝天）

② 眼镜放置位置。眼镜摘下后，在放置时应注意两个方面：

a. 应放置在安全保险的位置：桌面非外侧部、眼镜盒中。

b. 应远离热源。尤其是使用树脂镜片者，不应将眼镜随手放在电脑的主机上。

在眼镜放置时，一定要记住：沙发、床的外侧是最不适于放置眼镜的地方。眼镜被压，严重变形绝大部分是发生在沙发上。

（2）眼镜变形应及时调校　眼镜一旦发生变形，一定要请专业人士进行修理与调校。这是因为，专业店备有专用修理工具，维修人员会在施加合理的机械强度条件下，尽可能保证眼镜恢复原有状态。

四、恭送顾客

验光师将眼保健常识、屈光复查、眼镜使用常识（眼镜的正确戴用和养护）都有必要向被测者进行交代嘱咐。是不是需要将所有的内容都要一一细说呢？一一细说是一件令被测者不胜其烦的事情。因此，验光师一定得根据验光中所发生的、了解的情况，进行有针对性的叮嘱，只有这样才会发挥事半功倍的积极效果。

　　验光师在对被测者进行有针对性的交代嘱咐后，就要进入验光的操作恭送顾客这一步骤的最后一个动作模式。在这最后一个动作模式中，专业技能和技巧成为非主要方面，而人际交往礼仪则转化为主要方面。但是在礼仪方面的要求与家中待客的礼仪则迥然不同。

　　对于腿脚不方便的老年人，验光师可以通过搀扶助行，提醒慢走的方式来传递服务态度。对小朋友，可以通过互相挥手告别，叮嘱记牢下次复查时间的办法来结束这一过程。当然，验光师们在这方面已经积累了相当多的经验，无须过多举例。但是有一点，要提醒诸位验光师：结束验光过程后，起身相送则是必须要做的。起身，可以表示对被测者的尊重和谢意；相送，可以表示对被测者的诚意和礼貌。

　　有人可能会说，还有等着的顾客呢。等着验光的顾客不应当让他到验光室里来。验光是验光师与被测者两人之间的事情，第三者站在旁边意义何在？

　　总之，整个验光过程中，恭送顾客是宣告验光结束的信号。通过这一信号验光师应当传递给被测者以下两个信息。

　　① 留下一个完整的良好印象。

　　② 必要时，请再次光顾。

　　这两个信息是不能直白说出来的，而是要用验光师的行为和态度间接地流露出来。当验光师送走一位被测者的时候，又将接待一位新的被测者，……。

　　当验光师回顾自己的从业历程，就会发现：正是一次次的接待，恭送，再接待，再恭送，……，促进了自己的成长，成就了自己的业绩。向前看，验光师还将在看似简单的不断接待，恭送……的服务中，通过不断进取而去实现专业技能的一次次飞跃。

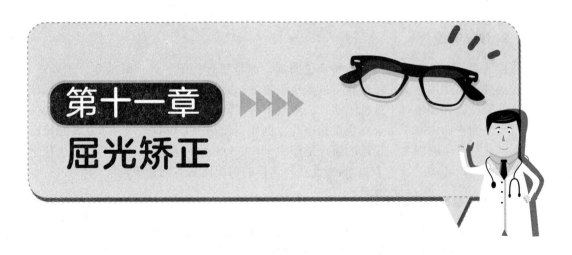

第十一章 ▶▶▶ 屈光矫正

完成对双眼的屈光度检测并不是验光的结束，只能说是检测暂时告一段落，还要对检测出来的屈光数据进行行走试戴的核定和调整，并根据行走试戴的情况给出配镜处方，并记录在处方单上。

一、处方单上数据

处方单上的数据，包括两类：屈光矫正镜度和瞳距。很多人认为这些数据与被测眼的完全屈光矫正数据是一致的，这是一种误解。

例如，一名从来没戴过眼镜的中、高度近视眼，处方单上的数据一般都会低于实际的屈光矫正镜度。这些人初戴眼镜很难接受完全的屈光矫正度，都会采取适当减少屈光矫正镜度的办法开具处方。

再如，对于一名存在隐斜视的被测者，要想使其减少视觉疲劳的发生并获得舒适的戴用效果就需要使用三棱镜，这种情况反映在处方上就是光学中心的移动。光学中心一旦移动，配制出来的眼镜的光学中心距就会与瞳距不相符，而这种不相符正是隐斜视在屈光矫正中视觉生理需要。

综上所述，处方单上的屈光、瞳距数据不一定就是实际检测数据，但它一定是以检测的数据为基础的，结合试戴行走的情况制定出来的定配眼镜的屈光、瞳距的数据。

二、屈光矫正的总原则

1. 现代表述

屈光矫正的总原则是：使用最高正镜效度的屈光矫正数据获得最佳矫正视力。

2. 传统表述

传统表述并没有明确的屈光矫正总原则，而是将远视眼、近视眼欲亦分别表述。即，远视眼：使用最高正镜度获得最佳矫正效果；近视眼：使用最低负镜度获得最佳矫正效果。这种表述对于远视眼而言，应当不存在问题。但在反映近视眼数据上的情况则与人们在初中数学所获得认识相违背，例如，使用−1.00DS、−1.50DS的镜度均可以获得最佳的视力，正确的矫正是使用−1.00DS而不能使用−1.50DS，从数学概念而言−1.50是小于−1.00的。显然，这样的情况比较容易造成误解。

3. 处方数据与矫正原则

处方单上的数据，包括两类：屈光矫正镜度和瞳距。很多人认为这些数据与被测眼的完全屈光矫正数据一致，这是一种误解。

（1）处方上数据的意义　处方上的数据是以屈光检测为基本依据，经过行走、阅读试戴，并根据试戴情况予以确定的或调整后的屈光矫正数据。这些数据一定是验光师在屈光原则的基础上制定的最合理的矫正方案。使用这些数据进行配镜，就可以使戴眼镜的人，既可以获得良好的矫正视力又可以获得比较舒适的视觉戴用效果。

（2）原则是指南，不是教条　屈光矫正原则是指导验光师制定理性屈光矫正方案的出发点。在验光配镜中，屈光矫正原则不是教条，但它起着指南的作用。那么，在什么情况下要对屈光矫正方案进行调整呢？大致将有以下几种情况。

① 屈光矫正镜度的调整。当被测者在视觉感受上不能接受根据屈光矫正原则制定的矫正方案时候，就应当考虑对镜度进行必要调整。这种情况大多见于初次戴眼镜（特别是屈光矫正镜度较高者）、屈光镜度变化较大、散光镜度偏差较大的人。其主要表现为头晕（特别是运动视觉感受更为明显）、头疼、眼胀、视觉疲劳等。对于存在这些反映的人，就应当采取适当降低戴用的镜度、调整散光轴位的办法进行处理。

② 关于瞳距的调整。当前处方上的瞳距，实际上是配镜加工中所要确认的左、右两只镜片的光学中心距。这里之所以仍用"瞳距"来表述，只是为了顺应行业中约定俗成的称谓。绝大多数人，实际测量瞳距是多少，就在处方单"瞳距"中填入多少。但是，在设计近用眼镜、对隐斜视（斜视）矫正方案时，就需要对"瞳距"进行合理的调整。调整的主要方法是减小或增大，极个别的人还会存在标记瞳孔位置的问题。

③ 眼镜的戴用调整。通过验光、行走试戴，确定了矫正方案，但是取镜后又感觉戴用不舒适，这种情况一般是装配好的眼镜在"镜-眼"配合上的偏差所致，这些情况就属于眼镜架戴用调整问题。只要对装配好的眼镜进行检查和仔细观察眼镜戴用的情况，就可以发现问题所在。对其进行相应的调整，问题就可以迎刃而解。

第二节 近视眼的屈光矫正

我国是近视眼高发的国家，作为一名验光师，必须对近视眼的矫正、治疗和预防有较为全面正确地了解。近视眼的矫正一般专指戴用普通眼镜与角膜接触镜进行的光学矫正。

一、近视眼矫治的概述

对近视眼进行处置方法的称谓很多，相对较为普遍的方法有光学矫正、药物治疗、手术治疗，近些年又有按摩疗法、物理疗法、生理疗法等。

1. 物理疗法

在当前，近视眼矫治方法中属于物理疗法的有磁场、温热、按摩、红外线、离子导入等方法。应当说，在近视眼的治疗与预防工作中，这类物理方法的应用是比较普遍的。但是，对这方面的较高信度的研究报告尚未见到，这些物理作用对人眼解剖结构、生物组织与生理功能影响程度的研究，尚缺乏有影响力的研究成果。

2. 药物疗法

对近视眼进行治疗的药物，必须达到无害、有效、方便、经济的要求。实施药物治疗的方式有三种：一种是滴眼药；另一种是口服药；还有一种是咀嚼药。

（1）滴眼药　滴眼用的药物有两类：一种是睫状肌麻痹剂，如阿托品、后马托品、托比酰胺等；另一种是血管收缩药，如交感酚。据有关资料显示这两种方法对控制近视的发展都有效。但是，缺乏高信度、长期有效的药物应用研究报告。

（2）口服药　国内也有口服药治疗近视眼的资料，药物成分不详。在这方面，尚未见到相关的药物改变眼球构成数据和生理功能方面的研究结果。

（3）咀嚼药　通过药物咀嚼方法进行近视眼的辅助治疗，是国内近年出现的一种新的方法。应当说，通过咀嚼肌的运动影响眼的生理机能是一种新的探索方式，但在生理机能方面缺乏有力的证据。

3. 手术疗法

对近视眼进行手术治疗是巴拉库埃尔在 1956 年予以实现的。对近视眼常见的手术疗法先后有：角膜表面放射状切开术（PK）、表层角膜镜片术（ALK）、角膜磨镶术（ALK）、中央角膜激光切削术（PRK）和原位角膜激光磨镶术（LASIK）等。屈光手术无疑是一种创伤性方法，在近视矫正方法中仍旧是一种风险较大的治疗方法。对手术疗法在近视眼治疗作用中，屈光学家较为一致的看法是：① ＞8D 的近视眼矫正效果较差；②不能保证术后不使用矫正眼镜；③手术远期效果尚不明确；④手术器械、操作方法有待进一步改进；⑤受术眼，术后重新趋向近视化的趋势，尚有待新的对策。

4. 生理疗法

比较传统的是远眺法、远-近交替注视法等。这类方法，对舒缓眼的紧张程度是有益的，而是否对近视眼有预防、控制作用目前还没有高信度的研究报告。

5. 光学矫正法

在近视眼的矫正中，被屈光学家最认可的方法是：通过透镜，对近视眼进行光学矫正。在光学矫正近视眼方面有以下两种屈光矫正行为。

① 单纯屈光矫正。这是一种常规的屈光矫正模式，是对所有的近视眼被测者都适用的。

② 近用附加矫正。这是近年来，针对青、少年近视眼的预防与控制，开展的一种光学矫正方法。

综上所说，近视眼的矫正、预防与治疗尽管方法很多，但像光学矫正这样相对经济、效果确切、安全可靠的方法则没有。屈光学专家徐广第明确地告诉大家：镜片矫正是治疗真性近视的最好方法。

二、公认的近视眼验、配镜常识

人类对近视眼的探索已经有几百年的历史，但是，近视眼的在病因、性质方面的不确定性，决定了其在防治方面至今尚未找到特异性治疗与防治的方法。因此，在近视眼的矫正、治疗与预防上历来都有争议。在配镜方面的争议则表现在：对配镜必要性的认识、配镜度数的深浅、矫正视力的指标和近视屈光矫正眼镜是否需要常戴等方面。屈光学界相对比较统一的认识有以下两个方面。

1. 近视屈光矫正的最基本概念

（1）近视眼屈光矫正的必要性　近视眼主要的症状是视物不清，会影响其对信息的获取质量。对处在生长发育时期的青少年来说，还会因获得的信息质量相对较差而影响到思维反应速度。而对行动不方便的老年人，视物不清使其生活中的避险能力明显下降。因此，对于近视眼者来说，屈光矫正是非常必要的。

屈光学界认为，被测者为低度近视者可以缓配。但是影响学业、工作与生活者，则应当配镜，需要予以及时矫正。在实际工作中，对低于-0.75DS的近视被测者，大多不建议配镜矫正。而对近视屈光矫正镜度等于或高于-1.00DS者，就应建议被测者尽快配镜。

（2）近视眼屈光矫正的要求　对于近视眼进行屈光矫正，必须严格遵守屈光矫正的总原则，即要以"使用最高正镜效度获得最佳矫正视力"，也可以说是以"使用绝对值最小的负镜度获得最佳的矫正视力"为准则。例如，－1.00DS、－1.25DS、－1.50DS均可以获得1.0的矫正视力，那就一定使用－1.00DS作为校正镜度。

2. 屈光检测与眼镜配用

（1）远、近用问题　在屈光矫正中，一般认为：－3.00～－6.00DS的近视眼被测者可以配用两副眼镜。一副用于远用，眼镜镜度应使用最高正镜度矫正形式；另一副眼镜则用于近用。近用眼镜的镜度一般采用在远用最高正镜度形式基础上加入＋1.50DS～＋2.00DS的屈光矫正镜度。通过这样的两副眼镜，被测者既可以良好的视远矫正视力，又可起到避免视近疲劳产生的作用。

（2）睫状肌麻痹剂的应用　对于在屈光检测到底需要不需要进行"散瞳"这个问题，眼屈光学界比较一致的意见是：

① 青少年近视眼（特别是14岁以下）在第一次配镜之前，最好进行"散瞳"后的验光。

② 14岁以上已接受过正确屈光矫正者，再次验光不需要"散瞳"。

③ 25岁以下的远视眼接受屈光矫正前，需要"散瞳"。

④ 客观检测与主观检测存在明显偏差者，应当接受"散瞳"。

⑤ 有明显调节紧张或痉挛者，也应当接受"散瞳"。

从以上公认的意见看，需要"散瞳"的只是人群中的一部分人。不需要散瞳的，就不应该"散瞳"。"散瞳"只有针对特定的对象才是正确的医学行为。

在"散瞳"这个问题上，验光师必须清楚这样一个现实：睫状肌麻痹剂应用条件下所检测的屈光矫正镜度，是不可以作为定配眼镜依据的。待睫状肌麻痹剂作用消失后，再进行复检，并以复检时所测的屈光矫正镜度为基础，参照睫状肌麻痹剂应用条件下所检测的屈光矫正镜度进行适当修正，并经过行走试戴的检验的数据才是定配眼镜的屈光矫正数据。这个数据才是被测者正常生理状态下的屈光矫正镜度。

三、青少年近视眼的矫正

近视眼的远点位于被测者眼前的有限距离。因此，近视眼一般极少有视觉疲劳的症状出现，这是青少年近视眼的屈光矫正中必须考虑的一个现实问题。

1. 视力状况

（1）裸眼视力状况　检测被测者的裸眼视力的目的，就是要了解被测者视力减退的状况，以便确定是否建议被测者进行配镜矫治。一般情况下，0.5视力的视效率约为90%，维持正常的生活与学习应当不会有太大的问题，倘若被测者无意佩戴眼镜，亦可不配。倘若，被测者主观上感觉视力下降对学习、生活有影响的话，就应当予以配镜。

（2）双眼视力均衡状况　在视力检测时，还要注意双眼视力的均衡问题。假如被测者双眼的视力是均衡的，不管配镜与否，两眼的视功能就是均衡的，就不易出现视觉疲劳。假设，被测者右眼的视力为0.5，左眼的视力为1.0，就会存在近距离工作时双眼调节的不均衡，这种情况往往会诱发近距离工作的视觉疲劳。

（3）屈光矫正的矫正视力指标

① 常规矫正视力指标。在屈光矫正中，大多数验光师是以单眼矫正视力为1.0、双眼1.2作为屈光矫正指标的。这是在实际屈光检测中极为普遍的做法。

② 值得重视的一种矫正视力指标。近年来，在屈光矫正指标方面有一个新的动态，值得验光师给予必要的关注，这个动态就是：对青少年近视眼进行屈光矫正时，只要近视眼戴镜后能够适应，就应当使其矫正视力达到最敏锐的状态。英国通过对近百名青少年近视眼被测者进行屈光矫正的对比实验观察。将被测者平均分为两组：第1组接受矫正视力1.0的屈光矫正，第2组接受矫正视力1.2（或1.5）的屈光矫正，这项实验原计划进行3年。当实验进行到第2年时，试验研究人员不得不中止了实验。这是因为，第1组被测者近视度的增长幅度明显大于第2组被测。这项研究的结果，有值得验光师思考的价值。尽管我国尚未有相关研究，但这也是一个值得探索的课题。

2. 注意被测者的眼位状况

近视眼常见的眼位异常，以外斜视最为常见，而青少年近视眼一般发生眼位偏斜的现象并不多见。当"近视眼"有眼位的偏斜，就应当给予高度的重视。一旦发现，则应考虑高度近视的可能。

对于存在眼位偏斜的近视眼，一定要戴用屈光矫正眼镜，即便近视程度较低，也必须戴用。对于外斜视的近视眼，一经矫正，其调节力就会得到相应的改善，并使集合功能也同时相应的提高，使偏斜的眼位得到相应的纠正。假如被测者戴用远用屈光矫正眼镜视近时仍有眼位偏斜现象，则应考虑另行配用近用眼镜予以解决，或者建议就医予以手术矫治。

四、成人近视眼的矫正

在对成年近视眼进行屈光检测与矫正时，特别值得关注的问题包括：高度近视眼的验光配镜问题、屈光参差的验光配镜问题、糖尿病性近视眼的验光配镜问题以及大直径镜片的配镜问题。

1. 高度近视眼的验光与屈光矫正

对成年人高度近视眼应注意两个方面：

（1）眼的病理改变　高度近视眼大多会伴有眼底的继发性改变：豹纹状变，视盘的弧形斑、视神经乳头颞侧萎缩斑等。对这样的被测者，验光师有必要对其进行眼底

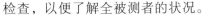

检查，以便了解全被测者的状况。

（2）矫正视力　高度近视眼常常会伴有视细胞的萎缩，矫正视力难于达到满意的程度。因此，对高度近视眼进行屈光矫正，不宜过度追求矫正视力的满意，只要矫正视力有所提高、够用就已经达到屈光矫正的目的。

2. 屈光参差性近视眼的验光配镜

对病理性屈光参差性近视，特别是混合型屈光参差在验光与配镜中需注意以下几点。

（1）无自觉症状

① 交替视力。当被测者习惯于一只眼看近、另一只眼看远时，就会无意识地使用交替视力，未经验光检测一般没有自觉症状。

② 单眼视。当被测者的一只眼存在弱视，就会出现单眼视现象，这样的被测者往往没有自觉症状。对这类被测者不必强求进行配镜矫正。

（2）双眼视像差异过大　当双眼屈光度存在参差现象时，双眼同视情况下就会出现视像模糊、甚至出现同心性复视现象。对这种现象解决的方法有以下两种。

① 配用角膜接触镜。对屈光参差较大的被测者，可以选择戴用角膜接触镜，这样在一定程度上可以解决视像不等的问题。

② 配用等像眼镜。另一种解决双眼视像不等的配镜方法就是定制双眼等像眼镜。

3. 一过性近视眼的验光与屈光矫正

一过性近视眼，最常见于糖尿病初起，患者感觉到的是三多一少（吃得多、喝得多、尿得多；体重减少）的症状，在视觉上则表现为远视力下降。这些症状也见于糖尿病治疗不利病情突然恶化时。一过性近视眼，还可见于使用缩瞳药后，此时瞳孔缩小、明度下降、景深增大。遇到这些情况，一定要问清病史和用药史，一般情况下，一过性近视无需配镜矫正，但应建议：对原发病进行及时有效的治疗。

4. 大直径镜片的屈光矫正

在眼镜实际配制工作中，时常遇到使用较大直径镜片眼镜的事情。这种眼镜，业内人多将其称为大框架眼镜。尽管当前定配这种眼镜已经有所减少，但仍有一部分人偏好这种眼镜。因此，做好这种眼镜的定配及调整工作还是必要的。定配、制作、调整这种眼镜，应做好以下五个方面的工作：

① 准确计算光学中心的内移量；

② 尽可能选用宽材、深色眼镜架；

③ 尽可能选用高折射力镜片；

④ 镜片磨制、装配眼镜时，应使镜圈居于镜片边缘位置的前 1/3 与中 1/3 交界处 [图 11-1(a)]；

⑤ 镜面角 [图 11-1(b)] 要适当调小（与双眼视线垂直于光学中心为准）。

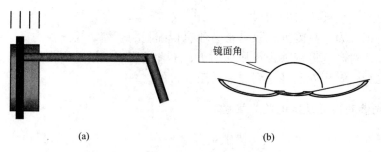

图 11-1　镜圈与镜片的相对位置及镜面角

五、近视眼合并老视眼的矫正

有人认为，近视眼的人不会出现老视眼，这种认识是错误的。近视眼同样会发生老视，发生的时间与正视眼并无区别。但是，由于近视眼的屈光生理特点，表现出来症状的时间会稍晚一些。在对近视眼合并老视眼的被测者进行屈光矫正，除需要关注前述问题之外，在老视的矫正中还需注意以下两个问题。

① 近视眼发生老视病理生理改变时，并不一定就会表现出症状。近视眼合并老视后，因近视程度不同，被测者发生老视现象的时间也会有差异，其表现也不完全相同。因此，验光师必须根据被测者的具体表现来确定。

例如，−3.00DS 的近视眼在进行近距工作时，常常会摘去眼镜，用明视远点来解决看近的问题，应当说这种摘下眼镜看近，是近视眼发生老视眼后一个很有效地解决注视近距离目标的方法。

② 假如被测者为高度近视眼，发生老视时可能就会发生远点距离小于近点距离的现象，此时，被测者在视近时，大多会采用增大镜距的办法解决近距工作的问题。

以上两个例子说明，近视眼在发生老视的时间有早有晚，表现的症状也存在差异，但是有一点是相同的，这就是：被测者一旦老视现象出现，就一定会减少调节力的实际支出。应当说，这是对近视眼并发老视进行确认的最重要依据。

在对近视眼合并老视的视近屈光矫正镜度的检测与矫正中，还应当注意近用附加正镜度的量化概念。从人发生老视时间的先后考察，老视症状出现的时间以远视眼为最早，其次是正视眼，而近视眼感觉视近工作困难的时间比正视眼要晚 3～5 年。不同性质的屈光不正，初用老视镜的近用附加正镜度后的透镜性质是不同的。所使用的近用眼镜的形式包括：远视眼、正视眼为凸透镜。而近视眼则因近视程度的不同，使用的形式也不同。这些信息见表 11-1。

表 11-1　不同类型屈光不正发生老视的年龄、初始附加正镜度一览表

比较项目 屈光类型	发生老视 现象的年龄	初用近用 附加正镜度	近用眼镜的透镜形式
远视眼	40 岁 ± 2 岁	0.50～0.75D	凸透镜
正视眼	45 岁左右	1.00～1.50D	凸透镜
近视眼	≥50 岁	≥1.50D	凹透镜、平光镜、低度凸透镜

关于近视眼合并老视戴用什么类型眼镜的问题，从使用方便程度、戴用舒适程度以及镜片可适应程度看，应用渐进眼镜应是一个绝大多数人可以接受的方案。从社会人文角度看，使用渐进眼镜对社会公共关系、保持个人良好的心态也有一定的意义。在渐进镜片的选择上，应进行视近时人的头部运动（视近时需要稍稍低头）与眼动的特点和近视眼对渐进镜片有较好的适应性的综合考虑，一般以选用过渡区较短类型的渐进镜片为宜。因为，过渡区较短的渐进镜片更符合人在视近时头与眼的运动生理数值。

六、近视眼矫正中应当注意的四个问题

在近视眼矫正中，必须注意以下四个问题。这四个问题对近视眼的正确矫正和有效控制近视眼的发展具有重要的意义。

1. 不能过度矫正

近视眼的过度矫正就会造成人工远视。这就会导致在视远与视近时都使用调节。因此，近视眼的过度矫正是导致视觉疲劳发生的客观条件。而近视眼调节广度的低下、调节储备有限，这是近视眼容易发生视觉疲劳的生理条件。这两种条件共同形成了近视眼过度矫正时更容易发生视觉疲劳，具体表现是：视距越短不舒适越明显，矫正明视近点距离越明显增大。

过度矫正的危害就在于：增大了被测眼的调节张力，视觉疲劳现象被人为放大，这也是青少年近视眼屈光矫正镜度持续较快增长不可忽视的原因。

2. 不能借用眼镜

有的被测者，因眼镜丢失、懒于验光，在偶尔使用眼镜时，就可能会产生借用他人眼镜的想法。但是必须说明：这种做法不妥。偶尔用他人的眼镜并不会产生什么严重的问题。借用则不同，使用与自己的屈光矫正镜度不同的眼镜，可能会为重新验光带来麻烦，常常会导致诱发验光不准。

3. 解决视近问题

一般而言，近视眼使用远用屈光矫正镜度，也可以兼顾视近的问题。但是，在高度近视眼，并发老视眼的情况下，就会发生使用远用屈光矫正眼镜无法解决视近的问题。这里最需注意的是年轻的高度近视眼，在初次接受眼镜矫正后，戴上眼镜无法看书、报的现象，这是高度近视眼调节储备比较低的生理特征导致的现象。对于这种现象，就要考虑用增加近用附加正镜度的方式予以解决。

4. 关于隐斜视、斜视的矫正

近视眼伴有水平性眼外肌功能平衡失调，只要戴用矫正眼镜就能够缓解。近视眼

最常见的是外斜视与外隐斜，内斜视、内隐斜相对比较少见。

（1）外斜视的矫正　尽管这类被测者双眼功能可能已经丧失，但戴用完全屈光矫正镜度的眼镜，就会引起一定的调节，从而带动集合功能，使眼的外斜倾向减轻，甚至有可能消失。经过使用完全屈光矫正镜度的眼镜后，调节力可能会出现适应性增大，也可能使残存的外斜视得到进一步的缓解。

（2）外隐斜的矫正　中、老年性近视眼、高度近视眼在初次戴用屈光矫正眼镜后，有一部分人会出现视近时的视觉疲劳现象。这往往是由于被测者在视远、视近时，其外隐斜的程度不同所致，这就是通常所说的 AC/C 异常的一种表现。

（3）内斜视、内隐斜的问题　内斜视、内隐斜在近视眼被测中是比较少见的。遇到存在内斜视、内隐斜的"近视眼"时，一定先确认被测眼的屈光性质，再确定矫正方案。视近时的内斜视、内隐斜大多属于远视眼的表现。因此，一定要首先确定被测眼到底是近视眼，还是远视眼。只有确认了被测眼的屈光性质，才可能谈得上矫正。当 AC/A 比值高者，其视近时的内隐斜程度比视远时的要大。适当增加近用附加正镜度，视觉疲劳症状就会减轻或消失，斜视程度也会相应下降。这类被测者一般需要配远近兼用眼镜（双光眼镜、渐进眼镜），或分别配用远用、近用眼镜各一副。

第三节　远视眼的屈光矫正

一、远视眼光学矫正的原则

在进行远视眼的矫正中，必须遵循屈光不正矫正的总原则。远视眼的屈光矫正原则与屈光不正的总原则是一致的。但是，仅了解远视眼的屈光矫正原则，是做不好远视眼的屈光矫正工作的，还必须了解远视眼矫正的相关附则，只有这样才会更好地做好远视眼的屈光矫正工作。

1. 远视眼矫正的总原则

远视眼的矫正使用的是凸透镜，即正镜度镜片。在正镜度镜片的使用中，远视眼所使用的是可以获得最佳矫正视力时可以使用的最大镜度的镜片。这就是远视眼的矫正原则。简言之，远视眼的屈光矫正原则就是：使用最高的镜度获得最佳的屈光矫正结果。这一原则只有在并发外斜视的远视眼时例外。

2. 远视眼矫正的附则

远视眼矫正中的附则是在被测者存在并发症、合并老视眼时才会被应用的。这样的附则有三个。

（1）内斜视——充分完全矫正　对于具有内斜视的远视眼，必须使用充分的完全性屈光矫正镜度，才会使内斜视症状缓解。假如通过少许过度矫正方可以纠正内斜视者，可以采取少许过度矫正的方案。无效者，不得过度矫正。对经屈光矫正无效的被测者，应建议其及时接受手术矫正，以免影响视功能的正常发育及正常的视觉功能。

（2）视近困难——近用附加　视近困难，应当给予适当近用正镜度的补偿。仅解决视近问题可以使用单光老视眼镜；需要同时解决远、近距离视觉需要者，可以选用双光眼镜或渐进眼镜；对需要长时间戴眼镜者，最好应用渐进眼镜。但要注意，远视眼使用渐进眼镜应尽可能选用内渐进形式的渐进镜片。

（3）不能适应——暂时降度　对于初次使用矫正眼镜，对完全性矫正镜度难以适应者，应当予以适当降度。适当降度只属于方法，绝不是目的。降度矫正的目的则是为将来接受完全矫正镜度做必要的准备。

二、学龄前儿童远视眼的光学矫正

在出生时绝大部分人都是远视眼。随着幼儿年龄的增加，眼的正镜度化过程会使远视屈光矫正镜度在一定程度上逐渐减轻。一般来说，这种减轻幅度为＋2.50～＋3.50DS（或近视矫正镜度增加－2.50～－3.50DS）。这种减轻的程度，每年的屈光度下降最大幅度一般不会大于0.50D。

学龄前儿童远视眼，一般很少会有症状，大多可以获得比较满意的远、中、近距离的清晰视觉。当然，即便有远视眼存在，在没有并发症的情况下，也可以不用配镜（大于＋5.00D者除外）。

1. 无症状的学龄前儿童远视眼的处置

对于没有症状的学龄前儿童远视眼，一般不易被发现。对于这样的儿童可以不用配镜矫正。但是，这样的儿童，一般每半年应接收一次屈光检查。对半年屈光度变化＞0.75D者，应尽可能查明原因。倘若能够排除眼病的原因，就应当进行光学矫正。

2. 对有症状的学龄前儿童远视眼的处置

有症状的学龄前儿童远视眼，一般都是在屈光学调查、因顽固性外眼炎症的诊治，或体检中被发现。

（1）高度远视眼　对于＞＋5.00D的学龄前儿童远视眼，应当按照屈光矫正的总原则予以配镜。只有早配镜才可以起到矫治、预防弱视、斜视的作用。但对远视力正常，也没有症状和并发症，不用配镜，但须注意观察。

倘若已经发生弱视，则应速配，在矫正远用屈光不正度的同时，还必须要考虑到使患眼获得理想的视像的问题，以便恢复和重新激发患眼的视力发育。

（2）有内斜视的远视眼　伴有内斜视的学龄前儿童远视眼，应接受散瞳屈光检测，以确定是否存在过度调节的问题。对于这类被测者进行处理的基本方法如下。

①　原则上使用完全矫正镜度进行矫正。力争能够消除调节所致的过度集合作用，以促进眼外肌的肌力平衡和正常发育。

②　无特殊原因，瞳孔散大时检测到的屈光矫正镜度，不宜作为直接配镜的依据。应在散瞳药作用消失（应用长效散瞳药 2～3 周，短效散瞳药 6h）后，进行复检。

③　倘若散瞳后眼的屈光力比常瞳状态下的屈光力高＋1.00D 时，应考虑有过度调节的可能。对有过度调节的伴有内斜视的学龄前儿童远视眼则应根据远视程度的高低给予适当的矫正。

（3）伴有顽固性外眼炎症的远视眼　屈光矫正镜度较高的学龄前儿童远视眼，经常会出现迁延不愈的睑缘炎、麦粒肿、结膜炎，甚至会有胃肠系统症状出现，还可能出现神经精神方面症状。有这类症状儿童远视眼，其症状一般会在戴用矫正眼镜后消失。

三、青少年远视眼的光学矫正

青少年时期（6～25 岁）的远视眼被测者，随年龄的增长，其眼的远视程度呈下降趋势，其相关的症状也会相应减少。假如其症状未减反而增多，就必须给予注意，这种现象大多是由于学业紧张、近距工作迅速增多诱发视觉疲劳有关。这种视觉疲劳在各种程度的远视眼都可能发生。

1. 屈光检测的要点

倘若怀疑被测者有视觉疲劳，就应当应用睫状肌麻痹剂（散瞳）考察眼的调节状况。对视觉疲劳可疑者进行检测时，总远视度、隐斜（或显斜）在视远、视近视的隐斜（或显斜）的棱镜度偏差也是不可或缺的检测项目。

2. 屈光矫正的要点

（1）青少年远视眼，裸眼远用视力≥1.0。无视觉疲劳、内斜视者，无须配、戴眼镜。但有必要进行定期的屈光检测观察，以每年至少检查 1 次为宜。

（2）青少年远视眼，裸眼远用视力＜1.0。特别是伴有明确的视力疲劳症状、内斜视的青少年远视眼，都应当及时配镜矫正。对青少年远视眼，进行屈光矫正的镜度应用原则是：完全性屈光矫正镜度矫正。当被测者难于接受这一镜度（这种情况一般会发生在高度远视或存在调节痉挛）时，就应当暂时适当降度矫正。3～6 个月复查，以便及时修正所使用的屈光矫正镜度。直至修正为完全性屈光矫正镜度时为止。

对经完全矫正后，仍有较明显内斜视的青少年远视眼，则需加用近用附加正镜度以满足视近工作的需求，一般近用加入的正镜度值为＋2.00～＋2.50D。

四、成年期远视眼的光学矫正

成年期在这里是指25～45岁这一年龄段的时期。

1. 屈光检测的要点

对成年期远视眼进行屈光检测应当注意两个问题：其一，对最大调节力的测定；其二，近用附加正镜度的测定。这是对成年期远视眼进行屈光矫正两项重要内容。

2. 屈光矫正的要点

在屈光矫正中，要根据被测者阅读状况来确定具体的矫正方案。

（1）能维持阅读的远视眼的矫正方案

① 使用全部显性远视度，对被测者进行完全性屈光矫正镜度的配镜矫正。

② 使用比总远视度稍低一些镜度进行矫正。常用的镜度，是在总远视度基础上减少+0.50～+0.75D。

对于能维持阅读的成年期远视眼，是没有必要使用近用附加正镜度的。

（2）不能维持阅读的远视眼的矫正方案

① 对被测者的视远需求，须使用完全性屈光矫正镜度进行矫正。

② 应使用近用附加正镜度，以改善被测者的阅读状况。

近用附加正镜度的应用，既可以使用单光眼镜，也可以使用双光眼镜、三光眼镜和渐进眼镜。没有远视眼光学矫正经历的被测者，暂缓建议配用渐进眼镜为宜。

五、中老年远视眼的光学矫正

中老年是指45岁以上被测者，这一时期的远视眼调节力明显减退，单光眼镜已经无法适应远、近目标兼顾的屈光矫正的兼用方案。

1. 屈光检测的要点

在屈光检测中不宜再应用睫状肌麻痹剂。验光师对被测者的调节必须进行有效的控制。常用方法是充分雾视，即在客观检测所获得的屈光矫正镜度（或原有的远用屈光矫正镜度）的基础上，加用+4.00DS镜片，将被测者的视力控制在0.1。经15～30min的"人工近视状态"的雾视中使调节力得到放松后，再采用镜度递减法进行检测。在实施检测的过程中，应当注意的以下三点：

（1）检测时间不宜过长　检测的时间不宜过长，不管是什么验光，倘若检测时间≥30min时，都会导致调节的控制失效。时间越短，对调节的控制才会越有效。

（2）镜度调整应采用递减法　见表11-2是应用雾视法后，进行镜度递减检测的三种方案，读者可以根据自己情况进行选用。

表 11-2　雾视法中镜度递减方案比较表

方案 考察项目	第1调正方案			第2调正方案			第3调正方案		
	调整次数	减少镜度	剩余雾视度	调整次数	递减镜度	剩余雾视度	调整次数	减少镜度	剩余雾视度
镜度调整次数、每次减少镜度与剩余物视度	1	+0.25	+3.75	1	+0.50	+3.50	1	+0.50	+3.00
	2	+0.25	+3.50						
	3	+0.25	+3.25	2	+0.50	+3.00			
	4	+0.25	+3.00						
	5	+0.25	+2.75	3	+0.50	+2.50	2	+0.50	+2.00
	6	+0.25	+2.50						
	7	+0.25	+2.25	4	+0.50	+2.00			
	8	+0.25	+2.00						
	9	+0.25	+1.75	5	+0.50	+1.50	3	+0.50	+1.50
	10	+0.25	+1.50						
	11	+0.25	+1.25	6	+0.50	+1.00	4	+0.50	+1.00
	12	+0.25	+1.00						
	13	+0.25	+0.75	7	+0.25	+0.75	5	+0.25	+0.75
	14	+0.25	+0.50	8	+0.25	+0.50	6	+0.25	+0.50
	15	+0.25	+0.25	9	+0.25	+0.25	7	+0.25	+0.25
	16	+0.25	+0.00	10	+0.25	+0.00	8	+0.25	+0.00
三种方案的比较	过于烦琐、用时过长、不常用(综合验光仪除外)			简洁、实用,用时稍短、常被使用			简洁、可用、常被使用		

镜度调整的方式,必须采取逐渐递减正镜度方向调整。相邻镜度间的反复应尽可能减少,以免因诱发调节而造成屈光矫正镜度的偏移。

(3) 镜度的精细调整　主观验光的收尾检测一般都是对矫正镜度的精确调整。调整中,应尽可能减少±0.25DS频繁的反复调换,这种操作方式会导致被测者分辨阈值增大、精细分辨能力下降,这显然就会造成对屈光矫正镜度的精确难以把握。最后确定镜度时,0.25DS反复性调整以控制在3次为宜。

2. 屈光矫正的要点

对于远用屈光度以应用完全性屈光矫正镜度进行矫正为目标,对于近用视力的矫正应以习惯视距为准来确定近用附加正镜度。对于还有一定调节力的被测者,应予补充必要的正镜度,但一定要注意给被测者留有一定的调节储备。对于调节力已经完全消退者,只能给予完全替代性正镜度,替代性正镜度应为应用视近距离(以米为单位)的倒数。

第四节　散光眼的光学矫正原则

在眼屈光学的屈光矫正中,普遍认为,配好一副散光眼矫正眼镜相对要难一些,配好一副混合散光眼镜则更难。怎样才能配好一副散光眼镜呢? 一成不变的标准是没有的，只有根据对象的具体情况及要求来确定具体的矫正方案，这才是解决问题的途径。我国眼屈光学家吴燮灿先生曾经说过：矫正眼镜的首要目的就在于使被测者原来模糊的视力变为敏锐的矫正视力。吴燮灿先生所说的这段话，是屈光矫正和散光眼矫正工作的最根本的准则。

一、一般配镜原则

散光眼的屈光矫正中如何体现吴燮灿先生的屈光矫正准则呢？是要根据准则，寻找到针对散光眼主要症状（视力障碍与视觉疲劳）的对症处理方案。

1. 视力障碍

（1）原则　对于散光眼进行屈光矫正，要想达到获得最佳矫正视力效果，就必须做到足度正轴矫正。因此，散光眼的矫正原则是：使用最充分的圆柱面镜度和最端正的矫正轴向的屈光矫正眼镜，以获得最佳矫正视力的结果。

（2）实务　验光师在制定散光眼的矫正方案时，应当注意下述现实问题。

① 足度正轴。对散光眼实施"足度正轴"矫正，显然是一个常规性操作。但是，需要格外注意的是，当被测者在应用"足度正轴"矫正眼镜时，并未获得最佳视力之时，一定要考虑到被测者存在弱视的可能性问题。倘若被测者确有弱视存在时，一定要对其给予"足度正轴"的矫正方案，以保证被测者的视网膜得到最佳的光学视像的刺激，促进被测者视功能正常的恢复、重建或改善。

② 降度改轴。对于初次配镜，或高度散光不能接受"足度正轴"的矫正方案的被测者应当作暂时性降度、改轴处理。待适应后，再实行"足度正轴"的方案。

部分被测者会主动要求降度、改轴，这种情况大多是经过"心中偶像式验光师"检测的被测者。对这样的被测者，在经过与其共同分析和解释未果的情况下，也应采取适当降低镜度、改变轴位进行矫正。

③ 去除散光。对于已经习惯模糊视力，学习、生活与工作亦无不方便者，主动要求去除散光矫正成分者，也可以在屈光矫正镜度中不加圆柱面镜度，并将去的圆柱面镜度转换成适量等效球镜度加入球面矫正镜度中的办法予以处理。进行这种等效球镜处理的目的就是使被测者能获得相对好一些的视力。

对强烈主动要求"降度""改轴""去除散光"的被测者，验光师也无权拒绝，但是一定要明确指明这样做会牺牲一定的视觉质量，并在验光单上特别注明这种情况。

2. 视觉疲劳

散光眼又是视觉疲劳比较容易发生的一种屈光不正，视觉疲劳处理的是否得当与屈光矫正的效果密切相关。因此要想解决好散光眼的屈光矫正问题，就必须处理好与之相关的视觉疲劳问题。

（1）原则　视觉疲劳就会给被测者造成心理与体力方面的一些困惑，使工作、学习效率下降。因此，只要屈光不正并发视觉疲劳，就应当予以矫正。这就是对眼屈光学中对视觉疲劳的处置原则，也是散光眼并发视觉疲劳的处置原则。

（2）实务：常规处理方案　对于散光眼并发视觉疲劳的处置，绝不是验光师自己就能确定的事情。而是要根据被测者的具体情况及个人意愿，在与被测者进行必要沟通的基础上才能确定的处置，基本方案如下：

① 散光眼只要并发视觉疲劳，不论轻重，都须进行矫正处置，这是原则。

② 视觉疲劳症状不明显或较轻，可以不进行矫正。

③ 视觉疲劳症状明显而且圆柱面镜度程度较高，就应当进行矫正。对其中足度正轴矫正不能适应者可以通过降度、修轴方法来解决。

④ 对于被测者主动要求不进行视觉疲劳症状进行矫正处理的，可以不进行视觉疲劳的处理，但对其合理用眼状况应当给予适当关照。

（3）实务：调节性视疲劳　有一些散光眼被测者在接受足度正轴矫正后，觉得难以适应。对这样的被测者，验光师应考虑被测者有可能出现了调节性视觉疲劳。这种情况往往容易发生在中、高度散光眼，或首次接受散光镜度矫正的人群中。

① 调节性视疲劳。散光眼调节性视觉疲劳的原因，是人眼对原有屈光状态的习惯性适应形成的生理性调节定势所决定的。戴用新眼镜后，原有的调节定势就会被打破，在新的调节定势建立的过程中，视网膜同样需要通过焦线的频繁选择来完成，这就会发生持续性的动态调节，引发睫状肌负荷增大以至痉挛。因此，散光眼在屈光矫正后，一旦产生视觉疲劳，大多表现的程度会较重，出现的次数也会比较频繁。

出现散光眼戴用新眼镜后出现视觉疲劳，还与验光师在屈光检测中的疏忽、试戴环节不够充分有关。对矫正后出现视觉疲劳的散光眼的确认，总是要有一个发现的过程。大多会在戴用眼镜后1周左右，由于头痛、近距工作困难等现象，由此对眼镜产生疑问来进行咨询时被发现。

② 调节性视疲劳的处置。对散光眼矫正后所发生的调节性视觉疲劳的处置有以下两种方案：

第一，使用足度正轴矫正眼镜配合应用睫状肌麻痹剂。经过一段时间后视觉疲劳症状一般都会消失。

第二，对于不愿意（或不宜）接受第一方案者，只能采用：在被测者能耐受又不引发视觉疲劳的基础上，适当降低圆柱面镜度。戴用一段时间后，再进行复检，以确认足度正轴矫正眼镜的使用。在这一矫正方案中，需要注意的是：对于初戴散光矫正镜者，在降低圆柱面镜度的同时，还应注意对球面镜度进行适当的调整处理。

二、近距离用散光眼镜

人们在进行阅读、书写时，双眼在内直肌与下直肌的作用下，必然要发生双眼的会聚和下转，也会因下斜肌的作用伴有一定程度上外旋。一般而言，人在注视30cm目标进行阅读与书写时，眼镜的单侧光学中心距要发生内移2.5mm（相当于

0.625△）、下移 10.0mm（相当于 2.500△）的变化，眼所固有的子午线方向也会外旋，外旋的角度为 2.5°～5.0°。这种下转、内旋，对于散光眼（尤其是相对较大的散光矫正镜度）的被测者在视觉感受的影响就会相对较大，有的人会很难适应。当一名散光眼在佩戴远用眼镜出现阅读、书写等近距离工作视觉疲劳时，就应当想到被测者在视近时，出现了近用差异性圆柱面镜的棱镜效应的问题。

1. 近距离圆柱面镜矫正镜度的检测

（1）检测设备

① 使用近用视力表 0.5 的视标。使用这样的视标是为了易于分辨，又不至于引起调节过度的干扰。

② 交叉圆柱面测试用镜。用于精确调整圆柱面矫正透镜的轴位和镜度。

③ 验光测试镜片（验光箱）。

（2）检测　在对近用屈光矫测中一定要在双眼同视、注视 0.5 的近用视标进行检测。检测时，一定要使非检眼处于轻度雾视的状态下进行。使用交叉圆柱面镜，分别对右、左眼进行圆柱面镜屈光矫正轴位（应用"骑跨"方式，通过反转交叉柱镜来精确调整近用散光矫正的轴位）与镜度（应用"叠轴"方式，通过反转交叉柱镜来精确调整近用散光矫正的镜度）的精确检测。

在进行圆柱面矫正透镜的镜度调整时，验光师也需要注意：球面镜度是否也要进行适当调整。球面镜度只要有变化，就应当予以调整。

（3）结果判定

① 轴向偏差≤5°和镜度偏差≤0.75D 者为正常，可以认为被测者没有近用差异性圆柱面镜的棱镜效应显性表现，判定为阴性。

② 轴向偏差＞5°，或镜度偏差＞0.75D，获两项均具备者谓为异常，则被测者的近用差异性圆柱面镜的棱镜效应表现就应当判定为阳性。

2. 差异性圆柱面镜效应处置

不管是近用差异性圆柱面镜的棱镜效应是负性，还是正性，只要有视觉疲劳现象，就应当使用近用附加镜度。但是，两种反应的处理方法不同。

（1）近用差异性圆柱面镜的棱镜效应负性者　可以通过联合应用近用附加正镜度的方法，解决视觉疲劳的问题。也就是说可以通过使用双光眼镜、三光眼镜或渐进眼镜来解决视近工作的视觉疲劳的问题。

（2）近用差异性圆柱面镜的棱镜效应正性者　对于近用差异性圆柱面镜的棱镜效应正性者，是不可以用双光眼镜、三光眼镜或渐进眼镜来解决视近工作时的视觉疲劳的问题。对近用差异性圆柱面镜的棱镜效应正性者，只能根据远用屈光矫正镜度与近用屈光矫正镜度，分别配制远用专用眼镜、近用专用眼镜各一副。

上述两种方法中，第一种方法所使用的眼镜，其远用眼镜与近用眼镜的圆柱面镜度、轴向是一致的。而第二种方法所使用远用眼镜与近用眼镜的圆柱面镜度、轴向都是不同的，两副眼镜不能混用。

三、散光眼镜造成不适应的原因

戴用新配制的屈光矫正眼镜，常会有短暂的不舒适的主观感觉，而含有散光成分的屈光不正则更为多见一些。对存在以下情况的散光眼被测者，在戴用新眼镜时会感到不太适应，往往需要一个短暂适应期。

① 第一次戴用含有圆柱面镜度者；

② 散光镜度增加量较大者；

③ 双眼屈光参差值较大者；

④ 屈光矫正镜度较大且光学中心距偏差较大者；

⑤ 双眼散光轴斜交状态者；

⑥ 新旧眼镜数据衔接不佳者。

当然，变化程度比较大或多重因素发挥作用，人的生理、心理还可能共同参与，这些都会导致对新眼镜的无法适应。

透镜的放大倍率取决于透镜对光的屈折能力，而屈光度则是最重要的因素。不同的屈光度就会具有不同的放大倍率。用于矫正散光眼的圆柱面透镜，在不同的子午线上的屈光矫正镜度是不相同的，与其相一致的放大倍率也会不同。散光眼在不同子午线上对光的屈折力是不同的，在不同的子午线上的放大倍率就会不同，投射在视网膜上的像也就会出现方向上的畸变。圆柱面透镜就是在光线入眼前将其进行适当的修正，使之落在视网膜上的像恢复（或接近于）其应有的形态，这就是散光眼的光学矫正的作用。当这种矫正作用超出了被测者在生理与心理上的承受限度时，就会出现不适应。

1. 散光度的变化

（1）双眼屈光矫正的合成效应　在屈光矫正中，倘若双眼的屈光度参差，轴向不一致，尽管单眼可以获得比较理想的矫正效果，在双眼同视的情况下也可能会出现视像的不融合现象。

（2）圆柱面矫正镜度的变化　通常情况下，人眼屈光不正的散光成分是比较恒定的，圆柱面矫正镜度及轴向一般不会有太大的改变。被测者散光镜度发生的形式上的改变最多见于以下两种情况。

① 上一次矫正，镜度不正确。上一次屈光矫正中，有散光，但是未给予圆柱面镜度的矫正（或加入的圆柱面镜度过大、过小）。这可能是在上一次（尤其是第一次）矫正中，被测者无法接受圆柱面镜度的矫正，或验光师图省事剔除了圆柱面镜度的矫正。

② 中、老年屈光矫正镜度的改变。中、老年人在老视眼前期、老视眼期，由于生理性和病理性因素，常常会发生屈光度与轴位的变化。这种变化常常会表现在被测

者的散光眼的轴向的偏转变化，大多是由顺规转变为逆规。这种轴向的变化在轻度近视眼相对较多。这可能与人在中、老年时期眼的正镜度化的生理改变有关。

倘若这种变化是由病理原因引起的，被测者都会伴发有相应的临床症状。如因白内障引起，则常会表现为屈光矫正镜度向负镜度方向的偏移。

2. 轴位的变化

与远距离注视进行比较，在注视近距离目标时，轴位是有一定变化的，尽管这种变化的程度很小。这种变化，可以称之为生理性回转。

（1）生理性回转 在人们注视近距离目标时，双眼在眼外肌的作用下就会产生两种类型的动作：转与旋。

① 转。人眼在注视近距离目标时有一个内转的问题，是指眼以眼的旋转中心为中心向鼻侧的转动。这种内转的程度，与注视距离的远近有关，也与瞳距的大小有关。

② 旋。人眼在注视近距离目标时还有一个动作就是旋。当被测者注视的近距离目标位置较高时，就会发生内旋，如图书管理员在寻找书架高层放置的书籍时。而当被测者在阅读写字注视的目标的位置相对较低时，就会发生外旋。不论是内旋还是外旋，都必然会导致散光轴位的偏转。这种偏转的角度，尚没有一个公认的数值。但是，这种偏转对一些人的屈光矫正是有影响的。从现实的反映看，人对外旋的适应能力要强于对内旋的适应能力。

对于由以上两种动作所形成的生理性回转角，验光师在屈光检测时，应当给予注意。这是在散光眼的屈光矫正中不能不考虑的一个问题。

（2）矫正性错误 导致散光轴位偏差的另一个原因是验光。这里既有检测疏忽所致，也有被测者接受错误处方所致。

① 轴位检测偏差。散光轴位错误，就会导致斜交轴位的合成效应，形成一个新的屈光不正球柱联合镜度，被测者就不会获得最佳的屈光矫正效果，还可能会导致视觉疲劳的出现。

② 恢复性不适应。当上述情况成为屈光矫正的现实，也就为下一次屈光检测及屈光矫正制造了新的困难，在未来以"正"纠"错"时所遇到的困难就会更大。

3. 散光矫正反应

（1）矫正反应 被测者对散光矫正的反应，都会存在一定的主观感觉。轻者头晕，重者会出现恶心欲吐。也会出现或轻或重的视觉疲劳，注视程度越高，表现的程度也就会越重。倘若被测者较为精细，还会发现：视知觉像的方向性畸变和角的锐度变化。

（2）矫正反应的处置 对于散光眼被测者的矫正反应，验光师需要做的是：①检视自己的检测行为是否出现了偏差。存在偏差应及时纠正。②沟通。向被测者讲清情况与道理，征询其在矫正中的意愿。③根据上面的综合情况结合被测者对矫正反应的耐受力，确定最终的（或过渡性）矫正方案。而降度、调轴只是矫正中不得已而采取的暂时性、过渡性的处置办法而已。

四、透镜的选择与应用

产生不舒适情况大多见于：第一次配戴眼镜；屈光矫正镜度较高；双眼屈光参差值过大；屈光度增加过多；光学中心距严重错误；旧眼镜装配调校数据存在偏差等。

1. 应注意的方面

在对散光眼进行屈光矫正中，对易于出现戴用不适现象的情况，在矫正透镜的选择上应当注意以下几个方面。

（1）镜片宜小　当所使用的眼镜片直径较小时，周边部的像差就会相对较小，矫正视野也会相对狭窄一些，这就使被测者产生视像对比差异、扫视中运动视像差异的程度有所降低。

（2）光心宜正　光学中心在眼镜架透镜框中的位置应当端正。光学中心的偏位、镜片平面的倾斜，都会导致镜片区域内点与点间视像放大率的差异，使运动映像、距离感觉发生一定的变化。

（3）置散宜内　对于散光眼，尤其是高度散光眼，应当尽可能使用内散形式的镜片。之所以要选择内散形式的镜片，是因为：这样的镜片，可以使镜-眼系统的最外侧的曲面是一个球面，这就使观察视线通过镜片时更符合常规的视觉规律。需要注意的是渐进镜片，国内当前使用的有两种：一种是外渐进形式；另一种为内渐进形式。倘若，被测者存在比较大的散光成分，建议以选内渐进形式的渐进镜片为宜。

（4）镜距宜小　镜距，又叫作镜眼距，又称为后顶点距。这个距离越小，镜眼的相对位置也就会越稳定，身体运动所带来的视像震动幅度与就会相对较小。镜片周边部像差所带来的影响也会较小。

（5）瞳心对正　矫正眼镜镜片的光学中心一定要正。这个"正"，是说镜片的光学中心与瞳孔中心要对正。远用屈光矫正眼镜光学中心距，一定要与远用瞳距一致。近用屈光矫正眼镜光学中心距，也一定要以双眼视线在眼前矫正平面交点的距离一致。

2. 调"正"

在屈光矫正中，经常会遇到戴用完全性屈光矫正镜度，被测者难以适应的问题。这就需要，对被测者的屈光矫正镜度、轴位以其固有的戴用定势作参照进行必要的调整。对屈光矫正镜度、轴位的调"正"过程，就是使其离开"正"，而又到达离正不远的屈光矫正位置上。这样的结果从根本上说，当然是不正。由"正"到不正，仅解决了不舒适的问题，也自然就会失去一些，最明显被感觉到的应当是视觉的精细分辨力。

（1）调"正"方式　对戴用不舒适的屈光矫正镜度进行调"正"的方式有两种：一种是调"正"镜度；另一种为调"正"轴向。

① 调"正"镜度。调"正"镜度有两种方式。一种是单纯适当下调屈光矫正镜度。这种方法大多用于球面镜度的调整和低柱镜度的调"正"。这种调"正"将会在一定程度上影响矫正视力。另一种方式，是采用将部分圆柱面镜度变换成等效球镜成分，加入到球面屈光矫正镜度中。这种方法在轻度散光中一般不会明显影响矫正视力，但对于中、高度近视来说还是有较为明显的影响的。

② 调"正"轴向。还有一些戴用散光矫正眼镜不适应的被测者，则需要对其散光轴的方向进行调"正"处置。这种调"正"一般是出现在轴位偏斜的被测者，调整的方法就是将被测者的屈光矫正轴，向与之接近的 90°或 180°方向调整，简单说就是：由斜向正的方向进行调整。

（2）轴向允许的误差　在圆柱面镜轴向的调整中，一定要注意在被测者允许的限度之内进行调整。这一问题，一般应在配制眼镜之前，通过检测获得相应的数据，并在眼镜配制中予以解决。

在眼镜已经配制完成的情况下，如果选用的眼镜架允许，做适当的小角度的调整也是可以办到的。

第五节　屈光参差的屈光矫正

屈光参差所存在的复视与像的均衡问题，都反映了双眼的视觉功能不能取得良好的融合问题。双眼视像不能融合不但会表现在动态视觉中，也同样会表现在静态视觉中。因此，屈光参差的屈光矫正不能仅针对眼的屈光镜度，也同时需要对视像问题，给予针对性的处置。只有解决了（或适当解决了）双眼的视像问题，才能使被测者双眼的视像达到（或尽可能趋于）比较理想的融合状态，这才是矫正屈光参差应当达到理想的屈光矫正效果。

一、处方原则

对于屈光参差者实施屈光矫正的最根本的原则应当是：有干扰症状、有视觉疲劳的屈光参差，就应当矫正。也就是说，没有症状的屈光参差，就可以不进行矫正。

当然，屈光参差没有症状只是相对性的，绝对没有症状的可能性是很小的。例如，当被测者为交替视力者，在其看远或看近时，都不会有明显的症状。这是因为，被测者是用一只眼看近，此时另一只眼就会发生生理性抑制；而用另一只眼看远，负责看近的眼也会发生生理性抑制。但是被测者在注视某一特定的中等距离目标时，两只眼在注视目标时，同样会发生视觉干扰现象。这种情况一般不影响视远、视近的主观视觉。在长期的视觉作业中，也会建立起尽可能减少注视这一特定中等距离目标的视觉心理定势。这就是有交替视力的屈光参差，为什么没有症状的原因。但是，这样的被测者，在接受屈光矫正后，在单眼视觉清晰程度得到改善以后，视觉干扰和视觉疲劳则可能就会出现，其原因就是：已建立起来的视觉心理定势遭到破坏所致。

不管是被测者使原有的症状，还是屈光矫正以后新出现的症状。只要是症状都会与视像参差、隐性眼位偏差有关

1. 适当调整屈光矫正镜度，以缓解视像参差对视知觉的影响

视像参差是最容易引起屈光参差者症状的视觉生理性改变。因此，在对屈光参差进行屈光矫正时，首先要解决的就是视像参差问题。用眼镜矫正的方法解决视像参差的基本方法就是适当调整屈光矫正镜度。调整屈光矫正镜度的方法有以下三种。

（1）适当降低屈光度较高侧眼的屈光矫正镜度　降低屈光度较高侧眼的屈光度，就会使这只眼的屈光矫正放大倍率与屈光度较低侧眼的屈光矫正放大倍率接近。当降低到一定程度时，两眼的视像大小就会相对比较接近，甚至有可能会形成双眼单视，这就会使被测者获得比较舒适的视觉感受。但是，这种屈光矫正镜度的调整也会产生一个难于回避的问题，这就是被调整眼的矫正视觉会有所下降。这种以牺牲一定程度上的矫正视觉的分辨力，来换取比较舒适的双眼视觉感受的方法应当是一种比较简洁的方法，也是解决同心性复视比较有效的方法。

（2）酌情增加三棱镜、圆柱面镜纠正双眼视像的失衡　对于存在视像失衡的被测者，还应当考虑到其他相应的辅助方法。

对于垂直性、水平性视像失衡者，在适当降低屈光度较高侧眼的屈光度的同时，还应当使用适当的三棱镜度予以矫正。否则，也不会使被测者获得比较舒适的视觉感受。

倘若被测者存在如图 11-2 所示这种复合性视像失衡状态，不但需要解决视像大小的失衡，还要处理视像的斜向失衡状态。解决视像大小失衡的问题，需要使用对球面透镜镜度进行适当调整方法予以解决。而对于视像的斜向失衡，则应当考虑使用增加适当的圆柱面透镜的方法予以解决。通过这两种方法，就可能使双眼的合成视像的效果得到明显的改善。

这种对视像失衡的矫正与调整中，到底需要使用多少三棱镜度，应当调整多少球面镜度，可以增加多少圆柱面镜度，并无精确的计算方法与公式可够参照，只能在屈光检测中，通过戴用试验、精心调整来确定。

（3）可以考虑应用等像眼镜的方法纠正视像大小的差异　对被测者双眼视像一致性要求较高的被测者，或经过降低屈光度处置后被测者对双眼视像不满意者，可以考虑应用等像眼镜的办法予以解决。采用这种方法的运作程序相对比较复杂，因此从事眼镜屈光矫正的相关部门与单位大多不愿采取这种方法。

2. 应用三棱镜解决隐性眼位偏差

只要屈光参差者有视觉症状，就会有视近的隐性眼位偏差问题的出现。屈光参差

者的隐性眼位偏差的问题，是由两只眼屈光矫正镜度明显的不一致造成的。

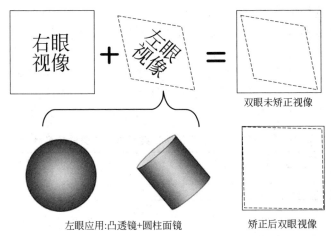

图 11-2　视像的大小与斜向视像混合失衡的屈光矫正示意

当被测者通过光学中心注视目标时，是不会有眼位偏差问题的。当被测者注视近距离目标时，眼球就会发生集合而且还会有一定程度的下转。如图 11-3 所示的 D 相当于镜片的光学中心，这是视远时人们的视线通过镜片上的点。如图 11-3 所示的 N 则是人们注视近距离目标时视线通过镜片上的点。尽管两只镜片 D→N 的距离是相等的，但两只镜片的镜度不等，在两只镜片所对应的近用点上的三棱镜度效应就会不同。屈光度较大的镜片所产生的三棱镜效应也就会较大；反之，产生的三棱镜效应也会较小。两只镜片的屈光度差越大，所产生的三棱镜度差也就越大，所产生的眼位的偏差也就会越大。解决这种潜在性隐性眼位偏斜的途径有以下几种方法。

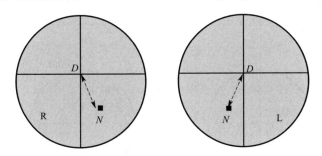

图 11-3　视远与视近时，视线通过镜片上的点

注：D 为视远的视线通过镜片的点；N 为视近的视线通过镜片的点

（1）使用隐形眼镜　这种方法，一方面，可以增大双眼的屈光融合范围；另一方面，镜片因可以随着眼球转动而转动，因此产生的三棱镜度差也会相对较小。

但使用隐形眼镜对屈光参差进行屈光矫正，也是一个矫正效果不确定的方法。使用隐形眼镜进行屈光矫正的效果，与屈光不正的类型有着密切的关系（表 11-3）。在实际屈光矫正中，对屈光不正到底是轴性、还是屈光性引起的原因，没有太有效的鉴别方法。因此，假如准备使用隐形眼镜对屈光参差进行屈光矫正，被测者必须有明确的使用意愿。在这种情况下，就需要向被测者说明，只能通过实际戴用的主观视觉效果来确定。如果被测者同意通过尝试性戴用，来确认戴用效果，才可以进行隐形眼镜的尝试戴用。经戴用尝试，倘若视像大小差异矫正效果比较明显，就说明被测者为屈光性屈光不正，就可以建议使用隐形眼镜；假如视像大小差异矫正效果不明显，就说明被测者为轴性屈光不正，使用隐形眼镜进行屈光参差矫正的话，也只能解决眼位的问题。

表 11-3   隐形眼镜矫治不同屈光类型屈光参差的效果比较

屈光参差眼的屈光类型	眼位矫治效果	视像大小差异矫正效果
轴性屈光不正	√	效果不明显
屈光性屈光不正	√	√

（2）配用专门的近用眼镜   这种方法可以避免近用时发生潜在性隐性眼位偏斜现象，但是，应用这种方法配制眼镜时，一定要注意视线通过镜片上的点要精确。

（3）进行必要的眼位偏斜消解   这是一种采取折中法处置潜在隐性眼位偏差的方法。应用这种方法，被测者在眼镜戴用的初始阶段，可能需要有一个短暂的适应过程。但是，这种方法的最大优势就是：可以避免戴用近用眼镜。不管从经济角度、还是从心理感觉上，配制专门的近用眼镜都是被测者非常不愿接受的方法。

3. 用等效球镜处置方向性屈光参差

对于两眼屈光矫正镜度成分中，因圆柱面矫正镜度不等所引起的方向性屈光参差，同样会导致视觉干扰、视觉疲劳等相应的问题。那么对于这样的方向性屈光参差应当怎样处置呢？

如图 11-4 中所示吴燮灿先生曾经讲过的一个实例，其屈光矫正镜度如下。

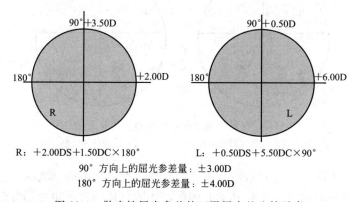

R：+2.00DS+1.50DC×180°
90°方向上的屈光参差量：±3.00D
180°方向上的屈光参差量：±4.00D

图 11-4   散光性屈光参差的双眼屈光差比较示意

R：+2.00DS+1.50DC×180°；L：+0.50DS+5.50DC×90°。

两眼的屈光矫正镜度，在 90°方向上的屈光参差量为±3.00D；在 180°方向上的屈光参差量为±4.00D。显然这一案例，在使用检测出来的屈光矫正镜度，是没有办法获得良好的双眼视觉的效果的，必然会有比较明显的屈光参差症状。

对这样一个案例，吴燮灿先生通过等效球镜的处置办法，具体处置方法如下。

① 保持一只眼（案例中为右眼）的屈光矫正镜度，维持原状不变。

② 将另一只眼（案例中为左眼）的屈光矫正镜度中的部分散光成分，转换成球镜度。

③ 调整目标：使两只眼所使用的屈光矫正镜片，在两条主子午线方向上的屈光矫正镜度达到相对比较接近的程度。

本案例中，吴燮灿先生将左眼中的圆柱面镜度中的+3.00DC转换成球面镜度+1.50DS。这样的话，这只眼的实际使用的屈光矫正镜度就是+2.00DS+2.50DC×90°。

这样处理后的结果如何呢？这要从两个方面来考察，

第一，从镜片的屈光度进行考察。如图11-5所示。经过这种处理，被测者两眼所使用镜片的屈光矫正镜度的参差程度就得到了一定改善：在90°方向上的两只镜片的屈光参差量仅为±1.50D，而在180°方向上的屈光参差量也仅达到±2.50D。

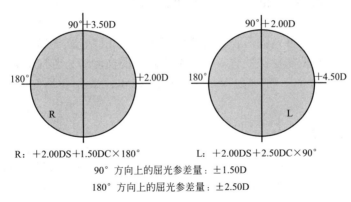

R：+2.00DS+1.50DC×180°   L：+2.00DS+2.50DC×90°

90°方向上的屈光参差量：±1.50D

180°方向上的屈光参差量：±2.50D

图 11-5　散光性屈光参差的双眼矫正屈光差比较示意

第二，从镜与眼联合光学系统来考察。在左眼使用屈光矫正镜度+2.00DS+2.50DC×90°的情况下，这只眼未被矫正的屈光矫正镜度为：+1.50DS-1.50DC×90°，如图11-6所示。右眼的屈光矫正镜度则被完全矫正，其未被矫正的屈光矫正镜度即为0.00D。两眼的屈光参差量，不管是在水平方向，还是在垂直方向上均为±1.50D。

通过以上分析，人们就可以清楚：经过这种处理，被测者左眼的视力则会比较差。但是，左、右眼的视像的大小的参差值明显减小，已经达到可以耐受的范围之内。这也就是说，经过这样的处理，被测者尽管在一定程度上牺牲了左眼清晰的分辨力，但却获得了比较舒适的视觉感受。这应当是一种非常合算的屈光矫正选择方式。使用这种方法处置屈光不正必须注意：矫正镜度应当调节到多少合适，需要通过较长时间的行走试戴与调整来确定。

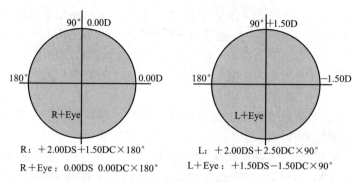

R：+2.00DS+1.50DC×180°   L：+2.00DS+2.50DC×90°

R+Eye：0.00DS 0.00DC×180°   L+Eye：+1.50DS−1.50DC×90°

R·L+Eye：90°方向上的屈光参差量：±1.50D

R·L+Eye：180°方向上的屈光参差量：±1.50D

图 11-6   散光性屈光参差的双眼的镜与眼光矫正效果差比较示意

二、儿童、青少年屈光参差的处方原则

对青少年儿童屈光参差的矫正总的方针就是：戴用完全屈光矫正镜度眼镜能实现双眼融像的屈光参差无需特殊处置。对有融像困难的被测者，都应结合被测者的具体情况进行相应的处理。下面结合青少年的生理特点，来介绍屈光参差的屈光矫正问题。

1. 儿童屈光参差

一般而言，发育过程中形成的屈光参差，只要参差量不过大的得话，都会有较好的双眼融像功能。当屈光参差值较大时，被测者双眼的融像能力就会被破坏，被测者则会出现交替视力。这种情况多见于一只眼为正视眼（或远视眼），另一只眼为近视眼的被测者，其中为正视眼（或远视眼）的眼，用于看远；为近视眼的眼，则会用于看近。这样的被测儿童既无弱视、也无眼外肌功能障碍，看远看近都不会有什么自觉症状，但在注视特定距离的中距离目标时可能会有双眼的视觉干扰现象。对这样的儿童屈光参差，一般只给予常规的屈光矫正，无需给予特殊处理。

对于发生在婴儿时期的高度屈光参差者来说，视力矫正效果都会相对较差。特别是复性远视性屈光参差，还可能导致弱视的发生。都必须及早戴用最佳矫正视力的眼镜。

（1）复性近视性屈光参差   使用最佳矫正视力的眼镜的目的是：提高矫正视力，促进视力增加。双眼视力都提高是最理想的，只使单眼视力提高也是可取的。

（2）复性远视性屈光参差   提高视力，减少弱视发生的危机、促进弱视眼视功能的恢复。

对存在双眼融合障碍的儿童屈光参差被测者需给予戴用等像眼镜。对存在垂直眼位异常者，应通过光心的位置移动来解决。

2. 青少年屈光参差

随着年龄的增长，常常会出现视觉疲劳，这是青少年屈光参差比较容易出现的新症状，这与调节力的降低有关。还有相当一部分被测者，是在儿童时期未得到适当屈光矫正的屈光参差。显然，后一种情况更为复杂，必须要面对三个问题：双眼的融合问题、视觉疲劳的问题和视近垂直眼位有可能异常的问题。对于青少年屈光参差者而言，只要近距离工作有视觉疲劳就应当予以矫正。尤其是第一次接受屈光矫正者，特别要注意的两个问题是：①视像的等大问题，矫正后，双眼的矫正视像应尽可能达到等大或接近于等大为佳；②隐性眼位参差，进行潜在的隐性眼位参差，这是解决这类被测者近距工作视觉疲劳的根本途径。

三、老年人屈光参差的处方原则

一般来说，老年人屈光参差是由青少年屈光参差发展而来的。原则上讲，只要没有自觉症状、双眼能够实现融像，就没有必要戴用屈光矫正眼镜。只有在阅读有视觉疲劳的情况下，才需要进行屈光矫正。对于需要接受屈光矫正的老年人屈光参差，应当根据被测者不同的情况采取相应的措施。

1. 戴用矫正眼镜的老年屈光参差

对于戴用屈光矫正眼镜的老年屈光参差被测者，应根据其远用屈光矫正镜度的状况来确定新的屈光矫正方案。

（1）远用屈光矫正度已习惯　对于已经戴用屈光矫正眼镜的老年屈光参差者，经检测证实远用屈光矫正镜度没有变化，而且对这一矫正镜度未出现异常症状者，仅有的视近困难可以通过配用近用屈光矫正眼镜予以矫正。矫正方法既可以采用单光镜，也可以使用双光眼镜，还可以试用渐进眼镜予以矫正。

只要被测者有视近不适的问题，就应当进行垂直眼位参差的检测。对存在视近垂直眼位参差者，必须给予必要的处置。

（2）远用屈光矫正度有所改变　对戴用屈光矫正眼镜的老年屈光参差者，在远用屈光矫正镜度已经发生变化，尤其是双眼变化程度不一致时，就应当通过检测来确定这种变化对被测者视觉的影响程度。倘若影响不大，可以建议被测者接受试戴适应的方案。假如影响比较明显，就必须对眼镜作等像处置和消减视近垂直眼位参差的问题。

（3）有隐性眼位参差　对戴用屈光矫正眼镜的老年屈光参差者，在远用屈光矫正镜度已经发生变化，而且已经出现视近垂直眼位参差的问题时，就必须对新配制的眼镜作等像和消减视近垂直眼位参差的处置。

2. 未戴用过屈光矫正眼镜的老年屈光参差

对于从未使用过屈光矫正眼镜的老年屈光参差者，第一次戴用屈光矫正眼镜时所表现的症状就会特别明显，双眼的参差值±1.50D 就有可能产生比较明显的主观症状。对于这样的被测者，可以选择以下方案。

① 分别配用远用、近用眼镜。这应当是最简单的方法。这就是说分别针对视远、视近的情况进行配镜。

② 倘若使用双光眼镜进行矫正时，就必须对眼镜作等像处置和消减视近垂直眼位参差的处置。这种方法相对比较麻烦。

3. 伴有白内障的老年屈光参差

白内障是老年人比较常见到的一种疾患，这种疾病的进展速度因人而异，这是在屈光矫正中必须要注意的问题。对伴有白内障的老年屈光参差进行屈光矫正，其原则与其他年龄段的矫正原则，并没有太大的区别，也是要解决双眼视像大小的参差与潜在的视近垂直眼位的问题。但是，也必须看到，这种情况下处置方案的侧重点是有所变化的。这种变化就是要对被测者视近的屈光矫正给予更大的关注。在对伴有白内障的老年屈光参差者进行屈光矫正中，应当注意以下两个方面的问题。

(1) 老年屈光参差矫正方案的处置观念　对于有白内障的老年屈光参差被测者进行实际屈光矫正中，屈光矫正原则是应当遵循的，但验光师也应当根据具体情况对屈光矫正方案进行必要的调整，这些调整应当体现以下几个观念。

① 尽可能推迟配用眼镜的时间。这可以从两个角度来理解：其一，对未戴用过屈光矫正眼镜的人应尽可能推迟配镜的时间；其二，对已经戴用屈光矫正眼镜的人，亦应尽可能推迟换用新眼镜的时间。之所以要这样处置，是因为两个原因，第一个原因是这类被测者一般在视远时没有太大的问题。另一方面老年人视近工作的强度普遍有所减小。

② 解决视近困难的问题。老年屈光参差在合并白内障病变者，假如视远问题不大可以不进行远用屈光矫正镜度的调整。从我国的习惯观念上讲，不到万不得已之时人们是不会主动接受手术解决方案的，绝大多数这类被测者都会选择屈光矫正的方案。对这样的被测者视近困难的问题就显得比较突出了，则应建议使用近用眼镜。

③ 增减镜度幅度可以适当增大。老年屈光参差在合并白内障病变时，大多会伴有屈光矫正镜度的改变。最常见的变化形式是：远视眼的屈光矫正镜度会有所下降，而近视眼的屈光矫正镜度会有所增加。对于这种情况，新配眼镜的屈光矫正镜度增减的幅度习惯上采取相对较大的数值。

④ 适当降低高屈光矫正度侧的镜度。当被测两眼白内障程度不一致时，老年屈光参差的程度可能会出现加大的情况。这种新增加的幅度就会诱发很明显的症状。对于这种情况，常规处理的方法是：适当降低两眼中屈光矫正镜度较高一侧的屈光矫正镜度。降低幅度一般以双眼屈光参差值≤±1.50D 为宜。

(2) 白内障——屈光性质与矫正　白内障一旦发生，晶状体的混浊程度都将呈现一种逐渐加深的变化过程。不同的屈光性质的眼也将会显现出比较大的差异。对这些差异所产生的相应变化的具体对策如下。

通常人们认为，患白内障者会使近视眼屈光矫正镜度增加，而远视眼则会使屈光矫正减少。应当说这是一种典型的核心型白内障屈光矫正镜度变化现象。这是晶状体核内部密度增大，折射力增强的必然趋势，这种视觉现象就被称为白内障性近视。

当然，白内障还有一种周边型白内障，这种白内障周边部密度增大，周边部折射力增强，这也就会使被测者的屈光矫正镜度的正镜效度减少。在此种情况下，近视眼的屈光矫正镜都会减小，远视眼的屈光矫正镜度则会加大。这种现象就被称为白内障性远视。这种白内障性远视通常都只是表现在某一时期、某一阶段，最终还是要转化为近视屈光矫正镜度增加或远视眼屈光矫正减少，这应当是一种必然的生理病理变化趋势。周边型白内障还有一个非常特异的症状，这就是视近的视觉效果远不及视远的效果，雾状感会明显加大，这时候由于视近时晶状体横径减小使周边的混浊区域被挤向中央所致。

当晶状体密度的改变呈现不均匀特性时，被测者的屈光矫正镜度就会出现散光性改变。这种改变既可以呈现散光矫正镜度的改变，也会呈现散光轴的偏转，这种改变还将在一定程度上呈现出不稳定性。

对于白内障引起的屈光矫正镜度的变化，还会因被测者屈光性质的不同而呈现不同的变化。根据相应的改变必须采取相应的措施。

① 近视性屈光参差。在病理变化影响下，近视眼在并发白内障后，发生的屈光矫正镜度是渐进的、持续性的改变。因此，其屈光矫正眼镜更换间隔的时间就会缩短，配镜的难度也会相对较大。但是，假如被测者是核心型白内障的话，不更换眼镜，看远的视力就会下降，观察远目标就会发生困难。近视眼还要面对一个非常现实的问题，这就是调解力不足。在这种情况下，进行屈光矫正必须注意近距离、中距离视觉需要的问题。解决近距离的视觉需求，可以考虑使用：近用眼镜、兼近用的眼镜（双光眼镜、远近兼用型渐进眼镜）。解决中近距离的视觉需求，可以考虑使用：三光眼镜、兼近用的眼镜（中近兼用型渐进眼镜）。但是，解决中近距离视觉需求时，一定考虑到被测者实际的戴用情景，使用一副眼镜彻底解决这类被测者的各种条件下的屈光矫正需求往往是不现实的。

② 远视性屈光参差。并发核心性白内障的远视性屈光参差者，其屈光矫正镜度会相应增加。在这种情况下，被测者视远的视力可以没有改变，但视觉疲劳的发生会增多，尤其是在视近时会更加明显。在被测者视近负担不大，症状不明显时，可以不换用新的屈光矫正眼镜。但是，应注意对被测者的随访及复检管理，这类被测最终还是要换用新的屈光矫正眼镜。倘若被测者视近工作负担较重，或已经存在明显视近困难者，则必须给予合理的屈光矫正。对这类情况大多不用中、近距离的兼用眼镜进行矫正，因为适应的时间相对较长、难度相对较大。

③ 晶体不均匀性散光偏移。晶状体的透明度，随着年龄的逐渐增大都会有一定程度的下降。人眼的散光也会发生相应的改变。这种变化不但速度快，而且幅度也会

相对较大，特别是两只眼的变化导致屈光参差值增大的情况下，被测者的症状就会比较明显。在对老年人进行眼屈光检测中，如发现散光轴位、镜度有变化时，应对散光的原因进行鉴别。一般来说，角膜引起的散光的轴位、镜度均比较恒定。而因晶状体引起的散光轴位、镜度变化的幅度会较大，而且数据稳定性比较差，常会表现为飘移不定的状态，这可能与视距有关。对晶状体所引起的这种变化较大的屈光飘移现象，要想进行精确的屈光矫正是很困难的。对这种稳定性较差的散光进行矫正，一般都采用保持原轴位方向，对圆柱面屈光矫正镜度都采用矫正不足的方式予以处置，即将新增加的圆柱面屈光矫正镜度转变为等效球面镜度，加入到球面矫正镜度之中。

第五节　隐形眼镜的屈光矫正

当前，使用隐形眼镜进行屈光矫正的人，以青年人为主，似乎女性比男性要多一些；从职业方面看，体育工作者、文艺工作者中应用的比例相对较大。在此，仅介绍隐形眼镜矫正的常识性要点。

一、适应证

1. 矫正屈光不正

隐形眼镜在屈光矫正方面独具优势的有以下几个方面。

（1）高度屈光不正　隐形眼镜的镜距为零、外界目标所成的视像较大、镜片的直径比较小，以及矫正视野中的放大率趋于一致，这些因素都为矫正高度近视，减小戴用中的晕动觉等提供了一定的保证。

（2）高度屈光参差　隐形眼镜的镜距为零、双眼像的差异性减少，这是隐形眼镜可以适应于较大屈光差的屈光参差的原因所在。

（3）不规则散光　隐形眼镜通过泪液与眼形成一个光学整体，隐形眼镜的前表面就成为了这整体光学结构的界面，而角膜的不规则就会有镜片与角膜间的泪液填充所弥补。因此隐形眼镜对角膜的不规则散光有比较理想的矫正作用。

（4）"OK"镜　这是一种硬性隐形眼镜，英文名称为 Orthopaedic Keratotomy，简称 Ortho-K，俗称"OK"镜。"OK"镜是通过对角膜的正性压力作用使角膜弯曲度降低，并由此达到在一定时间内改变眼屈光状态的作用。目前认为，"OK镜"的远期效果尚有待观察，但在近视眼的屈光矫正方面也应当是一种可以尝试的方法。

2. 治疗眼病

目前，隐形眼镜对眼病的治疗，是以隐形眼镜的品种来划分的。

（1）亲水性软性隐形眼镜　可以试用于：角膜干燥症、大泡性角病变、角膜穿孔、角膜溃疡等。

（2）硬性隐形眼镜　这种隐形眼镜可以用于虹膜缺损，圆锥角膜和角膜移植等。目前，隐形眼镜的治疗眼病的作用并没有得到应有的关注与应用，还有待更深入地去认识。

3. 美容用品

隐形眼镜作为美容工具，其美容有两个方面的价值。

（1）生活美容　文艺工作者、年轻人因嫌戴用普通眼镜"不好看"，而换用隐形眼镜，就属于生活美容。

（2）医学美容　因外伤角膜上出现白斑等异常时，用隐形眼镜以遮盖病损，当属于医学美容的范畴。

二、副作用

使用隐形眼镜也必须清楚两点：第一，要在一个连些许灰尘都不允许停留的地方放置镜片；第二，在使用隐形眼镜获得一定益处的同时，也会有一定的副作用随之产生，主要表现在以下五个方面。

1. 眼球本身

① 角膜水肿。这与角膜上皮的损伤、缺氧有关。

② 角膜增厚。这与角膜低氧状态导致细胞肥大有关。

③ 感染概率增大。可以见到的如单纯疱疹、霉菌感染、细菌感染等，最严重的应当是绿脓杆菌的感染（常导致角膜穿孔），这与戴用隐形眼镜后结膜囊清洁不畅和角膜感觉敏感度下降有关。

④ 角膜上皮小凹。这可能是镜片的机械作用和新陈代谢受干扰所致。

⑤ 角膜上皮放射状沟。这可能与眼睑通过镜片对眼球的持续按摩所致。

2. 眼附属器

（1）结膜　隐形眼镜对结膜（以初戴最为明显）造成的副作用有以下三种。

① 结膜充血。适应后充血现象消失或减轻（眼睑对异物的感觉敏感度下降）。

② 巨乳头状结膜炎的发病率明显增高。

③ 个别人有可能对某些镜片材料成分的过敏现象。

（2）泪液

① 正常的泪液膜层被破坏，类脂质的量增多。

② 泪液中的中性白细胞（W. B. C），这有两种可能：物理性刺激和细菌性感染。

3. 眩光现象

这种现象是由镜缘的泪液和镜片本身造成的，这种现象以负镜度镜片最为明显。

4. 角膜刺激症状

镜片上的沉淀物有：蛋白质沉淀物、类脂质、胶冻块、粘多糖、无机钙盐和霉菌等，隐形眼镜一旦有沉淀出现就会表现出明显的角膜刺激症状。

隐形眼镜的副作用是一种戴用中很难避免的问题，只是轻重不同而已。对于戴用者来说，应当做的就是：做好镜片的清洗、保养、戴用各个环节的工作，把副作用控制在最低程度，这是戴用隐形眼镜必须要注意的问题。

三、镜度的换算

通常情况下，屈光检测获得的只是普通眼镜所使用的屈光矫正镜度。那么，怎样将其转换成隐形眼镜的屈光矫正镜度呢？一般而言，转换的方法有以下 3 种。

1. 电脑验光仪检测法

当前，我国所使用的电脑验光仪，一般都有镜距的调节模式，分别设定有 3 个数据：0.00mm、12mm、13.75mm。只要人们将电脑验光仪的镜距设定在 0.00mm，电脑验光仪检测出来的屈光矫正镜度，就是隐形眼镜的屈光矫正镜度。

2. 公式计算法

通过顶点镜度换算公式计算是最为精确的镜度转换方法。

计算公式：
$$D_{CL} = \frac{D_F}{1 - dD_F}$$

式中，D_{CL} 为隐形眼镜镜度；D_F 为普通眼镜屈光矫正镜度；d 为屈光检测时所使用的镜距（一般采用 12mm，即 0.012m）。

将验光所得数据代入公式，就可以求出普通眼镜镜度所对应的隐形眼镜的屈光矫正镜度。

3. 经验法

经验法又叫作查表法。这种方法中有两种参考用表，一种参考用表为镜度偏差修正表（表 11-4）；另一种表为普通眼镜与隐形眼镜的镜度换算表（表 11-5）。

表 11-4　隐形眼镜度换算偏差修正表（以后顶点距离 12mm 为计算基准）

验光镜度	换算差值	验光镜度	换算差值
<4.00D	0.00D	9.25～10.00D	±1.00D
4.00～5.00D	±0.25D	10.25～11.00D	±1.25D
5.25～7.00D	±0.50D	11.25～12.00D	±1.50D
7.25～9.00D	±0.75D	12.25～13.00D	±1.75D

表 11-5 普通眼镜与隐形眼镜的镜度换算表（以后顶点距离 12mm 为计算基准）

近视屈光矫正镜度转换			
验光＝隐形	验光＝隐形	验光＝隐形	验光＝隐形
4.25＝4.00	6.87＝6.37	9.75＝8.75	14.25＝12.25
4.50＝4.25	7.00＝6.50	10.00＝9.00	14.75＝12.50
4.75＝4.50	7.12＝6.62	10.25＝9.12	15.00＝12.75
5.00＝4.75	7.37＝6.75	10.50＝9.25	15.50＝13.00
5.12＝4.87	7.50＝6.87	10.75＝9.37	15.75＝13.25
5.37＝5.00	7.62＝7.00	11.00＝9.62	16.25＝13.50
5.50＝5.12	7.75＝7.12	11.25＝9.75	16.75＝13.75
5.62＝5.25	7.87＝7.25	11.50＝10.00	17.00＝14.00
5.75＝5.37	8.00＝7.37	11.75＝10.25	17.25＝14.25
5.87＝5.50	8.12＝7.50	12.00＝10.37	17.62＝14.37
6.00＝5.62	8.25＝7.62	12.50＝10.75	18.00＝14.50
6.12＝5.75	8.50＝7.75	12.75＝11.00	18.12＝14.75
6.37＝5.87	8.75＝8.00	13.00＝11.25	18.50＝15.00
6.50＝6.00	9.00＝8.25	13.50＝11.50	18.75＝15.25
6.62＝6.12	9.25＝8.37	13.75＝11.75	19.00＝15.75
6.75＝6.25	9.50＝8.62	14.00＝12.00	19.50＝16.00
隐形＝验光	隐形＝验光	隐形＝验光	隐形＝验光
远视屈光矫正镜度转换			

（1）镜度偏差修正 在应用表 11-4 时只要注意以下 4 点，就可以记住核定隐形眼镜的办法。

① 屈光矫正镜度＜4.00D 时，无须修正；

② 4.00～5.00D 时，修正值为 0.25D；

③ 5.00～10.00D 时，每增加 2.00D，修正值增加 0.25D；

④ 10.00D 以上时，每增加 1.00D，修正值增加 0.25D。

（2）镜度对照查表 将屈光检测所获得的屈光矫正镜度，转换成隐形眼镜所用的屈光矫正镜度的更为精确的方法就是直接查表法。只要找到相应的镜度就可以直接查出与之相对应的隐形眼镜的屈光矫正镜度。

实际工作中，最简单的方法是电脑验光仪检测法，公式计算法很少使用，使用最多的是第三种方法中的镜度偏差修正法。

四、隐形眼镜的屈光矫正

使用隐形眼镜进行散光眼的矫正，应当说在视觉方面是有优势的。这个优势表现在：镜片伴随着眼球的转动，可以始终在角膜的前方发挥屈光矫正作用。因此，验光师有必要了解隐形眼镜的相关知识。

1. 隐形眼镜矫正散光的方法

用于散光眼矫正的隐形眼镜有两类：一类是球面隐形眼镜；另一类为复曲面隐形眼镜。

(1) 球面隐形眼镜　使用球面隐形眼镜可以矫正 1.00D 的角膜性散光，并可以获得比较满意的矫正效果。这种类型的隐形眼镜对非角膜性散光成分则没有理想的矫正效果。这是因为在使用球面隐形眼镜进行矫正散光眼时，则会产生一个泪液透镜，这个泪液透镜对≤1.00D 的散光具有矫正作用。

这里需要说明的是软性隐形眼镜泪液透镜的作用不是很明显，所以，软性球面隐形眼镜不能有效的矫正散光。

(2) 复曲面隐形眼镜　对于大于 1.00D 的散光则需使用复曲面隐形眼镜进行矫正，复曲面隐形眼镜可以分为两种：一种是软性复曲面隐形眼镜（SCL、SGPCL）；另一种是硬性复曲面隐形眼镜（即 HCL、RGPHCL）。

① 软性复曲面隐形眼镜/适应证。

a. 散光矫正范围：1.00～5.00DC。

b. 有散光使用球面隐形眼镜，矫正视力不理想。

c. 屈光矫正镜度中的 DS/DC 比：<4∶1。

d. 不能（或不愿）配戴 RGP 者。

② 软性复曲面隐形眼镜/需要注意的问题。已发生角膜水肿、角膜新生血管、巨乳头状结膜炎等并发症，应暂停使用。倘若并发症反复发生，则应建议使用高含水材料镜片，或换用 RGP 隐形眼镜。

③ 硬性复曲面隐形眼镜/适应证。

a. 散光矫正范围：中、高度散光；

b. 使用软性复曲面隐形眼镜矫正不理想；

c. 角膜性散光为主，应使用内置复曲面隐形眼镜；

d. 眼内屈光性散光为主，应使用外置复曲面隐形眼镜。

④ 硬性复曲面隐形眼镜需要注意的问题。异物感、压迫感相对比较明显。

2. 隐形眼镜的设计

(1) 隐形散光镜片的定位　用于矫正散光眼的隐形眼镜，在角膜前必须具有良好的子午线定位功能。否则，镜片就会上、下无序，也就无法发挥矫正散光的作用。隐形眼镜的子午线定位功能是通过以下两种方式来完成的。

① 通过重力作用来实现的。通过重力实现定位的方法有以下三种：

a. 经镜片设计成上薄下厚的形式，通过三棱镜底的重力作用使镜片保持正常的子午线定位功能。这种定位方法就叫作棱镜定位 [图 11-7(a)]。

b. 将隐形镜片的下缘采取切去一部分，这样镜片下部质量相对较大，就会保持正常子午线定位功能。这种定位方法就叫作截平定位 [图 11-7(b)]。

　　c. 还有一种配重定位方法，是在镜片下部镜片内置入比重较高的物质，以保证镜片在角膜前的正确子午线定位。

　　② 通过减薄镜片的上部、下部来实现定位。

　　如图 11-7(c) 所示就是应用减薄方式来实现子午线定位的镜片示意。这种方式是通过眼睑对未减薄的中央部分的限位来进行定位的。

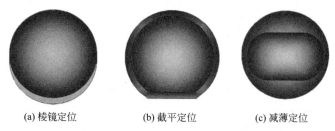

(a) 棱镜定位　　　　　　(b) 截平定位　　　　　　(c) 减薄定位

图 11-7　隐形眼镜的棱镜、截平、减薄定位示意

　　(2) 散光隐形眼镜的曲面设计与适应证　　对于矫正较高散光的隐形眼镜在设计方面，使用复曲面设计方法是可以肯定的。但在曲面设计的方式上则有以下三种选择。

　　① 前复曲面硬性隐形眼镜与适应证。是将复曲面置于镜片的前表面的隐形眼镜。这种设计方式制作的隐形眼镜，因只在镜片的前表面进行复曲面加工，所以只能使用棱镜定位法或截平定位法进行镜片的定位。这种镜片适用于：戴用球面硬性眼镜配适状态比较良好、感觉比较舒适，但因由残余散光所致的矫正矫正视力不良的被测者。这种类型的镜片适合非角膜性散光的矫正。

　　② 后复曲面硬性隐形眼镜与适应证。这是一款镜片后表面设计为复曲面的隐形眼镜。这样设计方式所制造的镜片，可以避免戴用球面隐形眼镜矫正散光眼时的不舒适感觉及并发症。这种镜片适合于戴用球面隐形眼镜矫正散光不理想、角膜主子午线差异在 0.4mm 以上的被测者。这种类型的镜片更适合角膜性散光的矫正。

　　③ 双复曲面硬性隐形眼镜与适应证。此款镜片的前、后表面都采用复曲面设计。这种镜片同样适合于戴用球面隐形眼镜矫正散光不理想、角膜主子午线差异在 0.4mm 以上的被测者。这种类型的镜片适合角膜与非角膜联合性散光的矫正。但是这款镜片不适合于角膜主子午线方向与眼总体主子午线方向差异过大者。

　　软性复曲面隐形眼镜在曲面的设计上，不管将复曲面设计在前面，还是后面，戴用时总会先以镜片后表面是硬角膜的曲率状态，其余部分将会表现在镜片的前面。因此，软性隐形眼镜复曲面的设计在应用中，很难分辨不同复曲面在矫正效果方面的差异。

3. 软性隐形眼镜的特殊要求

　　对于使用软性隐形眼镜对散光眼进行矫正时，需要注意遵循一定的法则。这种法则有两种：一种是球、柱比例法则，又叫作最小弥散圈法则；另一种法则是等效球镜法则。

（1）球、柱比例法则

① $D_{cyl} \leqslant 0.75D$，$D_{shp} : D_{cyl} \geqslant 3 : 1$。当被测者的散光矫正镜度≤0.75D 时，其球面矫正镜度与柱面矫正镜度的比例应大于（或等于）3：1。例如，被测者的散光矫正镜度＝−0.50DC，其球面镜度须大于−1.50DS。

② $D_{cyl} \geqslant 1.00D$，$D_{shp} : D_{cyl} \geqslant 4 : 1$。当被测者的散光矫正镜度≥1.00DC 时，其球面矫正镜度与柱面矫正镜度的比例应大于（或等于）4：1。倘若被测者的散光矫正镜度＝−1.50DC，其球面镜度就必须高于−6.00DS。

（2）等效球镜法则　使用球面隐形眼镜也可以对散光眼进行矫正。这种方法的计算公式表达方式如下：

$$D_{CL} = D_{shp} + \frac{1}{2} D_{cyl}$$

例如，被测者的屈光镜度为−1.50DS−0.50×90°，经等效球经处理后的镜度为−1.75D。此时，最小弥散圈恰好在视网膜上，其前、后焦线距视网膜的距离恰好位于±0.125D 的位置。

当然，等效球镜的处置办法对散光度相对较小的被测者应用，所获得视觉效果是比较好的。而对于相对较大的散光度者（如散光度＞±1.00DC），尽管也可以应用，但其视觉效果则相对较差。

（3）上述两种方法综合应用　在使用软性隐形眼镜矫正中，是否可以将上述两种方法结合起来应用呢？这是一种值得尝试的办法。例如，被测者的屈光矫正镜度为−6.75DS−2.00DC×90°，这一数值是不符合于 4：1 的法则的。倘若将−0.50 的散光度进行等效球镜处理，就会得到一个新的屈光矫正镜度：−7.00DS − 1.75×90°，显然这个新镜度已经符合 4：1 的法则，使用这一屈光矫正镜度的软性隐形眼镜也应该取得比较满意的屈光矫正效果。对于某些准备换用隐形眼镜，而屈光矫正镜度不符合比例法则的人，试用这种方法是特别有意义的。

五、硬性隐形眼镜屈光矫正镜度的计算

当使用隐形眼镜对散光眼矫正时，应当注意镜度的换算问题。对于使用硬性眼镜进行散光眼的矫正者，则需根据下列公式进行计算。

1. 基本公式

$$D_{CL} = \frac{D_F}{1 - dD_F}$$

式中，D_{CL} 为隐形眼镜镜度；D_F 为普通眼镜去光矫正镜度；d 为屈光检测时所适用的镜距。

2. 计算过程

① 求球镜；

② 求球、柱联合镜度；

③ 求柱镜；

④ 抄轴；

⑤ 整理。

3. 演算实例

例如，被测者的屈光矫正镜度为$-10.00DS-4.00DC\times90°$

公式：
$$D_{CL}=\frac{D_F}{1-dD_F}$$

① $D_{CL(DS)}=(-10)/[1-0.012\times(-10)]=-8.93$

② $D_{CL(DS+DC)}=(-14)/[1-0.012\times(-14)]=-11.99$

③ $D_{CL(DC)}=(-11.99)-(-8.93)=-3.06$

④ 计算结果：$-8.93DS-3.06DC\times90°$

⑤ 整理结果：$-9.00DS-3.00DC\times90°$

第十二章

眼镜定制

一、眼镜架的结构与材料

1. 眼镜架的结构

眼镜架的结构可以分为两个部分：一个部分为镜身；另一部分为镜腿。镜身由镜圈、镜梁、框突（或屈板）和鼻托四个部分构成。镜腿则由镜腿本身和镜靴构成。如图 12-1 所示。

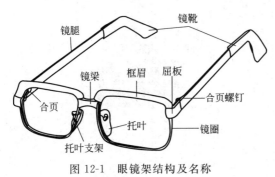

图 12-1　眼镜架结构及名称

（1）镜身

① 镜圈。这是用于装配镜片的框架性部件。有的眼镜架会在镜圈上缘附加一条塑料材料，这一附加装置就叫做框眉。

② 镜梁。镜梁是连接固定连接两侧镜圈的部件，其作用是保持镜片空间状态的稳定性。金属眼镜架的镜梁有单梁、双梁两种形式。两个梁分别称为主梁和加强梁。

③ 框突或屈板。这是镜身与镜腿的连接部分。非金属眼镜架的这一结构，是以镜身的外凸形式予以表现的，因此叫做框突。金属眼镜架则是以焊接在镜圈前外侧的金属屈板表现的，因此就叫做屈板。

④ 鼻托。鼻托的作用就是支持镜身，并与镜腿共同起到保持眼镜与眼在空间位置的稳定性。鼻托有两种形式：一种是固定型；另一种为活动型。非金属眼镜架多使

用粘接的固定型鼻托。金属眼镜架、混合型眼镜架使用的是活动型鼻托。活动型鼻托由托叶（叶片、托鼻）和托架（托梗、托盒）用螺钉连接而成。活动型鼻托最大的优势就是：

第一，可以使叶片更平稳地支撑在鼻梁上；

第二，调整方便。

（2）镜腿

① 镜腿。是由框突（或屈板）后部向后伸展，拐过耳上点并贴附于戴用者枕部的部件。镜腿的作用就是使眼镜保持在眼前的稳定状态。

② 镜靴。是应用于金属镜腿的一种附加装置。其作用就是防止滑动，防止压伤耳部与枕部。

镜身与镜腿通过合页与螺钉连接在一起。

2. 眼镜架的材料与分类

（1）眼镜架的材料　眼镜架的材料有两大类：一类为金属材料；另一类为非金属材料，后一种又分为人工材料和天然材料两种。

① 金属材料。制造眼镜架的材料是很多的，钛、铜、铝、不锈钢、铁应当是主要材料，金、银、锌、镍、锰、铬、锡多作为添加材料来使用。在这些材料中，当前使用最多的应当是钛。这种材料重量轻、强度高、耐腐蚀、无磁性，目前尚未发现对钛过敏的案例，应用这种材料制作的眼镜架可以分为两类：一类为纯钛眼镜架；另一类为合金钛眼镜架。钛的应用方式有三种：全框、镜身、镜腿。关于眼镜架有关的钛材料的信息如表 12-1 所列。

表 12-1　关于钛材料眼镜架的相关信息一览表

材料	应用部位	英文标记全称	英文标记缩写	其　他
纯钛	全框	Titan-P	Ti-P	PURE TITANIUM,亦称为全纯钛
	镜身	Front-Titan-P	F-Ti-P	
	镜腿	Temple-Titan-P	T-Ti-P	
合金钛	全框	Titan-C	Ti-C	
	镜身	Front-Titan-C	F-Ti-C	
	镜腿	Temple-Titan-C	T-Ti-C	
β-Ti		Titanium-100	Ti-100	含 ASTM[1] 认可的钛 90％以上[2]
		β Titanium[3]-100	β-Ti-100	含 ASTM 认可的 β-钛 70％[4]
钛基形状记忆合金				简称记忆钛，记忆形变量 8％

[1] ASTM（American Society for Testing and Materials），即美国检验及材料协会。

[2] 眼镜架的镜圈、镜腿、镜梁等主要部件必须用钛制作，而且不能含有镍成分。

[3] β-Ti 是一种比 α-Ti 强度更高，更具有良好冷加工性能的钛合金材料。

[4] 还有 1％～25％的钛，1％～10％铝或其他钛合金，钛的重量必须站眼镜架总重量的 70％（不包括镜靴、合页螺钉、垫圈及托叶），镜圈、镜腿、镜梁等主要部件必须用钛制作，而且不能含有镍成分。

当前眼镜架所使用的形状记忆合金有三种，除钛基形状记忆合金外，还有铜基形状记忆合金和铁基形状记忆合金。其中铁基形状记忆合金尽管恢复效应相对较差、耐腐蚀性能极低，但加工性能最佳，价格低廉，应当是一种应用前景看好的一种形状记忆合金。

目前，国内最轻的金属眼镜架，是钴、铬合金制作的眼镜架。其中最轻型的重量（不算镜片）仅有 5g 左右，配装完成后的眼镜重量可在 15g 左右，这为一些爱美人士提供了便利。

② 非金属材料。

a. 天然材料。天然材料通常是指特殊木材和动物角和甲壳。在我国，使用木材和动物角制作眼镜架的极为少见。玳瑁甲曾被视为有较高消费品味的镜架材料，近年因玳瑁列入保护禁捕动物，这种材料的眼镜架已经在公开销售的领域里消失了。

b. 塑料材料。当前这种材料主要有：醋酸纤维、丙烯酸酯（有机玻璃）、碳素纤维、聚酰胺（尼龙）和环氧树脂。前四种材料属于热塑性材料；后一种材料为热固性材料，这种材料在加热到一定程度又具有热塑性特征。用环氧树脂制造的眼镜架光泽性好、强度高，但形态稳定性较强，收缩性较差。高档及名牌眼镜架是环氧树脂的相对较多。

目前在市场比较流行的 TR90（俗称塑胶钛）是目前国际最流行的超轻镜框材料，还有 TR100、TR120 等。这些材料均是以 PA12（聚十二内酰胺，又称尼龙 12）构成的。具有超韧性、耐撞耐磨、摩擦系数低等特点，能有效防止在运动中因镜架断裂、摩擦对眼睛及脸部造成的伤害。

（2）眼镜架的分类　眼镜架最常用的分类有以下三种。

① 按材质进行分类。这是一种最通俗的分类方法。眼镜架的名称是以所使用的材料及加工方式来命名的。例如使用金属材料制造的眼镜架，就叫作金属眼镜架；倘若使用的是金属钛，就可以叫作钛金属眼镜架（简称钛架）。假如眼镜架是使用混合材料制成的，就可以叫作混合眼镜架，如图 12-1 所示的眼镜架就是一种混合材料制成的眼镜架，眼镜行业通常将图中的镜架又叫作秀郎架。如图 12-2(b) 所示，也是一种特殊形式的混合材料制成的眼镜架，这种眼镜架需使用一根尼龙丝对镜片下部进行固定，因此常被叫作拉丝架（或尼龙索架）。

② 按镜圈形状分类。确切地讲，这是一种按镜片平面的边形来命名的分类方法。这种命名方法中，多使用"框""镜框"来代替眼镜架这一称谓。镜片形状趋于方形的就叫作方镜框，趋于圆形的就叫作圆镜框，趋于椭圆的就叫作椭圆镜框，上部圆阔、下部稍显尖的就叫作桃形框。

③ 按款式进行分类。这也是最常被应用的一种分类方法。这种分类中使用频率最高的三种样式为：全框眼镜架、半框眼镜架、无框眼镜架。

a. 全框眼镜架。特点是结构牢固、可起到遮掩镜片厚度的作用，对磨边与装配的要求较高。如图 12-2(a) 所示。这种眼镜框更换新框有一定难度。

b. 无框眼镜架。特点是质量轻、结构轻盈、别致，对打孔与装配的要求较高，这种眼镜架的不足就是强度较差。如图 12-2(c) 所示。

c. 半框眼镜架。这种眼镜架的特点和性能介于全框与无框眼镜架之间 [图 8-2

（b）]。这种眼镜框换框、调整比较便利。

　　这种根据款式进行的分类，还可以加上镜梁、镜腿的特点进行命名。如图 12-2
（d）所示就可以命名为双梁全框眼镜架，倘若是有的弹簧镜腿，又可以称之为双梁
弹簧腿全框眼镜架。

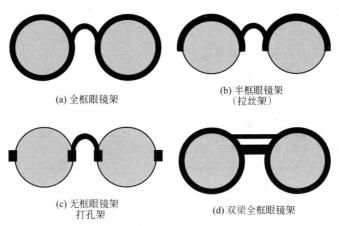

图 12-2　按款式分类眼架的常见类型

二、眼镜的选择

1. 眼镜架大小的选择

　　眼镜架选择上最值得关注的应当是眼镜架的大小问题，这里说的"大小问题"是
指眼镜架的规格是否符合眼镜戴用者的瞳距需求。

　　（1）眼镜架的规格　眼镜架的规格尺寸是怎样规定的呢？眼镜的规格尺寸数据的
表述形式为：52□18-125。这是什么意思呢？大家可结合图 12-3 对其进行分别解释。

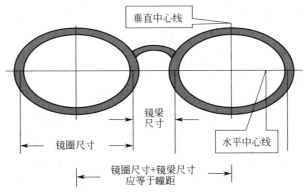

图 12-3　眼镜架的规格尺寸与瞳距的关系

"52"：代表镜圈尺寸。是指眼镜架单侧镜圈凹槽底部（或镜片边缘）垂直外切线间的距离。

"□"：表示采用的是方框法。

倘若使用基准线法标记为 "-"。

"18"：代表镜梁尺寸。是指过眼镜架左、右镜圈内侧凹槽底部（或左、右镜片的内缘）外切垂直线间的距离。

"-"：是一个用于表示分割的符号。

"125"：代表镜腿尺寸。指眼镜腿的总长度。

我国生产的眼镜架的规格尺寸如表 12-2 所列。

表 12-2　国产眼镜架的规格尺寸

测量部位	镜圈	镜梁	镜腿
规格/mm	33~60	13~22	125~156

眼镜架还有几种尺寸是不进行标记的，与眼镜架挑选、定制有关的有以下两种：镜圈高度：多用 "h" 表示，指双侧镜圈凹槽底部（或镜片边缘）水平外切线间的距离。镜圈几何中心距：多用 "M" 表示，指双侧镜圈垂直中心线间的距离，这一距离等于镜圈尺寸与镜梁尺寸之和。

镜圈尺寸与镜梁尺寸之和等于两个镜圈垂直中线的距离，例如 "52□18-125"，其中 "52" 与 "18" 这两个两位数的和就是这个眼镜架两个镜圈垂直中线的距离。

（2）眼镜光学中心距与瞳距的关系　选用眼镜架还有一项所有戴眼镜的人都有必要遵循的规律，这就是眼镜架的规格尺寸应当与戴用者的瞳距相吻合。

① 远用眼镜光学中心距与眼镜规格尺寸的关系。远用眼镜是为了注视远距离目标，尽管双眼注视远距离目标时也有一定程度的会聚，但影响极小，基本上可以忽略不计。当人们通过眼镜镜片注视远距离目标时，双眼视线就是平行的。要想获得最好的视觉效果，镜片的光学中心就应当在人们的视线上。

怎样选择合适的眼镜架呢？最佳的选择就是：所选的眼镜架规格的两个两位数之和等于戴用者的瞳距。选择这样的眼镜架就可以使戴用者双眼的视线垂直通过镜片，这是使戴用者获得最佳视觉效果的最理想选择。

当选择的眼镜架的 M 值大于戴用者的瞳距，要想保证戴用者获得最佳视觉效果就要在镜片加工时进行光学中心的内移处理。具体办法是：左右各内移量(mm)＝$(M-\mathrm{PD})/2$。例如，戴用者的瞳距为 65mm，眼镜架的 M 值为 70mm，则有$(70-65)/2=2.5$mm。这就说在镜片加工时左、右镜片光学中心都要向鼻侧移动 2.5mm，这样处理后，配制的眼镜也可以使戴用者获得最佳视觉效果。但要注意：经过这样处理的眼镜，常常需要进行必要的调整才能获得舒适的待用效果。

② 近用眼镜光学中心距与眼镜规格尺寸的关系。远用光学中心距与瞳距混同是眼镜行业的惯例，而且这两个数值也是相同的，将瞳距视同为光学中心距也是可以接受的。但是，近用眼镜的光学中心距与近用瞳距是不可以混同的，因为近用眼镜的光

学中心距和近用瞳距的数值是不同的，前者恒小于后者。最近，有的人又提出了一个新名词"近用配镜瞳距参数"，构成了"远用瞳距（远用配镜瞳距参数）、近用瞳距、近用配镜瞳距参数"这样一个体系。应当说，配近用眼镜与近用瞳距没有直接关联，而近用光学中心距则是实实在在的现实。如图12-4所示为使用远、近用眼镜光学中心的所在位置。

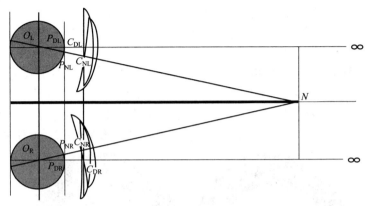

图 12-4　近用眼镜与远用眼镜的光学中心位置比较

图12-4中：∞代表无限远；N 代表注视的近距离目标；O_L、O_R 分别为左右眼的旋转中心；P_{DL}、P_{DR} 分别是左右眼视远时瞳孔中心的位置；P_{NL}、P_{NR} 分别是左右眼视近时瞳孔中心的位置；C_{DL}、C_{DR} 分别是远用眼镜左右镜片光学中心的位置；C_{NL}、C_{NR} 分别是近用眼镜左右镜片光学中心的位置。通过图12-4，可以清楚地看到：

远用眼镜：$C_{DL}C_{DR} = P_{DL}P_{DR}$。

近用眼镜：$C_{NL}C_{NR} < P_{NL}P_{NR}$。

所以，只要知道 C_{NL}、C_{NR} 数据及位置，就可以成功配制近用眼镜。那么，这一数据该怎样获得呢？一是直接量取（参见第九章第三节）；二是直接计算。见表12-3，是已知远用瞳距、注视距离，通过简单计算即可求得近用光学中心距的计算系数。

表 12-3　不同视距计算近用光学中心的系数

视距/m	0.25	0.28	0.30	0.33	0.40	0.50	0.70	1.00
计算系数	0.903	0.912	0.917	0.924	0.937	0.949	0.963	0.974

例如，已知远用瞳距为60mm。

a. 习惯阅读距离为0.3m，其近用光学中心距则为：$60 \times 0.917 = 55.02(\text{mm})$，实际应当使用近用光学中心距55mm。

b. 电脑作业习惯距离为0.4m，其近用光学中心距则为：$60 \times 0.937 = 56.22(\text{mm})$，实际应当使用近用光学中心距56mm。

c. 工笔画书案工作距离为0.25m，其近用光学中心距则为：$60 \times 0.903 = 54.18(\text{mm})$，实际应当使用近用光学中心距54mm。

配制近用眼镜时，远用瞳距到底应当减几毫米就是近用眼镜的光学中心距？历来有减 2mm、减 3mm，偶有减 4mm 之说，这些都有偏差。减 2mm 只适合于 0.7m 的视距；减 3mm 只适合于 0.5m 的视距；减 4mm 只适合于 0.4m 的视距。人近用工作的习惯距离不同，光学中心距也应当不同，绝非是简简单单的减 2mm、减 3mm、减 4mm 的问题。

③ 被测瞳距与眼镜规格尺寸的关系。在被测者左、右单侧瞳距均等的情况下，被测者的双眼瞳距（PD）应同镜圈尺寸与镜梁尺寸之和，即与镜圈几何中心距一致。在使用这样的眼镜架时，被测者在注视远距离目标时，其瞳孔中心就会与镜圈的垂直中心线相吻合。这是戴用眼镜时，瞳孔中心应当所在的位置（图 12-6）。

倘若所选择的眼镜架的规格尺寸与瞳距不符，就会出现如图 12-5 所示的外观效果。如图 12-5(a) 所示的是 PD＜镜圈几何中心距的效果：有类似于内斜视的视觉效果。如图 12-5(b) 所示的是 PD＞镜圈几何中心距的效果：有五官过于局促的视觉效果。显然，这两种情况都不够美观，都有对被测者外部形象有一定的丑化作用。

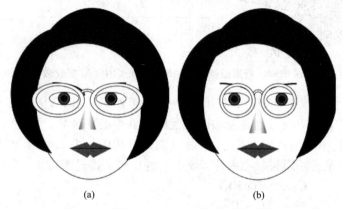

(a)　　　　　　　　　　(b)

图 12-5　　眼镜架尺寸与瞳距不符戴用效果

在实际工作中，配镜者由于戴用习惯、脸宽瞳距偏小等原因，也会趋向于选用镜圈几何中心距大于瞳距的眼镜，对于已经做出这种选择的情况，在定配镜时就应当做光学中心的内移处理。

④ 眼镜垂直位的选择。在眼镜架选择时，要注意的另一个有可能影响外观形象的重要方面是眼镜架在面部的垂直位置。如图 12-6 所示的就是眼镜架规格与瞳距相符时的戴用效果，此时，眼镜架镜圈的上部恰好与眉毛处于同一水平，眼镜架镜圈的下缘恰好位于面部中 1/3 部分的中 1/3 和下 1/3 的结合处。这是选择眼镜架在垂直方向上的最佳位置。

如图 12-7 所示的是两种垂直方位不正确的戴用效果。图 12-7 中被测者的右眼与眼镜架表现的是镜圈位置过高的现象，应当说眉毛进入镜圈之内有一种眼睛上吊的感觉。图 12-7 中被测者的左眼与眼镜架表现的是镜圈位置过低的现象，则有一种眼镜够不着眼睛的感觉。在实际戴用中，上吊的配适现象极为少见，但够不着眼睛的现象却是司空见惯的。另外，还有一种上下够不着的戴用现象也是比较普遍的，如图12-7所示被测左眼与虚线镜圈的关系，这是由于眼镜架的立线过短所致，这种眼镜架的矫

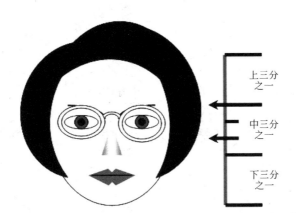

图 12-6　选择适宜的眼镜架戴用效果

正视野过窄，不适合青少年儿童戴用，这是因为过窄的眼镜架有可能会对其视野注意范围的心理生理产生不适宜影响。

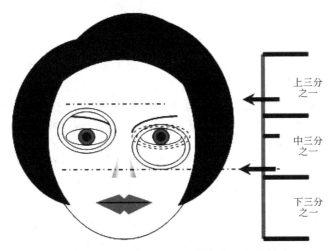

图 12-7　两种不适宜眼镜架戴用的效果

　　眼镜架的选择，还会因个人嗜好、价格因素、个性和特殊需求有着相当大的变数。但是，只要按照前面介绍的方法进行选择，帮助戴镜者选用一款适合屈光矫正需求，又大方美观的眼镜架是没有问题的。

2. 眼镜架的选择

　　在为青少年儿童屈光矫正需求选择眼镜架时，除了考虑上述两种基本要求的同时，还必须考虑到选择什么类型的镜框、眼镜架的颜色、眼镜架的款式和眼镜架的规格尺寸。否则，无法落实到具体应使用的眼镜架。

　　（1）脸型与镜框类型　根据脸型来选择眼镜架是最常用的一种选择方法。如图 12-8 所示就是脸型与眼镜架的示意，图中选择了四种眼镜框形分别与方形脸、圆形脸进行配用对比。

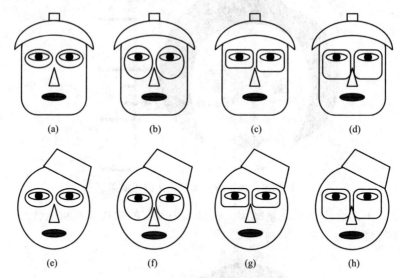

图 12-8　脸型与眼镜架的选择示意

　　首先，来看图 12-8 中的上排图，（a）、（b）圆形镜框显然与戴用者方脸型不符。（d）尽管是方框配方脸，但因镜框立线过长而导致脸显得过短了，眼镜显得过于沉重；同样的情况在（h），戴用者的脸则就被彻底消灭掉了。这排图中的（c）是两种立线长度镜框戴用情景的对比，从感觉上，立线稍长的框要比立线稍短的看起来更适宜，立线稍短的显得脸有些长。

　　再来看图 12-8 的下一排图，看这几幅图，应当所有的人都会感觉（e）应当是最合适的，（f）、（h）都有脸被消灭的感觉。而（g）给人的感觉则显得生硬刻板，用北京话语中的"愣"来表述则应当是最为贴切的。

　　通过以上对图 12-8 两排图的分析，可以得出根据脸型选配眼镜架的基本规律是：

　　① 方者方之、圆者圆之。即方型脸宜使用趋于方形的眼镜架，圆型脸宜使用趋于圆形的眼镜架。

　　② 长者长之、短者短之。即长型脸宜使用立线较大的眼镜架，短型脸宜使用趋于立线较小的眼镜架。

　　③ 镜圈形制应与脸型轮廓趋于一致。例如，上部窄、下部宽而且偏短的脸型，最适合戴用的眼镜架是什么样的呢？大家首先就会想到"蛤蟆镜"，这种形制的眼镜架应当是这种脸型的最佳选择。

　　从以上叙述，大家就会明白：选择镜架未必一定要将脸型分为十数种并找到一一对应的眼镜架的类型，只要记住"镜圈形制应与脸型轮廓趋于一致"这一句话已经足够用了。

　　（2）肤色与镜架颜色　一般而言，肤色较深的人宜选用深色眼镜架，肤色白皙的人宜选用浅色镜架。比较健硕的人宜选用较粗犷豪放眼镜架，对于瘦弱娇小者以选用

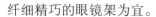

纤细精巧的眼镜架为宜。

3. 青少年用眼镜架的基本要求

为青少年儿童选择眼镜架，应满足两种要求：第一种是戴用者对眼镜的普遍要求；第二种是青少年儿童的特殊生理需求。

（1）戴用者的普遍要求 所有人戴用的眼镜都必须能满足以下几个最基本的要求。

① 保证矫正的光学性能。眼镜架应能充分发挥眼镜片的光学性能，否则就失去眼镜架根本的性能。这就要求眼镜架应有一定的物理强度和结构的稳定性。

② 保证人身的安全健康。这就是指眼镜镜架表面应当光滑，不能存在潜在的物理伤害条件。同时要求眼镜架不能含有致敏材质，在帮助被测者选择眼镜架时，应委婉的询问被测者的过敏史，力争推荐对其不具致敏原的眼镜架。

③ 材质要轻。以减少鼻梁于耳部的承重。例如，钛金属眼镜架通常只有 12～15g，但较低档的金属眼镜架重量可达到钛金属眼镜架 3～4 倍。

④ 具有装饰美感。眼镜架戴在自己的眼前终究是要被人看的，从社会交往角度看眼镜架的戴用后给人予美感则是必须要考虑的。

（2）青少年儿童生理的特殊需求

① 不影响发育。青少年儿童正处于身体的发育期，过重的眼镜架压在鼻梁上，可能会影响他们鼻梁的发育，因此选择较轻的眼镜架还是十分必要的。

② 价格低廉。青少年儿童的矫正眼镜，通常情况下换用是比较频繁的。因此，家长对价格过高的眼镜架都会觉得不值得，价格低廉、款式时尚的眼镜架将会是首选。

③ 坚实耐用。青少年儿童活泼好动、大多喜欢运动。因此，就要求眼镜坚实耐用。对于从事竞技运动青少年儿童，还需要考虑眼镜架的防滑性能和必要的矫正视野问题。

从以上叙述看，在为青少年儿童屈光矫正选一幅适宜的眼镜架，是要充分考虑多方面的因素后，才能办到并办好的一件事。

（3）儿童瞳距与眼镜架规格 根据眼镜架的国家标准，目前，可以提供的最小尺寸眼镜架商品为：33□13，即最小尺寸适合于瞳距 46mm 使用。对于瞳距小于 46mm 的儿童，最常用的办法就是配制时做相应的光学中心内移。

第二节 眼镜片的选择

眼镜架在没有片的情况下，充其量只能当作照相的道具。既然是要解决屈光矫正问题的，还需要对眼镜片进行选择。从屈光矫正意义上讲，眼镜片选择的重要性要比眼镜架的选择更为重要，因为眼镜片所能起到的光学作用，才是解决屈光不正矫正而需要戴用眼镜的最直接原因。质量状况不佳的眼镜片必然要影响到屈光矫正效果。这一节将从认识眼镜片的材质及其应用性能开始进行介绍。

一、镜片的种类

常用的眼镜片有两类：一类是光学玻璃镜片；再有一种就是光学树脂镜片。

1. 光学玻璃镜片

光学玻璃镜片是一种比较理想的镜片。这种镜片化学性能稳定，光学性能良好，色散程度小，镜片强度较高，眼镜架所产生的内应力对眼镜片光学性能影响极小。冕牌玻璃的光透过率可以达到91％，其色散系数可达到57～58.5。玻璃镜片分类及光学性能见表12-4。

表 12-4 玻璃镜片分类及光学性能一览表

镜片种类	主要成分	色泽	折射率	色散系数	透光率	吸收紫外线
光白片	钠、钙、硅酸盐	无色	1.523	58.7～60.5[①]	91％	330nm
光蓝片[②]	光白材料＋氧化铈	淡蓝	1.523	≥56	84％	340nm
光粉片[③]	光白材料＋氧化硒	淡粉	1.523	≥56	84％	350nm
高折镜片	光白材料＋铅	无色	1.7～1.9	41.6		
有色镜片	光白材料＋致色元素					
光致变片	光白（或有色）材料＋卤化银	变色	1.523	57		335

① 光学白片的色散系数为 60.5，光学 UV 白片的色散系数为 58.7。

② 又称为光学克罗克斯镜片，在白炽灯下呈浅紫红色。

③ 又称为光学克罗克塞镜片。

目前我国眼-视光学界在屈光矫正时，使用玻璃镜片者已经极少了。这可能与玻璃镜片易碎、较重等多种因素有关。

2. 光学树脂镜片

树脂是一种遇热变软，具有可塑性的高分子化合物的总称。制作镜片的树脂材料均为人工合成树脂。以树脂作为原材料制成的产品就是塑料。但是，在光学领域里一般将这种镜片称为光学树脂镜片。光学树脂镜片，最常用的有三种（表12-5）。

表 12-5 常用光学树脂镜片材料的物理特性比较表

特性	单位	CR-39[①]	PMMA[②]	PC[③]	性能比较
透光率	％	89～91	92～93	87～89	PMMA>CR-39>PC
折射率	—	1.50	1.49	1.59	PC>CR-39>PMMA
折射率/温度比	1/℃	—	$1.1×10^{-4}$	$1.2×10^{-4}$	CR-39>PC>PMMA
阿贝数	V_D	58	57～58	31	CR-39>PMMA>PC
6.5mm 落球冲击强度	m/s	49	34	244[④]	PC>PMMA>CR-39
洛氏硬度	M	100	80～100	70	CR-39>PMMA>PC
热变形温度	℃	140	100	138～142	PC>CR-39>PMMA

续表

特性	单位	CR-39①	PMMA②	PC③	性能比较
饱和吸水率	%	0.2	2.0	0.4	PMMA>PC>CR-39
线膨胀系数(α)	1/℃	1.17×10^{-4}	0.7×10^{-4}	0.7×10^{-4}	CR-39>PC>PMMA
密度	g/cm²	1.32	1.19	1.20	CR-39>PC>PMMA

① 化学名称为丙烯基二甘醇碳酸酯。

② 化学名称为聚甲基丙烯酸甲酯。

③ 化学名称为聚碳酸酯。

④ 指未加膜的 PC 镜片，加膜 PC 镜片为 152m/s。

见表 12-5 是 CR-39、PMMA、PC 三种树脂材料的物理情况对比表。从中可以得出这三种材料在眼镜配制中的各自优势是：PMMA 的透光率较高，CR-39 的色散程度较低、饱和吸水率低，PC 的抗冲击性能最好。三种材料在眼镜配制中的各自劣势是：PMMA 的热膨胀系数较低、饱和吸水率较高，PC 的色散程度较高、片基较软。厂商在制造镜片时基本上是根据树脂材料的性能来制造相应镜片的，三种材料制造的镜片的基本情况如下。

（1）CR-39 树脂镜片　常用于制作各类屈光矫正镜片（近视镜片、远视镜片、双光镜片和渐进镜片等）、遮阳镜片、白内障用镜片等。

（2）PMMA 树脂镜片　常用于制造太阳镜、老花镜、菲涅尔棱镜等。

（3）PC 镜片　通常用于制作防护眼镜、偏光眼镜，也用于各类屈光矫正镜片（近视镜片、远视镜片、双光镜片和渐进镜片等）的制造。

3. 常用镜片的比较

如表 12-6 所列的玻璃镜片与树脂镜片，是比较常用的几种不同折射率的镜片。在表中可以发现：随着折射率的提高，镜片的阿贝数也在减小，色散程度就会加大。而且折射率越高，阿贝数也就越低，色散程度也就会越大。

在使用高折射率镜片时，戴者必须接受在矫正视觉上较大的色分离现象。这种获得性色分离现象会不会对视觉的发育和观察产生影响，目前还不是十分清楚，但对视像的清晰度显然是有影响的：可以在一定程度上降低分辨力。这种现象在镜片周边部时尤为明显的。

表 12-6　常用镜片折射率、阿贝数、密度及抗紫外线情况对照表

玻　璃　镜　片				树　脂　镜　片			
镜片名称	折射率	阿贝数	密度	抗紫外线	镜片名称	折射率	阿贝数	密度	抗紫外线
冕牌玻璃	1.523	59	2.61	320	普树镜片	1.502	58	1.32	355
1.5 变色	1.523	57	2.41	335	普树变色	1.502	58	1.28	390
1.7 光白	1.705	41	3.21	335	超薄片	1.56	37	1.23	370
1.8 光白	1.807	34	3.65	330	特薄片	1.6	36	1.36	380
1.9 光白	1.89	30	3.99	350	超超薄片	1.67	32	1.36	375

二、镜片有关术语

对眼镜片进行选择，除需要了解镜片材料有哪些特性以外，还必须了解与屈光矫正有关的镜片术语，这是有效选择镜片并使之发挥其最大优势的基本知识。这些术语可以分成两类：一类是有关透镜的术语；还有一类是光学性能术语。

1. 透镜术语

（1）顶焦度　顶焦度可分为前顶焦度与后顶焦度。前顶焦度是指镜片前顶点与镜片第二主焦点的距离的倒数；后顶焦度是脂镜片后顶点与第一主焦点的距离的倒数。在这里所讲的距离是以米为单位的。当前应用的眼镜片的前顶焦度与后顶焦度，在表现之上是不相等的。在屈光矫正中被应用的顶焦度为后顶焦度。顶焦度的计量单位为屈光度，代表符号为 D（diopter）。

（2）球镜度与柱镜度　在各子午线上具有同一屈光力的透镜，就叫作球面镜，这种透镜的屈光度被称为球面镜度，简称球镜度，其代表符号为 DS（Diopter Spherical）。

在各子午线存在屈光力差异时，这种镜片就是含有柱面镜成分的镜片，这种屈光力的差异一般呈正交状态。屈光力绝对值较小的子午线上的屈光度，就是镜片的球面镜度。屈光力绝对值较大的子午线上与屈光力绝对值较小的子午线上的屈光度之差就是柱面镜度，柱面镜度的性质与屈光力绝对值较大的子午线上的屈光度一致。柱面镜度简称柱镜度，其代表符号为 DC（diopter cylinder）。柱面镜的轴向则位于屈光力绝对值较小的子午线上。球面镜度为"0"的镜片称为单纯柱镜，球面镜度≠0的镜片称为球柱联合透镜。

（3）三棱镜度　三棱镜是指对光线只具有偏移而不具有聚散力的镜片。表示镜片所具有的对光的偏移力就叫作棱镜度。棱镜度的表示方法是：cm/m。其标准计量单位为：在 1m 距离使光偏移 1cm 的记为 1△。

（4）单光镜、复光镜　只具有单一视距注视功能的镜片就叫作单光眼镜。而具有两个及以上视距注视功能的眼镜片就叫作复光镜，如双光镜、三光镜等。倘若视距呈连续无级递进变化，这种镜片就是渐进镜片。

（5）光学中心　主光轴与镜片的交点就是镜片的光学中心，简称光心。主光轴通过光心后方向不变。副光轴通过光心后，出射光线将会发生平行侧移。人们所使用的眼镜片均为薄透镜，当人们忽略镜片的中心厚度时，通过光心的光线方向不变。

（6）子午面、子午线和主子午面、主子午线　通过光学中心的镜片垂直截面就是镜片的子午面，表示子午面所在方位的线性位置的线就是子午线。透镜的主子午面是指镜片上具有最大屈光力及最小屈光力的垂直截面，两个主子午面所在的线性方向就是镜片的主子午线。这里需要特别说明，主子午线应是一条曲线，但眼镜矫正中，主子午线往往会被理解为一条直线。

（7）毛坯、毛片　未进行表面光学加工的镜片，就叫作毛坯镜片。已经进行过表面光学加工的、尚未进行磨边加工的镜片就叫作毛边镜片，简称毛片。

2. 光学性能术语

(1) 透光率　又叫作光透过比。表示透过的光通量与入射光通量之比。

(2) 折射率、折射率/温度比　光通过介质所发生的偏离程度就叫作折射率，其符号为 n。

折射率/温度比是指：光学材料的折射率随温度增加的增加幅度。即每增加 1℃ 折射率 n_c、n_D、n_F 的增长值为 B_C、B_D、B_F。

(3) 阿贝数　色散程度的倒数。阿贝数越大色散程度越小，反之，则会影响越大。

(4) 抗冲击强度　抗冲击强度的测试可以分为动态试验和静态试验两种，镜片性能标注的抗冲击强度一般是指落球试验冲击与弹道冲击试验，大多是以 6.5mm 小球接触镜片时的运动速度来标记抗冲击能力的。

(5) 洛氏硬度　硬度是指材料对另一物体压入而不产生离散与变形的能力。洛氏硬度是由美国冶金学家洛克威尔提出的，以一定荷重将淬硬的钢球（或顶角为 120° 圆锥形金刚石）压入试样表面，以表面凹坑深度来计算硬度大小的方法。

(6) 热变形温度　将样品在一种等速升温的适宜传热介质中，在静弯曲负荷作用下测出样品达到规定值的温度。这个温度就叫作热变形温度。

(7) 饱和吸水率　指在一定温度下，将样品在水中浸泡一定时间所增加的最大重量，就是饱和吸水率。

(8) 线膨胀系数　物体温度升高 1℃ 时，其相对伸长率就成为线膨胀系数，以 α 表示。线膨胀系数和耐热性的关系是：线膨胀系数越小，耐热性能越好。

(9) 密度　单位体积试验材料的质量就是密度。

三、镜片选择

眼镜配制中，除了要对眼镜架进行选择外，还要对镜片进行必要的选择。对镜片选择基本的要求是什么呢？青少年屈光矫正中选择镜片应当注意什么呢？

1. 基本要求

在镜片选择方面主要应当包括：透光率、折射率、阿贝数、抗冲击性能、耐磨性、重量和抗紫外线性能等多方面的因素。在选择之中，当然也会有一定的利、弊。如选择高折射率镜片，阿贝数就会较低，显然镜片周边部的边缘彩虹现象就不可避免地要出现。这是在选择镜片时必须予以考虑的。当选择了这样的镜片，如何减少边缘彩虹现象呢？只有一个办法，这就是选择镜圈较小的眼镜架，减少镜片的直径。这又会减小屈光矫正的视野，见表 12-7 所示。

表 12-7　镜片性能选择的利与弊

镜片性能	参数高	参数低	提高性能的方法	可能产生的影响
透光率	视物清晰如洗	感觉不太亮	应用增透膜	
折射率	可能会较薄	相对较后		高折:色散较大
阿贝数	视物清晰	视物清晰度下降		低阿贝:边缘彩虹效应
抗冲击性能	对眼越安全	对眼相对不安全		与运动安全相关
耐磨性	不易出现划痕	易出现划痕	应用加硬膜	与使用寿命有关
重量	造成鼻梁压迫	鼻梁压迫相对较轻		

也就是说，当进行某一种选择时，可以得到其优势的方面，但是也将带来其附属的劣势方面。在帮助被测者进行镜片选择中，应当以科学的态度帮助其保持理性选择的心态，不可以功利心太重。例如，对－1.00D的近视眼所使用的镜片，就不应当建议戴用者使用高折眼镜片。这两种折射率的镜片，在这样得镜度上是很难显示出厚度差异的。因此，这一屈光矫正度使用高折镜片，不但减不了薄，还要获得较大的色散视觉效应，这显然是让人多花了钱，又得到了本不应当得到的不良结果。

2. 青少年用镜片的选择

青少年在选择镜片时，应尽可能选择：高透光率、低折射率、高阿贝数，并具有较强抗冲击性能、耐磨性、重量较小和抗紫外线性能较好的镜片。那么，在具体做法上应当注意哪些问题呢？专业人士普遍认为应当注意以下问题。

（1）尽可能以普通折射率镜片为选择对象　青少年儿童屈光不正的矫正应以保证获得尽可能完美视像为基本条件。因此，在选择镜片时，青少年儿童以选择 CR-39、PMMA 这两种材料的树脂镜片为宜，折射率 1.5 的 CR-39、PMMA 眼镜片应列为首选。从镜片材料而言，对于屈光矫正镜度高于±4.00D 的被测者可以考虑选择高折率镜片，以便减薄镜片的厚度与镜片的重量。

（2）PC 镜片最适宜的应用方法　选择 PC 镜片制作的眼镜，最大的优势就是其抗冲击强度较大，对抗剪切的强度较大。但是，这种镜片的色散程度却相对较大。这种镜片应当最适宜在对抗强度较高的运动中予以使用。但是这种镜片在保养与使用中要注意以下问题。

① 加工时不能接触丙酮、乙醚、胶水等。

② 避免使用香水、杀虫剂。

③ 清洁镜片宜冲洗、不宜擦。

这种镜片应提倡在进行对抗强度较高的运动中予以使用。在平时生活与学习中，为了少年儿童能够更准确地把握物象的精确信息，还是以使用 CR-39、PMMA 镜片为宜。

（3）最重要是要选择　镜片选择方面有三件事必须给予足够的关注。

① 镜片的屈光镜度准确。屈光矫正镜度的些许偏差，尽管不一定会造成严重的问题。但是，往往会给眼镜的适应性调整带来一定的问题。因此，给眼镜戴用者提供具有高精度的镜片是一件首先应注意的问题。高精度的镜片除要求屈光矫正镜度精确

以外，镜片还必须没有表面疵病（螺旋或条状纹、霍光、橘皮、麻点、划伤等）及材料缺陷（不均匀、气泡等）。

② 要向使用者明示镜片使用中的注意事项。例如，使用加膜的树脂镜片，就不适宜在高温下作业，尽管镜片本身产生的变化可能不大，但膜层的变化是显而易见的。桑拿浴后镜片发生条纹、霍光改变的就属于这种情况。类似这些问题，是有必要向被测者给予说明的，这会起到避免消费者发生不必要损失的作用。

③ 青少年儿童屈光矫正眼镜，不宜选择有色镜片与变色镜片。长期使用有色镜片与变色镜片，可能会使视觉反应能力降低，还可能会因视锥细胞长期处在较暗的环境下使明视适应功能下降和视力下降。

第三节　眼镜调适与戴用指导

对于一幅已经装配好的眼镜，是否可以做到眼镜戴用者不来取也能待用属实呢？只要眼镜定制单上注明相应的数据的话，应当是可以做到的。但是，目前国内习惯的做法是不标记这类数据。因此，目前一般采用的都是：需要眼镜的戴用者亲自来取。之所以要亲自来取，是因为，要想取得良好的戴用效果，还需要做好两件工作。其一，是根据被测者头部的解剖特点进行必要的戴用性调整。其二，应做好戴用知识的介绍和戴用的指导工作。应当说这是在最短时间获得眼镜最佳使用效果所不可缺少的两项工作。

一、眼镜戴用调整

当被测者来取眼镜时，验光师（或取镜部的修理师）应根据被测者的头部状态来调整眼镜的戴用状态。调整的要点如下。

1. 镜腿调整

① 根据耳朵的前后的位置，调整镜腿弯点的长度。
② 根据两只耳朵的高低及高度对比，调整身腿倾斜角及左、右身腿倾斜角偏差角。
③ 根据枕部特点，调整垂内角。

2. 鼻托调整

① 根据鼻梁的高低，调整鼻托的高低。
② 根据鼻梁的端正程度，调整左右鼻托的高度，以保证鼻梁两侧受力均匀。
③ 根据鼻梁的倾斜角度，调整鼻托的角度。

3. 镜面角调整

对于使用规格尺寸过大、已进行适当光学中心内移眼镜的戴用者，应调整镜面角使视远的视线垂直通过光学中心。

二、常规眼镜戴用指导

关于戴用指导方面，以青少年渐进眼镜的戴用指导为例，来说明眼镜的指导问题。只要掌握了渐进眼镜的指导方法，普通眼镜的戴用指导也就会迎刃而解。

1. 正确合理使用眼镜

对于习惯戴眼镜的人来说，戴眼镜是一件极普通的事情。但对于初次戴用眼镜的人来说，为了使戴用者尽快适应这一新的变化，就有必要向其介绍、指导眼镜的戴用。对眼镜戴用的指导应注意以下几个方面。

（1）远用眼镜　应当以远用为主，可以兼于近用（但不宜时间过长）。倘若戴用远用眼镜长时间从事电脑工作，也会发生视觉疲劳。长时期戴用远用眼镜从事 IT 业工作的人，近视度数增长就会成为很难解决的问题。

（2）老花镜　只能看近，不宜用于看远，其最适宜的距离是 30cm。

（3）近用眼镜　一般是指专门为长时间阅读、电脑作业的人士配制的眼镜。其使用范围一般是在其习惯的工作环境。如 IT 业工作人员的近用眼镜，在工作桌面、看电脑时应当得到清晰舒适的视觉，对于室内较远的目标应当可以分清物体的种类。

（4）双光镜、渐进眼镜　使用这类镜片，戴用者只有在镜片最佳视区内才能获得理想的视觉感受。戴用这类镜片在下楼时，都应较大幅度的低头，否则会因视像的放大效应导致摔倒（特别是初戴时更容易发生）。

2. 眼镜的适应

戴镜者对新配的眼镜，经常会出现轻重不同的不适应。遇到这种情况应当怎样处理呢？

首先，对新旧眼镜的数据进行对比分析。数据变化较大，存在不适应就是正常的。假如不适应属于戴镜者可以承受的，应维持镜度不变；倘若戴镜者不能承受，只能适当降低镜度，戴用过度镜度眼镜。

其次，复核验光数据。通过检查视力、重新检测来分析其原因。这是针对个别有可能是因验光偏差所致的配镜数据错误所应采取的措施。

第三，对于承受的戴用不适应的处置。对于在戴用者可以承受的戴用不适应，可以建议在早晨起床时开始戴用新眼镜，这个时候戴用有些不适应的眼镜，一般对新眼镜都会较快的得到适应。

三、渐进眼镜戴用指导

1. 渐进镜片各光学区域使用的心理视觉感受

渐进镜片有不同的光学区域，正确合理地使用这些区域是提高渐进眼镜使用效率、得到尽快适应的关键。

渐进镜片最佳的视域是宽大的远用区、相对狭窄的过渡区和相对较小的近用区，这三个区域是获得清晰视觉的区域。清晰视觉的获得显然与视距有关：其关系可以见表 12-8。

表 12-8　渐进镜片屈光分区使用视觉主观感觉一览表

项　目	分　区		远用区	过渡区	近用区	周边区
远距离	静态		★★★	★	No	No
	动态	水平	★★	No	No	No
		垂直	★★★	No	No	No
中距离	静态		★★	★★	No	★
	动态	水平	★★★	No	No	★
		垂直	★★	★	No	★
近距离	静态		★★★♯	★	★★★	★
	动态	水平	★★♯	No	★★	★
		垂直	★★★♯	No	★★★	★

注：1. 带有"★"的说明清晰程度状况和戴用的晕动觉。★的多少代清晰程度高低、或晕动觉的程度。具体说有以下三种情况：

★★★：视觉清晰、没有（或基本没有）晕动觉；

★★：视觉清晰、又可以觉察到的晕动觉；

★：视觉不清晰、可能有（或有）晕动觉。

2. No表示此项中没有清晰的视觉。

3. ♯表示可能会有注视不能持久、或明显的视觉疲劳。当戴用者非老视眼时，也可能没有视觉疲劳。

从表 12-8 中，可以看到渐进镜片各个屈光区域的合理使用范围。这是渐进眼镜戴用者正确使用的基本要求。

2. 渐进眼镜戴用的指导

对戴用渐进眼镜进行指导，说的是对第一次戴用渐进眼镜的人，需要指导，使他们熟悉渐进镜片的各光区的位置，并能够在屈光矫正中正确、合理使用渐进眼镜，以便获得比较满意的戴用效果。指导的主要内容，包括以下三个方面。

（1）教会使用中央视区　如图 12-9 所示的是渐进眼镜的试戴室的侧视图。试戴室的长度规格应为≥5m。试戴者的眼睛与桌面的距离应为 0.30～0.33m。

这一指导、训练，是对注视点进行点的注视训练，引导戴用者对远、中、近注视点的注视。其目的是：使戴用者熟悉渐进镜片的光区分布，掌握戴用渐进眼镜的基本

的习惯为技巧。具体做法如下:

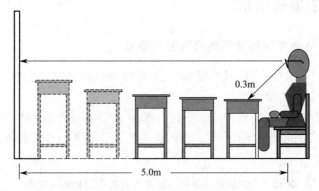

0.3m

5.0m

图 12-9　渐进眼镜试戴室侧视图

① 在被测者头保持正位时,注视≥5m 远的目标;

② 在保持头正位的情况下,双眼缓慢小幅度下转,对中距离目标进行注视;

③ 在头稍稍前倾的情况下,注视 0.30~0.33m 的近距离目标。

(2) 指导戴用者对远 ←→ 近注视点的动态注视观察　这一指导、训练的目标:是要使渐进眼镜的戴用者进一步熟悉渐进镜片的光区的注视技巧,并达到在动态注视中正确、合理使用渐进眼镜的技巧。这一单元的指导与训练可以按以下顺序进行:

① 远 ——→ 中、中 ——→ 远的单方向训练;

② 远 ←——→ 中、中 ←——→ 远的往复方向的训练;

③ 中 ——→ 近、近 ——→ 中的单方向训练;

④ 中 ←——→ 近、近 ←——→ 中的往复方向的训练;

⑤ 远 ——→ 近、近 ——→ 远的单方向训练;

⑥ 远 ←——→ 近、近 ←——→ 远的往复方向的训练。

这一指导与训练的基本规律是:

第一,先远 ——→ 中;后中 ——→ 近。

第二,先单向;后往复。

以上两个单元指导与训练要解决的是使渐进眼镜的戴用者在"远 ←——→ 中 ←——→ 近"各距离间的动态注视中,正确使用渐进镜片中央视区的方法和技巧。这种方法与技巧,高效度戴用渐进眼镜的基础。

(3) 渐进眼镜戴用训练注意

① 近用区只宜在看近时使用。从屈光方面看,近用区的镜度是远用屈光矫正镜度与近用附加正镜度的代数和。从视觉效能方面看,近用区是远用区的雾视镜度区——正镜效度增大一定程度光度区。在一定意义上,这一区域相对于远用屈光矫正镜度,是正镜度的过矫区(即负镜度的欠矫区)。因此,这一区域只能看近,既不能用来看远距离目标,也不宜用来看中距离目标。

② 过渡区不宜作长时间注视用。过渡区是渐进镜片中央视区正镜度的渐进递进

区，这一区域相对狭窄。这一区域在使用中，尤其在首次戴用渐进眼镜之时，不宜使用这一区域进行长时间注视之用。否则，戴用者的头就会频繁的做横向的运动以寻找清晰的视像。这种现象在不戴眼镜与戴用单光镜的人是不会出现的。因此，有一些人对这种新增加的视觉运动现象会不适应，过于敏感的人还会以视物不清晰的名义反复要求修理，甚至会要求退掉眼镜。

通过以上介绍，不难得出这样的结论：要在指导与训练中引导渐进眼镜的戴用者学会正确使用过渡区的方法。

③ 初戴时，周边区尽可能不用。在渐进眼镜的初次戴用之时，要指导、训练渐进眼镜的戴用者一定要尽量少用周边区。因为使用这一区域视物，不管是注视什么距离的目标，所获得的视像清晰程度都不会很高。

当然，当戴用一段时间渐进眼镜之后，戴用者会自然而然的学会使用这一区域视物——作为发现视觉目标的一种手段。在这一区域发现感兴趣的目标后，戴用者会自动将中央区对准目标。也就是说，周边区的使用只是对引起视觉兴奋的目标，准备进一步获得清晰视觉的先导。

四、眼镜戴用须知

1. 正确使用

只有在眼镜与眼处于良好的状态关系的条件下，戴用眼镜才会取得最佳的戴用效果。关于这方面的内容前面的章节中已经进行过介绍，故在此不再赘述。这里要提到的是如何保持好这一空间关系。

(1) 眼镜应当常戴　屈光矫正眼镜是一种需要常戴的眼镜。这是因为这种镜片已经设定远用与近用的光度区，只有在常戴的情况下，才能保证戴用者在看远时不使用调节，而在看近时又能适当的减少调节力的使用。这样也就保证了戴镜者在进行近距离工作时，可以使用相对较远所使用的调节力，这就保证了近距离工作时的调节负荷得到缓解。调节负荷的减小就会使戴用者的屈光发展有可能被控制在生理的发展状态。

(2) 眼镜应当正确摘戴　眼镜与眼处于良好的状态是戴用屈光矫正眼镜获得舒适视觉以及缓解近距工作时调节的作用的重要保证。因此，保持眼镜良好的状态是重要的。因此，使用屈光矫正眼镜者在摘戴眼镜一定要双手摘戴，以免眼镜变形。

(3) 眼镜应当妥善放置　在睡眠前、洗脸前，肯定是要摘眼镜的。摘下的眼镜一定要放置在比较安全的地方（如眼镜盒中），以免眼镜被压变形。戴用屈光矫正眼镜之所以要特别注意这个问题，是因为渐进眼镜配置的周期相对较长，特别是定制镜。为了保持持续、良好的戴用效果，最好不要发生中断戴用的事情。

2. 继续做好眼的保健

屈光矫正眼镜的戴用者对戴用眼镜必须有这样的正确认识：戴用屈光矫正眼镜只

是为人们获得良好的矫正视力提供了一个有效的工具，绝不是就解决了所有的问题。使用屈光矫正眼镜戴用者，仍旧需要注意眼的保健和视觉的维护，否则也会出现视力下降和不稳定的问题。因此，戴用屈光矫正眼镜后，仍旧要严格掌握阅读、写字的距离不得小于 0.3m，仍旧要注意端正读写的姿势，只有这样才会使戴用屈光矫正眼镜青少年在近视眼既提高了学习效率，又达到了尽可能保持屈光发展处于正常生理发育速度状态的作用。

3. 定期复查

戴用屈光矫正眼镜后，屈光度还会发生变化吗？应当说变是肯定的。但是，对于绝大部分青少年来说变化的速度会减慢而维持在生理发展的限度内，这也是肯定的。从了解、掌握屈光矫正眼镜后的屈光度变化的规律这一角度考虑，戴用屈光矫正眼镜者同样需要接受屈光学方面的检查。这种检查应当每年至少检查一次，当戴用者屈光度增长幅度≤0.50D/年时，可以暂不处理。当戴用者屈光度的增长幅度≥0.75D/年时，应了解戴用状况，给予相应的指导，并应及时换用新的远用屈光矫正镜度的眼镜。

第十三章 日常视觉矫正卫生

从事屈光矫正工作的验光师还应当了解视觉卫生保健的相关知识。对被测者进行必要的用眼指导，向其介绍戴用屈光矫正眼镜应当注意的一些相关事项，这是验光师工作中必不可少的一项内容。这项工作对于青少年儿童被测者来说，显得更为重要。

一、近视眼的预防与控制

1. 近视眼的预防

什么叫预防呢？对没有发生近视眼的人，通过一定的措施使其不再发生近视眼，这才是预防。近视眼的预防工作的现实是：年年在讲、年年在做的一件事情，但又是一件效果不明显的一件工作。之所以是这样一种状态，和青少年个人，以及家长对这一问题重视不够有关。青少年视力未发生问题时，他就不太会注意这一问题。这是近视眼预防工作比较艰难的主观因素。另一方面也可能是因为近视眼预防措施没有能达到人们预期的目标，使预防措施流于形式有关。在近视眼预防中，另一可能导致效果不佳的原因是综合措施实施不力。

近视眼的控制，应当是指近视眼一旦发生，将其屈光矫正镜度的发展控制在生理发育的限度之内。这就是近视眼的控制。在生理发育的过程中，所有的人眼在发育中都有一个必然的去正镜度化（即负镜度化）的过程，在这个过程中屈光矫正镜度要向负镜度方向发展 $-2.00\sim-3.00\mathrm{D}$。倘若人最终的屈光度增加了 $-2.00\sim-3.00\mathrm{D}$（或减少了 $+2.00\sim+3.00\mathrm{D}$），就应当是正常的。期望屈光度一点不变是不太可能的。这就好比西瓜本身是要长圆的，人们却偏要框上一个架子让它长方，这是违反自然规律的，当然这种方西瓜为销售带来了方便。但是，对于让近视眼在发育中违背生理规律不让增长的办法，当前还没人敢用，必定活人眼与被人吃的西瓜不同。

2. 近视眼的控制

近视眼一旦发生，就面临着如何有效控制近视眼的过度发展的问题。从生物学角度看，人眼也有一个发生、演进的过程。正常情况下，人在出生时为远视眼。随着年龄的增大，眼的调节力会逐渐降低，眼的屈光表现值会向正镜度减少（或负镜度增大）的方向发展，这种发展是人生理发育的必然过程。这一生物发育过程，在青少年尤为明显。

对于近视眼屈光变化的控制，应当是：以眼的自然生理变化为基础，尽可能将青少年被测者屈光矫正镜度控制在生理发育的限度之内。那么，青少年在屈光方面的生理变化有多大呢？对于这一数值，众家说法不一，稍有差异。较为普遍的意见是：青少年近视眼的屈光矫正度每年增长$-0.25\sim0.50D$，应视为正常生理发育值；增长屈光矫正度$-0.75D$，应视为可疑；当增长幅度$\geq-1.00D$时，就应当判定近视屈光矫正镜度增长过快。

这里要说明的一点是，认为近视屈光矫正镜度永远也不增长才算是对近视眼有效控制的认识是不正确的。这和一个孩子自然要长大是一个道理。也就是说，已经是近视眼的青少年，通过采取一定措施，使其屈光矫正度每年的增长被控制在$-0.25\sim0.50D$这一范围内，就可以肯定地说：措施是有效的。倘若，通过所采取的措施，使之在两年中只增长了$-0.25\sim0.50D$的话，那就说明措施就是卓有成效的。有人会问：能不能让青少年近视眼的屈光矫正镜度一点都不增长呢？应当说，这是我们的一个美好期待，但在今天还难于做到。

二、近视眼预防与控制方向

1. 两位专家学者的真知灼见

老一辈眼屈光学专家在近视眼预防方面作了大量的工作，积累了不少的经验，为今后这项工作的深入研究打下了基础，也为未来的近视眼预防与控制指出了非常明确的方向。我国当代眼屈光学的著名学者徐广第先生和汪芳润先生，分别对这项工作未来的工作重点都提出了非常中肯的意见。应当说，两位前辈的所讲就是这项工作的未来方向。

（1）我国当代眼屈光学的先行者——徐广第先生　徐广第先生在《眼科屈光学》有两段话可以代表其对近视眼预防工作的核心认识。

"近视眼的病因比较复杂，归结起来不外由遗传和环境两种主要因素所决定。在目前尚不能用遗传工程办法改造遗传基因的情况下，近视眼的防治重点应放在改善视觉环境方面（《眼科屈光学》修订版）"。

"环境因素对视觉发育的影响是多方面的，尤其现在电脑已经走进我们的生活，引起近视的客观因素就更加复杂。还望有关学者根据目前实际情况对近视眼的发生原因进一步深入研究，在已探得的理论基础上提出新的防治措施（《眼科屈光学》修订版）"。

（2）我国临床视觉与近视眼的著名专家——汪芳润先生　汪芳润先生对近视眼预防工作的认识，集中反映在汪芳润、尹忠贵主编的《近视·近视眼·近视眼病》一书中，指出：近视眼发生的机制至今不明，目前确无特异性的预防方法。对于这一社会医学问题，人们要用科学的态度来认识与研究，并通过深入调查、长期观察，分析已有的即将有的预防方法的必要性、可能性及有效性。

汪芳润先生还对目前近视眼预防的重点提出了明确的方向：变形近视眼及所有可引起并发症的近视眼。汪芳润先生也给寻找与选择近视眼预防方法提出了"科学、有效、实用、无害"的八字方针。

2. 学生主动性不高的原因

在近视眼预防与控制方面，不管采取什么样的方法，最终都需要每一个少年儿童将具体措施认真落实到自己的日常生活中。但是，现实是不够乐观的，相当多的少年儿童对近视眼预防与控制措施往往不太感兴趣，缺乏主动性。造成这种现实的原因有以下四个。

（1）对预防不太信的可能原因　青少年眼的调节力强、调节储备充足。因此，青少年可以在极近的距离进行读书写字，家长往往会说：眼都贴到纸上了，能看得见吗？应该说，家长的这种疑惑是站在自身视觉条件下来讲话的。但是对孩子来说，它就会认为你在骗他，有道理的东西他也不会信。例如，10 岁儿童的调节力为 14D，近点则在其眼前 7cm。显然，在这样近的距离看书写字，他是可以看清楚的。这也就使有道理的教育变成了无效的说教。但是，在这样近的距离进行视近作业也就成为诱发近视眼的必然因素，可以说，这也是近视眼快速发展的生理因素。

（2）"书写榜样"的不良作用　还有一个不可忽视的问题，就是书写榜样的问题。具体有两个方面。

①"正襟危坐"看不到书写的字。当前，所有关于书写的姿势的宣传画都存在着一个共同的问题，就是以书写毛笔字的姿势（图 13-1）来做标准书写姿势进行宣传，并进行日常书写教育的。这种书写姿势在进行硬笔书写时却是不适当的。使用毛笔练习书写时，至少要悬腕，书写大字时还会悬肘。但在使用硬笔书写时，没有这两个动作，而是要求枕腕，即便书写者保持执笔距笔尖 1 寸（1 寸≈0.03 米），他也是看不见所书写的字的。

②青年人、成年人"书写榜样"。青年人、成年人中，读写视距过近、歪头写字、斜着身体写字等书写姿势不正确的人还是比较多的。这些随处可见的不正确书写现象，也对少年儿童的书写习惯产生了潜移默化的作用。

以上两种因素，对少年儿童正确读写习惯的养成应当是不利的。那么，什么才是正确的写字姿势呢？如图 13-2 所示就是在使用硬笔时的正确写字的俯视图。即在自然状态下，所有的人在使用铅笔、钢笔、圆珠笔等硬笔书写时的姿势一定是：书写纸稍向右上倾斜、笔尖位于前后中线略偏右侧、书写者的头可能会向左侧稍倾，写出来的字迹的横列如图 13-2 所示线箭头。这种姿势是书写时最适合身体活动生理特征、最不易引起身体疲劳的姿势。

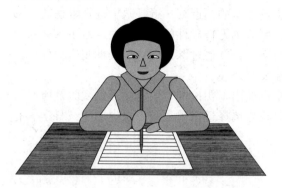

图 13-1　书写毛笔字的正视图

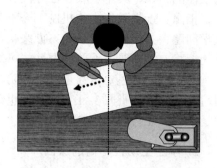

图 13-2　硬笔书写姿势的俯视图

（3）学业负担是一个难于摆脱的梦魇　我国青少年在受教育时，沉重的课业负担是近视眼预防工作中难于回避的客观因素，在教育体制不发生根本改革的情况下，这一因素肯定会长期存在下去。课业负担的沉重是近视眼发生、发展中的不可抗拒性因素。客观地讲，要想通过减轻课业负担来预防近视眼的发生、控制近视眼的发展在目前还是任重道远的事情。

（4）方法缺少童趣与天真　倘若，近视眼预防与控制措施不能成为少年儿童的自为行为，什么样的措施都将难于有成效。当前所推行的方法和措施大多是在少年儿童被动中完成的，长期坚持下来的极少，这和方法本身缺少童趣、天真是有关的。

从家庭、青少年个人以及社会角度看，在近视眼预防工作中只能在以下两个方面入手。

① 提高全民族对合理用眼的意识；

② 在阅读、写字时，使用公认的正确的读写距离。一般认为这一距离为 0.3m。

三、合理用眼

从感觉器官而言，眼是人的一生中使用最多的一种器官。人只要在觉醒状态下，眼就会发挥作用。而眼一旦发生问题，就会给未来造成终生的缺憾或损失。从这一意义上说，爱眼护眼、合理用眼是人们对自己应当负起的责任。近视眼的预防仅仅是爱眼护眼、合理用眼的一种表现形式。不管是好眼还是有问题的眼，每个人都应当合理使用自己的眼。

如何才能做到更合理的使用眼呢？可以用一句话来概括：减轻眼视觉工作的强度。这就要求大家做到：使眼在适宜的条件下从事适当的视觉工作。每个人都有必要作好以下六件事。

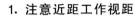

1. 注意近距工作视距

在进行近距离工作时，应注意视觉的工作距离。这是首先要注意的事。尤其是对必须在较长时期从事精细工作的人士来说更是如此。近距离工作的距离越近，眼调节力的付出也就会越多，也就越容易发生疲劳。也就是说，尽可能使用稍远些的距离进行近距工作，就可以起到一定的减轻近距视觉的工作强度。屈光学家普遍认为：

① 合理的近距工作距离为 1 尺（1 尺≈0.33 米）左右；

② 如从事绘制设计图、数学计算书写和手工缝纫类等精细型工作时，视距最好应控制在 0.35～0.40m；

③ 对从事特别精细工作者，视距无法保持正常视距者，应使用放大注视镜（如钟表维修所使用的寸镜）。

在从事②、③类工作时，还应当同时注意工作时间。

2. 近距工作时间不宜过长

同样的视觉工作，其强度大小还与工作所持续的时间和工作量有关。持续工作的时间越长、单位时间工作的量越大，视觉工作的负荷强度也就越大；反之，也就会越小。持续工作的时间长短与视觉张力程度有关，单位时间工作量的多少与视觉专注程度有关。视觉张力程度过大和视觉专注程度过高都会导致视觉工作强度的增大。因此，控制近距工作的时间，则是降低视觉近距工作强度应当做的第二件事。关于近距工作时间的一致意见如下。

① 近距工作 1h，需休息 10min（最好是远眺，户外活动为最佳）。

② 对于没有条件进行远眺的工作环境，最好是注视屋中的绿色植物，或注视屋内尽可能远的（最好≥5m）的目标，使瞳孔和视觉细胞恢复视远的状态。

当然，每个人工作时间所能持续的时间是不完全相同的，这与人的工作效率、工作态度、眼的屈光性质都有一定的关系。

3. 适宜的光刺激

进行视觉工作，必须要在适宜的光照条件下进行。适宜的光照条件包括两个方面。

（1）工作对象　工作对象是指人们的视觉所要面对工作材料。例如，过白、过亮纸张印制的书，就容易引起视觉疲劳。因此，对于需要较长时间注视的纸张，应尽可能选择不过白不反光的纸张材料为宜。

（2）工作条件　工作、学习时还应当注意局部与环境的照明问题。这里需要注意以下几个方面的问题。

① 照明的稳定性。对于不能为视觉工作提供稳定光刺激的情况下，是不宜从事近距离高专注性质的视觉活动的。如电压不稳导致的光频闪现象，行走、颠簸的车船

运行等情况下，这些情况都不适宜阅读与书写。

② 光照不足时进行近距离视觉工作，必须使用近用辅助照明。一般认为近用辅助照明可使用：

a. 白炽灯为 100W；

b. 日光灯为 40W；

c. 节能灯 10~15W。

③ 要有适宜的环境照明。从事近距离精细工作时，其工作面的照明要有 50% 来源于天花板及墙壁。

不能满足上述条件，就不适宜从事精细性视近工作。

4. 合理观看视屏

合理观看视屏应当注意三个方面：其一是距离；其二是时间，其三是环境照明。

当前所使用的计算机的视屏基本上是以液晶显示屏为主。倘若使用的是阴极显像管视屏，应尽量保持比较大的视距、注视的时间要短。

我国有关部门对看电视的视距要求是：视距应为荧光屏对角线的 4~5 倍。美国保护视力协会建议的看电视时：视距为其视屏对角线的 7~8 倍。看电视的持续注视视屏的时间以不超过 1h 为宜。液晶屏电视，观看的时间可以适当延长。

从事计算机工作几乎成了很多人的一种职业习惯和业余消遣。使用者一般会偏好选用较大的视屏。这也给合理用眼带来了很大的问题，尤其是计算机游戏的频闪光效。但是，进行计算机作业又不可能采用较大的视距。因此，注视计算机视屏的时间应为看电视时间的 1/3~1/2 为宜，而青少年注视的时间应为：注视阴极显像管视屏的时间不宜超过 30min（小学生应为 15min），应闭目休息 5min，再望远 2min。

5. 正确戴用眼镜

这里说的正确戴用眼镜，有两种含义：一种是指屈光不正者应戴用与自己眼屈光性质、程度相符的屈光矫正眼镜；另一种是指戴用防止、减少有害光对眼产生危害的眼镜。

(1) 使用合理的屈光矫正眼镜　要想戴用与自己眼屈光性质、程度相符的屈光矫正眼镜，首先就要接受规范的验光，根据屈光检测的结果与行走试戴的情况来确定应戴用的眼镜。倘若被测者已经使用了完全屈光矫正眼镜，并取得了满意的屈光矫正效果，这样的眼镜就是合理的屈光矫正眼镜。

倘若被测者不能接受完全屈光矫正眼镜，只能暂时使用适当降度的屈光矫正眼镜，这副眼镜只能作为暂时性的合理屈光矫正眼镜使用，有待适应后重新验光配镜再次确定其合理的屈光矫正镜度。

(2) 防止有害光对眼的侵害　目前人们对预防电子辐射对眼的伤害的关注度很高，经国家相关部门的检测确认，人们日常使用的器具所产生的电子辐射还是在比较安全的范围内的。在现实生活与工作中，最容易造成眼睛伤害的应当是紫外光和弧光。

对于从事室外工作的人员，在夏季炎热季节，光照强烈之适应戴用经特种涂料处理的抗紫外线太阳镜，使眼睛在户外强光下既免受紫外线的照射，又获得比较舒适的视觉感受。

6. 定期进行屈光检查

不管是屈光不正者，还是屈光正常者，都有必要每年接受一次屈光性视力检查，一旦发现视力减退就应及时矫治。但是对青少年儿童屈光不正被测者来说，进行定期屈光检测，应根据具体情况来确定。

（1）根据有无并发症　对青少年儿童屈光不正被测者进行定期屈光检测，首先要考虑的因素就是被测者是否存在屈光不正的并发症。对于有并发症的少年儿童屈光不正的定期屈光检测，间隔的时间一定要短。例如，少年儿童远视眼在伴有内斜视、弱视时，定期屈光检测的时间以间隔 3 个月为宜，至少不应超过 6 个月，显然这对及时掌握屈光矫正镜度的变化和有效矫治并发症是极其有利的。之所以对有并发症的被测者定期屈光检测的间隔时间要短的原因是：青少年处于生理发育期，矫治时机是关键。时机一旦错过，矫治的时间就会明显延长，甚至有可能丧失矫治的可能性。

对于没有并发症的青少年儿童屈光不正被测者定期屈光检测的时间以 6 个月～1 年为宜。但是，对这样的被测者，验光师一定要叮嘱其监护人注意观察，有变化时需及时咨询和进行必要的检查。

（2）根据屈光矫正情况　定期屈光检测需要考虑的第二个方面就是：屈光矫正的状况。当青少年儿童屈光不正被测者经行走试戴，已经可以适应完全屈光镜度并定制这样的眼镜后，这类被测者定期的屈光检测的时间可以稍长一些。倘若被测者无法适应完全屈光镜度，需要通过镜度调整后进行矫正的，定期屈光检测的时间应在 3 个月后进行，以便根据眼镜戴用的适应情况确定进行镜度调整，使其尽早接受更为合理的屈光矫正方案。

（3）根据年龄来确定　对于少年儿童而言，年龄越小，其屈光矫正状况及其变化，越需要监护人的关照，需要进行定期屈光检测的间隔时间也就越短。验光师可以针对具体情况来确定被测者第一次定期屈光检测的时间，这一时间一般为 3～6 个月。

（4）根据行业服务惯例进行的随访　眼镜行业中具有一定规模的企业，对新配制的眼镜已经建立了一定随访制度。这是眼镜行业在新的时代建立起来的一种新的服务制度，这种制度的建立为进一步提高复质量和密切与消费者的关系都起到了良好的作用。这种服务制度基本又有以下几项内容。

① 首次随访。这是在新眼镜取走后 3～7 天，对被测者进行的戴用舒适度和使用情况的调查。对于没有异常情况的戴用者下一次随访时间应按常规随访进行。对于存在问题者，应了解具体情况并及时给予戴用指导，再次随访应在首次随访后 3～7 天进行。

② 再次随访。再次随访是对已经给予电话指导过的被测者进行的再次随访。

③ 常规随访。常规随访是指在首次随访和再次随访后 15～30 天进行的随访。随访内容包括戴用情况，询问新的需求，征求意见等。

④ 个案随访。对于曾经被叮嘱进行定期屈光检测的被测者，一般会在确定日期之前的 3～7 天进行带有随访性质的告知。

除以上四种随访形式之外，对有问题的戴用者应及时与其预约复查时间。对个别确有困难的戴用者，可以考虑上门服务的办法予以解决。

第二节　青少年屈光矫正应注意的问题

青少年儿童屈光不正应当注意什么问题呢？其实，需要注意的问题可能很多，但是对以下 5 个问题，必须清楚。

一、眼镜应当不应当常戴

光也验了，眼镜也配了。那么，眼镜应当不应当经常戴呢？按道理来说，既然有屈光不正，当然屈光矫正眼镜就应当常戴。有没有可以不戴的情况呢？这种情况还是有的，但这要根据被测者的具体情况而定。

1. 什么情况下可以不常戴

可以不戴眼镜的情况有两种。

其一，青少年儿童的中轻度远视眼、散光眼，在没有并发症，远、近裸眼视力均满意者；

其二，−3.00D 以下近视眼在近距离工作时。

以上两种情况都说明了一个问题：在屈光不正尚未对视觉应用产生视力与视觉障碍时，眼镜就可以不用常戴。例如−3.00D 近视眼视近时尽管可以不戴，但其视远时的裸眼视力仅有 0.1，这种情况下就应当戴。

2. 两种状态下的眼，需要常戴眼镜

除前述两种情况的其他情况下，屈光矫正眼镜都应当戴用。是否需要常戴，只取决于戴用者通过裸眼能解决什么范围的视觉问题。能够获得清晰而舒适的范围，当然可以不戴；倘若不能获得清晰而舒适的视力，就需要戴。眼睛看东西总是应当既清楚又舒适的。这样说来，三种情况下的被测者是必须要戴用眼镜的。

(1) 视物不清者　看不清楚东西，就应当戴。看远目标不清楚时，看远就需要戴；看近目标不清楚时，看近就需要戴；远目标、近目标都看不清楚，当然远近就都需要戴。

(2) 有视觉疲劳者　看东西时存在视觉疲劳，一般是由三种情况所造成的。其

一，被测者调节力不能满足近距离视物需要时；其二，被测者存在隐斜问题时；其三，屈光矫正造成的隐性眼位参差时。这三种情况都需要通过戴用屈光矫正眼镜予以解决。尤其是隐性眼位参差者，还需要使用光学中心移动，或使用经特殊设计的近用眼镜来解决问题。

（3）有屈光学并发症者　有屈光学并发症者，而屈光矫正眼镜又兼有屈光矫正和矫治并发症两种作用的眼镜，也应当是需要常戴的眼镜。

有人说，戴上眼镜就摘不下来了。对这句话应当进行分析，眼镜不是摘不下来了，而是不想摘了。戴上眼镜看东西不但清楚，而且舒适，这对眼睛来说是一件好事，戴上眼镜后也就不想摘了。已经戴用屈光矫正眼镜的人，总想着不戴，去掉它，这种想法本身就是对眼缺乏主人翁责任感的一种表现。

二、是否非要散瞳

屈光矫正中，另一个值得关注的问题就是是否需要散瞳。那么，散瞳的目的到底是什么？瞳孔在散大后，是否就真能反映屈光的真实状况呢？

1. 译著中关于散瞳的记述

散瞳是我国当前验光中经常讲的一项辅助性操作方法。下面，特将我国专家学者翻译的两本书的相关内容介绍如下。

（1）美国眼科协会编写的《眼科临床指南》关于散瞳的记述　对于调节不能完全放松的被测者，以及症状与屈光不正不一致的被测者，应该使用睫状肌麻痹剂。建议：无论何种原因对验光的准确性表示异议的被测者都有必要使用这样的方法。在检查室最常被使用的睫状肌麻痹剂是环戊通，这种药物起效快，其睫状肌麻痹作用仅次于阿托品。显然验光和睫状肌麻痹后验光会有一定的差异，对儿童这种差异有时会非常明显。两者间的差异要通过复检来解决。

（2）美国第 16 版《眼科学总论》关于散瞳的记述　《眼科学总论》（即 Vaughan & Asbury's General Ophthalmology，直译：沃汉与阿斯布瑞：普通眼科学）对睫状肌麻痹后屈光检测进行了叙述：在对远视进行完全屈光矫正检测时，或者是为了控制小儿的斜视，或为了减轻成人的视觉疲劳感，都有必要消除过度的调节作用。对成年人，可以通过遮挡一只眼，不断地在另一只眼增加镜片度数的方法获得，然而对儿童则需要进行睫状肌麻痹后的检测。

在验光前，1%的 Clopentolate 半小时前滴一滴或许是有用的。使用 1%的阿托品膏要每天两次，连用 3 天。这些药物用于黑色虹膜及调节性斜视的第一次屈光检测时。家长应注意阿托品的中毒症状（发热、脸赤、心动过速），一旦出现就应当立即停药，并给孩子降温。情况严重时，应及时采取医疗解毒和救治。

2. 验光中，散瞳的目的

（1）散瞳产生的生理效应　应用睫状肌麻痹剂实验产生了什么样的生理效应呢？

这是首先应当了解的问题。概括起来讲，所产生的生理效应有三个。

① 睫状肌在药物作用下出现了一定程度上的麻痹。麻痹程度与药物作用大小有关。药物中以阿托品作用最为强大，快速散瞳药的作用则相对较弱。

② 瞳孔开大，增大了眼屈光系统的球面像差与色像差。

③ 瞳孔开大为眼内的检查提供了一定的方便，但使被测者深径觉能力下降。

（2）散瞳解决了什么问题　散瞳解决的问题是消除了眼的调节作用。但是，调节作用的消除，是以消减（或解除）眼的生理张力为代价的。

（3）散瞳没有解决的问题　散瞳后瞳孔由图 13-3 中的 a 扩大到 b。对 b 瞳孔进行

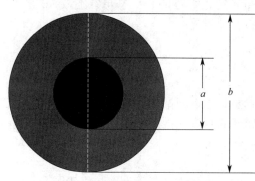

图 13-3　虹膜与瞳孔的正视图

屈光检测，检测出来的眼的屈光矫正镜度只能反映 b 瞳孔条件下的屈光状况。此时，所检测出来的屈光矫正镜度，是不可能正确反映在正常生理 a 瞳孔条件下的屈光矫正数据的。人们在其生命与生活的现实中，只能使用 a 瞳孔，不可能使用 b 瞳孔。这也就是说，在散瞳条件下，还不能正确解决人在其生命与生活现实中所使用的常瞳条件下的屈光矫正镜度。这也就是一般情况下为什么不能使用散瞳后检测到的屈光矫正镜度作为屈光矫正眼镜配制依据的原因。因此，所有散瞳者都必须在药物麻痹作用消失后，再次进行常瞳条件下的屈光复检时才能确定最后的屈光矫正镜度。

3. 哪些情况必须散瞳

那么，在验光中，有哪些情况有必要进行散瞳呢？简单地说，所有因调节因素发生视觉症状者，都有必要使用睫状肌麻痹剂以消除过度的调节作用。有必要接受散瞳的情况大致有以下几种。

① 对于调节不能完全放松的被测者；

② 症状与屈光不正不一致的被测者；

③ 对远视进行完全屈光矫正检测时；

④ 特别是要控制小儿的调节性斜视；

⑤ 为了减轻成人的视觉疲劳感。

除以上情况外，还有一种情况也有必要对被测者进行散瞳屈光检测，即被测者对验光的准确性表示怀疑和有异议时。

上述几种情况的被测者接受散瞳是必要的。但是，必须清楚一点：散瞳只是一种屈光检测的辅助方法，并不是屈光矫正镜度检测的决定因素。只有正确把握应用适用对象，有序全面进行屈光检测，合理利用各种屈光检测数据，才能使这种方法起到事半功倍的作用。

三、戴上眼镜还需注意合理用眼吗

戴上屈光矫正眼镜还需要注意合理用眼吗？这也是屈光矫正中需要注意的一个问题。而这个问题又是极易被忽视的问题。有人认为，戴上屈光矫正眼镜，屈光不正已经矫正就万事大吉了。这种认识是不正确的。

其一，戴上屈光矫正眼镜，只能说明眼睛与眼镜共同构建了一个人工正视状态。但是，眼的屈光不正状态是没有变化的，眼的屈光发育与生理变化的趋势是不能改变的。而且屈光矫正眼镜也没有干预屈光发育与生理变化趋势的生物性作用。

其二，屈光矫正眼镜的作用只是屈光矫正，并不具有解决合理用眼的本质作用。也可以说，屈光矫正眼镜是不具有改正不良用眼习惯的作用的。

正是以上这两种因素，决定了戴上眼镜以后，还应当注意合理用眼的问题。戴上屈光矫正眼镜后不合理用眼者，仍旧会出现加大眼的视觉负荷而导致视觉疲劳等诸多问题。因此，戴上屈光矫正眼镜以后，仍旧需要注意合理用眼，只有这样才能使眼在多彩的生活中发挥最佳的作用，才能使眼的视觉工作始终保持高效率的工作状态。

四、是否可以选择隐形眼镜

当前屈光矫正方式有三种：普通眼镜矫正、隐形眼镜矫正、屈光手术矫正。屈光手术矫正又可分为角膜屈光手术和晶体植入屈光手术。在屈光矫正中，一定要根据被测者的年龄、生活条件、自理能力状况以及卫生习惯来选择确定具体的屈光矫正方式，表13-1就是根据年龄来确定校正方式选择的一览表。

表 13-1　屈光矫正方法选择

矫正对象	普通眼镜	隐形眼镜	屈光手术
成年人	首选	次选	三选
≥18 岁	首选	次选	三选
≥16 岁	首选	次选	—
<16 岁	必选	—	—

从风险角度讲，屈光手术的风险系数最高，其次是隐形眼镜。而普通眼镜则是三种矫正方式中风险系数最小的一种。

从操作角度讲，隐形眼镜需要有较高自我料理能力，而普通眼镜则只要会摘戴眼镜就可以实现理想的屈光矫正效果。而16岁以下的少年儿童自我料理能力相对较差，最好不选用隐形眼镜，以免造成角膜的损伤。对于生活在没有什么风沙的地区，卫生习惯良好的16岁以上有戴用隐形眼镜必要（或需求）的青年，方可以尝试戴用隐形眼镜。

五、是否可以选择屈光手术矫正

屈光手术包括两大类，一类是角膜屈光手术，另一类是晶状体屈光手术。人们通常说的近视眼的屈光手术是指前一种手术。角膜屈光手术已经从最早的角膜放射状切开术（RK），过渡到今天的准分子激光手术。而准分子激光手术又先后经过了准分子激光角膜表面切削术（PRK）、准分子激光原位角膜磨镶术（LASIK）、准分子激光上皮下角膜磨镶术（LASEK），以及飞秒激光技术、波前像差技术和虹膜定位技术的应用，使手术的安全性越来越高，并发症也在逐步减少。但是，手术本身就意味着一定的风险，眼屈光手术也是如此。当前对术后中、短期的并发症已经有所了解，但对长期的变化还是未知的。受术者在手术前的签字正是存在风险的最好说明。屈光手术一般要求受术者：年龄>18 岁；屈光度的绝对值<6.00D。

青少年儿童正处在生理发育期，眼球的屈光状态尚未稳定，因此不宜进行屈光手术。

第三节　眼镜的保养

当前眼镜使用的眼镜片大多是树脂镜片，这种镜片的耐磨程度比玻璃镜片要低，尽管应用加硬膜会使强度得到明显的提高，但是膜层本身及片基的硬度还是有限的。青少年近视眼渐进镜片，其制造材料大多使用的是 PC 片基，这种片基在物理性能上具有很强的抗冲击能力和抗锤击能力。这对具有活泼天性的儿童的眼睛来说，具有良好的保护功能。从材质上讲，青少年选用这样的材质的镜片是相当好的一种选择。但是，这种镜片在耐磨程度上尚未达到玻璃镜片的强度。这就是说，要想较长时间保持这种镜片的良好的光学性能，就必须注意这种眼镜在使用中对镜片的保养和清洗工作。

一、眼镜使用中保养

在眼镜使用中，做好镜片的保养工作就是要做到以下方面。

1. 防止眼镜的摔落

防止眼镜摔落是戴用所有眼镜都应当注意的问题。树脂镜片（特别是 PC 镜片），从物理性能讲，应当说是一款相对不太怕摔的镜片。但是，因不注意而意外掉落在较硬的地上，有可能会使镜片从眼镜架中迸出，也有可能使眼镜架受损，如鼻托脱落就正是基于以上原因，在眼镜的使用中应注意以下两个方面。

① 眼镜摘下后，一定要放置在不太容易被刮蹭的地方。

② 眼镜的放置要如图 13-4 上图所示。图 13-4 下图所示的放置方式，常常会发生如图中箭头所指方向的倾侧，特别是放置的平面受到外力作用而振动时则更易发生。

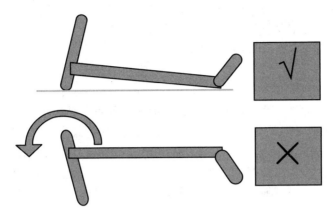

图 13-4　眼镜打开镜腿时的放置方法比较

2. 避免镜片的磨损

防止镜片的磨损是戴用眼镜者都必须要注意的问题。特别是戴用树脂镜片（特别是 PC 镜片）的青少年更应注意这一问题。

① 眼镜放置时，一定要按图 13-5 中下面的方式放置。不可以按图 13-5 上图方式放置。

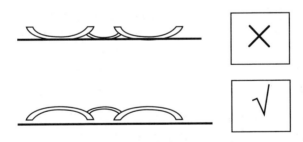

图 13-5　镜平面的放置方法示意

② 戴用眼镜的人都会在使用中遇到镜片污渍的清理问题。对镜片污渍，一般主张用拭镜布进行擦拭。严重者多提倡先加用洗涤灵清洗再擦拭的办法。从尽可能地保持镜片的良好光学性能看，最好不要使用擦拭的办法。应当说，擦拭的办法只有在万不得已的时候才有使用的价值。

3. 冬天镜片的除雾与防雾

戴眼镜的人，在冬天由室外进入室内时还会遇到镜片表面冷凝结雾的问题。一般来说，树脂镜片（特别是 PC 镜片）很少发生这样的问题，除非在特别寒冷的地区。如在东北的冬天，就会发生这种情况。处理方法有以下三种。

（1）等待雾气的自然消退。这种冷凝所结的雾一般都会在5min左右消退。

（2）用5～10℃温水浸泡一下，可以起到立即消雾的作用。应当注意的是水温不宜过高，否则的话，镜片可能会变形，还会影响到膜层的牢固度。

（3）要想预防冷凝结雾，可以采用以下这些方法。

① 使用眼镜防雾剂。在眼镜市场有卖。它有清洁、去污、防霜、防雾、保护视力等功效，对皮肤无刺激，对镜面无腐蚀，使用方便，使用一次可保持1～3d不生雾。

② 使用防雾眼镜布。直接擦拭镜面，污渍去除即可。具有防雾、防霜、去污等功能。对皮肤无刺激，对镜面无腐蚀，使用方便，擦拭一次可保持1～2d不生雾。

③ 用肥皂、洗洁精涂抹。用半干的肥皂涂擦镜片，再用眼镜布抹匀擦亮，就能防止雾气产生了。用洗洁精蘸点水擦拭的效果更好（注意正反两面都涂）。提示：平时也可以用这种方法保护眼镜片。举一反三，这种方法也可以用在家庭浴室和汽车的镜面防雾上。

④ 自制防雾水。先用甘油30ml，肥皂液10ml混匀，然后加松节油数滴，搅拌均匀备用，到使用时将防雾水涂在镜片上，再用眼镜布擦拭，防雾可持续3～4h。还有最简单的方法就是将肥皂均匀涂在眼镜上，然后用擦镜布擦干，可短时间防雾，也可解决戴口罩眼镜有雾气的问题。

二、眼镜清洗

对用树脂类材料制作的眼镜片最好的除污清洁方法就是进行清洗，而不是擦拭。对 MC 渐进镜片进行除污清洁也是这样。最好的除污清洗方法有两种：一种是超声波清洗；一种是清水清洗法。

1. 超声波清洗

超声波清洗是将准备清洗的眼镜放置在超声波清洗器的清洗液（水）中，接通电源，通过超声波振荡，完成对眼镜的清洗工作。相当多的眼镜店开展了对这种设备的免费清洗工作，戴眼镜者可以在眼镜店中接受这种方法的免费清洗。也可以自己置备一台这样的设备，在自家中进行清洗。

2. 清水清洗法

使用清水清洗法，是戴镜者不用置办任何设备，在自己家中就可以进行的一种最简单方法。具体操作程序如下。

（1）滴、敷清洁剂　在清洗之前，首先在每只镜片上滴上1～2滴清洁液（洗涤灵、洗手液均可）。再用食指与拇指将清洁液在镜片两面镜轻轻搓洗涂敷。

（2）清除洗涤剂　用手指将清洁剂搓洗涂敷的镜片放置在水龙头较大的水流中进行清洗，使清洁剂被彻底清除。

（3）细流去除水珠 将水龙头关小，使水流变细（不断流即可）。将镜片如图
13-6 中箭头所示的方向，使水流掠过镜片表面。此时，镜片就会光亮如新。残留水
只会停留在镜片的下缘。这些残留水，可以使镜片下缘接触报纸的纸面即可被吸去。
此时的镜片无需擦拭就可以直接戴用。

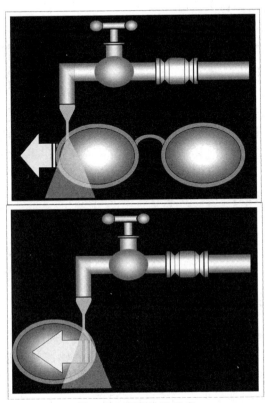

图 13-6 眼镜冲洗示意

使用这种方法清洗镜片，最终只会在镜片下缘约 5mm 处残留少量的水迹。这些
少量的残留水迹，不会影响戴用者自身的视觉，也不会影响观瞻。

眼镜的保养和清洗，与眼镜的使用有着密切的关系，这是保持和延长眼镜使用寿
命必须要做的事情，也是保持眼镜戴用者获得清晰视力，有一个良好视觉状态，以便
进行高效率工作不可或缺的基本条件。

第四节 注意儿童用眼行为，及时发现视力问题

1. 视力不良的先兆

当孩子出现下列症状时，则有可能属于视力不良。

① 用手指或物品在逗引宝宝时，宝宝对手指或物品没有视觉注意反应；

② 眼睛有些不太正，如斗鸡眼、眼睛偏斜；

③ 一只眼睛偶尔或经常向内或向外运动；

④ 看东西时，眼球出现水平或垂直方向的颤动；

⑤ 孩子把 1 个东西看成 2 个的情况；

⑥ 孩子走路时经常出现走偏现象；

⑦ 没有明确的疾病，但经常说自己头痛（特别是前额部）；

⑧ 经常说看不清楚东西，对伴有怕光、流泪、频繁眨眼或眼睛发红的视物不清尤其值得注意；

⑨ 两眼瞳仁大小不一致（相差 0.25mm 以上），在暗处有时会看到一侧瞳孔的亮度偏高（呈灰白或黄色）；

⑩ 看远处目标（特别是黑板）有使劲闭眼后再睁眼看的习惯；

⑪ 看东西时，头经常会向某一特定方向偏转或倾斜；

⑫ 看东西存在习惯性眯眼现象；

⑬ 总习惯于在较近的距离看电视；

⑭ 看书的距离近于或远于 1 尺（1 尺≈0.33m）；

⑮ 歪着脑袋看书；

⑯ 极不愿做专注力要求比较高的事情；

⑰ 在日常活动中，经常发生欲望与手脚运动不协调的现象等。

2. 家长如何在自己家中对比较小的孩子进行视力的检查

家长要想达到预防近视发生，或控制近视超出生理规律的增长速度的目的，就一定要注意"从娃娃就要抓紧"这一规律。倘若不从娃娃抓紧的话，一旦到事情发生，后悔也已经晚了。要想做好娃娃近视眼的预防与控制，主要应对以下 4 个方面进行观察和检查，以便尽可能早地发现眼的不良倾向的蛛丝马迹。

① 孩子在出生 2～3 月后，是需要家长对孩子开始进行最初视力考察的时期。此时，家长可以观察到孩子在视觉方面的两种表现：

a. 对固定目标已经有稳定的注视能力；

b. 孩子对移动的物体也已经可以进行视觉追踪。

倘若考查的结果是肯定的，说明孩子的视觉没有太大的问题。假如在考察中既看不到注视也看不到视觉追踪，孩子的视觉就可能有比较大的问题。

② 对相对比较小的孩子，可以使用阻断视线的办法来考查双眼的视觉状况。检查方法如下。

a. 双眼遮挡：当孩子处于觉醒的状态时，将其两眼用物品同时遮挡，孩子表现有拒绝反应时，说明孩子不可能存在单眼视觉异常的问题。

b. 单眼交替遮挡：对单眼交替遮挡没有反应，不能说孩子的视觉有问题。对单眼遮挡没有反应的情况，要考查单眼是否存在视觉追踪反应。有视觉追踪的，就说明眼睛不存在明显的异常。在单眼交替遮挡检查中，倘若某一侧眼出现拒绝反应，另一侧眼没有反应，这有可能是某一只眼睛存在明显视觉异常的一种征兆：检测中没有反应的那只眼就是有问题的眼。

孩子对遮挡的反应形式不尽相同，既可以是手的动作，也可能是头的动作，有的孩子还可能伴随着身体的扭动。但是，有效的视线被遮挡后拒绝反应将是必然存在的。

③ 对于较大的孩子，应尽早训练，力争尽早通过视力表来检查视力。视力表检测在精度方面要比上述两方法更为精确。

④ 一般而言，3～4 岁的孩子就应当对其进行立体视觉检查，立体视觉只能使用立体视觉检查图来检查。

3. 怎样检查幼儿的视力

4～5 岁的儿童，一般都能学会分辨视力表上视标开口的方向。但是，这一年龄段的孩子相对比较活泼，使用固定式视力表进行检测比较费时、费力，一般都是用单字符卡片式视力表进行检测。检测中应注意以下 3 个问题。

① 不同年龄孩子所达到的视力是不同的，一般而言，4 岁为 0.6，5 岁为 0.7，6 岁为 0.8，孩子达到 1.0 的视力一般都要在 6 岁以后。

② 年龄低于 4 岁的孩子，只能对其视觉基本状况进行考察，进行精细视觉的考察是难以实现的。

③ 对可以用视力表进行检查的孩子，在检查时应注意两眼视力的差异问题。倘若两眼视力的差异超过两行，说明问题相对较大，有可能将来会出现影响双眼视功能发育的问题。

4. 健康用眼行为

(1) 养成良好的生活经验
① 改掉日常生活的不良习惯是预防近视和控制近视发展的最重要的方法；
② 注意营养的均衡，摄入丰富的维生素（特别是维生素 A、B 族维生素等）；
③ 进行有规律的力所能及的户外活动（散步、骑自行车、打球等）；
④ 多向远方（特别向青山绿水）眺望；
⑤ 不宜让较小的孩子过早地接受繁重的视近工作；
⑥ 保持充分的睡眠，养成有规律的作息时间。
(2) 养成良好的阅读习惯
① 保持端正坐姿，在 33～40cm 距离进行阅读；
② 在行驶的车辆中不玩手机，不看书、报，不玩掌上游戏机；
③ 使用与儿童身高相符的桌、椅；
④ 进行电脑作业，一般不宜超过 30min；
⑤ 为学龄前儿童挑选阅读物一定要以大字版和色彩鲜艳为条件。
(3) 最大限度减小视屏对眼的影响

① 看电视时，人与电视的关系应注意以下 4 个方面：
——视距：电视屏幕对角线长度 5 倍及以上的距离；
——水平偏角：控制在偏离视屏 300°之内；
——垂直偏角：控制在略高于视屏约 150°的位置；
——照明：确保充分的照明。
② 不得躺着观看电视。
③ 视屏作业 30min，应让眼睛看远处休息 10min。
④ 应将视屏的色彩与亮度调节到柔和稳定、画面清晰的状态。
⑤ 应调整视屏的方向，使之处于无眩光、无反射的位置。
⑥ 学龄前儿童每天注视视屏的时间不得超过 1h。

5. 饮食须知

饮食一定要讲究均衡，避免偏食，这样的饮食习惯对眼睛的健康将是有益的。例如对维生素 A（或胡萝卜素）的摄取，就能预防眼睛干涩不适，并能起到预防夜盲症发生的作用。

富含维生素 A 的食物包括蛋、牛奶及奶制品、黄绿色的蔬菜瓜果。例如，花椰菜、芥蓝、芒果、南瓜、芦笋、红萝卜、芒果等就是富含维生素 A 的食品。

B 族维生素是视力保健不可或缺的成分，可以通过乳制品、瘦肉、绿叶蔬菜、豆类、小麦胚芽、糙米或胚芽米的摄取获得。

维生素 C 具有抗氧化性，有减少和预防紫外线对视网膜的伤害，延缓和防止晶状体的老化，达到保护眼球的健康的功效。日常饮食中的橘子、柳橙、番石榴、桑椹、番茄、奇异果、樱桃、草莓、葡萄柚等，均属于维生素 C 含量比较高的水果。

参 考 文 献

[1] 吴燮灿. 眼科临床检查法. 杭州：新医书局，1951.
[2] 施殿雄、林利人. 眼科检查与诊断. 上海：上海科学技术出版社，1983.
[3] 徐宝萃、徐国旭. 眼屈光学. 哈尔滨：黑龙江科学技术出版社，1992.
[4] 徐广第. 标准近视力表. 第 4 版. 上海：上海科学技术出版社，1998.
[5] 阎洪禄、于秀敏. 眼生理学. 北京：人民卫生出版社，2001.
[6] 王满堂. 眼视光仪器学. 台北：艺轩图书出版社，2004.
[7] 王益明、何明裕. 基础验光检查程序. 台北：艺轩图书出版社，2005.
[8] 徐广第. 眼科屈光学. 第 4 版. 北京：军事医学科学出版社，2005.
[9] 呼正林. 眼与眼镜 200 问. 北京：军事医学科学出版社，2005.
[10] 呼正林. 眼屈光检测行为学. 北京：军事医学科学出版社，2008.
[11] 呼正林. 实用临床验光. 北京：化学工业出版社，2008.
[12] 呼正林. 实用青少年验光配镜. 北京：化学工业出版社，2009.
[13] 呼正林. 明明白白配镜. 北京：化学工业出版社，2009.
[14] 呼正林. 眼科屈光矫正学. 北京：军事医学科学出版社，2011.
[15] 呼正林. 渐进眼镜——原理、验光与配镜. 第 3 版. 北京：军事医学科学出版社，2011.
[16] 呼正林. 临床验光经验集（修订版）. 北京：军事医学科学出版社，2013.